D1866958

Praxisbuch

Westliche Heilkräuter und Chinesische Medizin

Wirkungsbeschreibungen und Indikationen im Westen gebräuchlicher Phytotherapeutika

Haftung: Alle Angaben in diesem Buch basieren auf sorgfältiger Auswertung der Recherchen und Erfahrungen der Autorinnen. Weder die Verfasserinnen noch der Verlag können für Angaben über Dosis und Wirkung Gewähr übernehmen. Es bleibt in der alleinigen Verantwortung der Leserinnen und Leser, diese Angaben einer eigenen Prüfung zu unterziehen. Auf die geltenden gesetzlichen Bestimmungen wird ausdrücklich hingewiesen.

4521 Schiedlberg/Austria, Waidern 42
E-Mail: verlag@bacopa.at, office@bacopa.at
www.bacopa.at

Druck: Gorenjski Tisk, Slowenien

ISBN: 978-3-901618-84-0

1. Auflage, 2010

Praxisbuch

Westliche Heilkräuter und Chinesische Medizin

Wirkungsbeschreibungen und Indikationen im Westen gebräuchlicher Phytotherapeutika

BACOPA VERLAG

Geleitwort

Die Erfahrungen sind noch begrenzt, was die therapeutische Anwendung von westlichen Pflanzen nach der chinesischen Krankheitslehre betrifft. Diese Kritik an der Phyto-West TCM ist nicht wegzudiskutieren. Die Argumentation, eine Klassifizierung der Pflanzen, wie zum Beispiel kalt und heiss habe es auch in der hiesigen Phytotherapie gegeben, ist ungenügend. Das chinesische Differenzierungssystem kennt man in Europa erst seit kurzem.

Diese Tatsache wird jedoch falsch interpretiert, wenn damit die gesamte Phyto-West TCM keinen Platz haben soll in der heutigen an westliche Gegebenheiten angepassten chinesischen Medizin. Im Gegenteil! Diese Kritik verlangt nach einer vertieften Auseinandersetzung mit der Materie, nach Experten, Erfahrungen und kritischen Diskussionen.

Auf einer breiten Ebene sind solche Auseinandersetzungen nur möglich, wenn die Ausbildungen angemessen definiert sind und seriös durchgeführt werden. Andererseits erschiene mir ein Ausschluss der Phyto-West TCM aus der chinesischen Medizin unbegründbar. So habe ich mich während meiner Zeit als Präsident der Schweizerischen Berufsorganisation für TCM stets für die Phyto-West TCM stark gemacht. Seit rund vier Jahren gibt es nun Richtlinien zu dieser Ausbildung, und 2011 finden die ersten Verbandsprüfungen für die Absolventen dieser Ausbildungen statt: Die Grundlage einer Weiterentwicklung und einer vertieften Diskussion ist somit gesichert.

Allerdings fordern fundierte Ausbildungen entsprechende Literatur. Das „Praxisbuch Westliche Kräuter und Chinesische Medizin" bildet einen Kernteil dieser Literatur. Mit seinem seriös recherchierten und umfassenden Charakter stellt das Praxisbuch eine Basis dar, auf welcher die Phyto-West TCM aufbauen kann.

Simon Becker
Wädenswil, CH

Vorwort

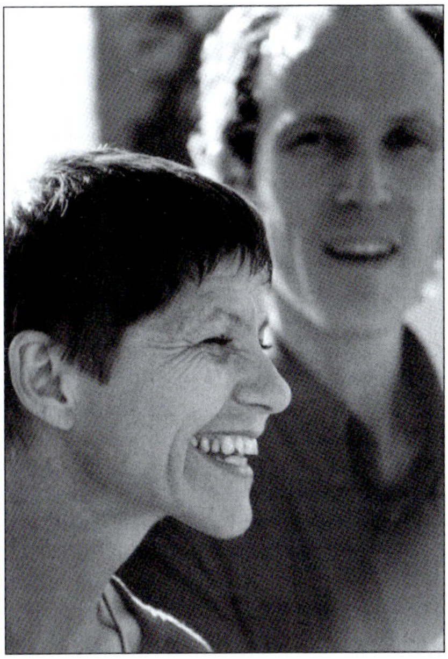

Diese erste Auflage ist eigentlich die siebte. Schon im März 2000 haben wir das, was wir aus heutiger Sicht als die erste Auflage bezeichnen können, unseren StudentInnen abgegeben: in Buchform leimgebunden und unter dem Titel «Materia Medica Phyto West-TCM». Damals haben sich viele TCM-ExpertInnen noch empört, oder wenigstens darüber gestaunt, dass man mit Weissdornblüten und Goldrutenkraut wirkungsvolle Chinesische Medizin machen kann.

Heute, im Jahre 2010, ist Phyto West-TCM anerkannt. Wir müssen nicht mehr kämpfen, nichts mehr erläutern und uns schon gar nicht rechtfertigen, warum dieses Verschreibungskonzept Bestand hat. Vielmehr wird es bald die wohl erste Phyto West-TCM-Verbandsprüfung überhaupt geben, und zwar durchgeführt ab 2011 durch die Schweizerische Berurfsorganisation für TCM (SBO-TCM).

Das ist ein grosser Erfolg für die Phyto West-TCM, und er hat uns beflügelt: So haben wir möglichst viel Wissen zur Vorbereitung auf diese Verbandsprüfung in dieses Buch gepackt.

Wir freuen uns, wenn dieses Buch allen, die auf westliche Heilkräuter setzen, eine wirkliche Hilfe bei der täglichen Arbeit in der Praxis ist.

Luzern, im Oktober 2010
Ulrike von Blarer Zalokar und Peter von Blarer

Einführung

Die meisten PatientInnen kommen mit einer westlichen Krankheitsdiagnose zu Ihnen, z.B. mit Arthritis. Über die TCM-Differenzialdiagnose dringen Sie dann bis zum zugrundeliegenden Muster vor: z.B. „Hitze, die durch Yin-Mangel verursacht wurde" und „Leber-Blut-Mangel".

Index westlicher Diagnosen

Genau hier setzt der Indikations-Index westlicher Diagnosen ein, und so erhalten Sie unter dem Stichwort „Arthritis" die Liste der Heilpflanzen, die in diesem Fall angezeigt sein könnten. Jede dieser Heilpflanzen ist ebenfalls den chinesischen therapeutischen Wirkungen zugeordnet, wie „Hitze eliminieren, die durch Yin-Mangel verursacht wurde" et cetera.

Index nach TCM-Kategorien

Der zweite Index ordnet sämtliche Heilpflanzen nach 30 klassischen TCM-Wirkungen. So finden Sie unter einer Wirk-Kategorie eine Vielzahl von Heilpflanzen aufgelistet, darunter vielleicht die eine oder andere, an die Sie schon lange nicht mehr gedacht haben – und die sich in einem spezifischen Fall als die ideale Kaiserpflanze entpuppt. Die Wirk-Kategorien sind ab Seite 19 in einem eigenen Kapitel mit Beispielen beschrieben.
Die Zuordnungen zu Temperatur, Funktionskreis und Hauptwirkung stimmen weitestgehend mit jenen Jeremy Ross' überein. Schliesslich beziehen wir uns auf die gleichen Quellen. Da und dort haben wir jedoch eine etwas andere Erfahrung oder Einschätzung gemacht.
Aus praktischen Gründen und der Übersicht wegen haben wir auf einige Angaben verzichtet:

- Es werden nur die botanischen und deutschen Namen verwendet.
- Es werden keine Zubereitungs- und Dosierungsvorschläge gemacht.
- Die Kontraindikationen und Nebenwirkungen sind ohne weitere Erklärungen.
- Es werden keine Rezeptur und Kombinationsvorschläge gemacht.

Jeremy Ross als Pflichtlektüre

Diese und weitere wichtige Details werden in zahlreichen Phytotherapie-Büchern ausführlich beschrieben. Speziell möchten wir auf „Westliche Heilkräuter und Chinesische Medizin" und „Eine klinische Materia Medica" von Jeremy Ross hinweisen, die die Grundlagen der Phyto West-TCM vorbildlich beschreiben. Das Studium dieser zwei Bücher erachten wir als Pflicht.

Wirkstoffgruppen

Auf den folgenden Seiten finden Sie die biochemischen Wirkstoffgruppen der rationalen Phytotherapie als eigenes Kapitel. In dieser Form erscheint es uns sehr übersichtlich und damit als Lernhilfe für Prüfungskandidatlnnen der SBO-TCM Verbandsprüfung gut geeignet.

Wirkstoffgruppen

Die Ganzheit einer Heilpflanze macht deren Wirkung aus und nicht die Einzelteile. Trotzdem sind viele Inhaltsstoffe von Heilpflanzen heute bekannt und als Ursache von Heilwirkungen anerkannt. Die naturwissenschaftliche Forschung hat aber zahlreiche erfahrbare Heilwirkungen von Pflanzen noch nicht über Inhaltsstoffe erklären können, obwohl die Heilpflanzen wirken.

In den folgenden Abschnitten werden die bekanntesten Wirkstoffgruppen möglichst einfach erläutert und sollen so ihren Anteil zusammen mit dem energetischen Wissen dieses Buches zum ganzheitlichen Verständnis beitragen.

Alkaloide

Alkaloide sind natürlich vorkommende, meist alkalische, stickstoffhaltige organische Verbindungen, die bei Mensch und Tier starke Reaktionen hervorrufen können. Dieser Stoffgruppe werden mehr als 10.000 verschiedene pflanzliche, tierische oder von Mikroorganismen produzierte Substanzen zugeordnet.

Alkaloide werden für den Grundstoffwechsel der sie bildenden Organismen nicht benötigt, sondern häufig als Schutz vor Fressfeinden eingesetzt. Gebildet werden sie hauptsächlich in den stoffwechselaktiven Teilen der Pflanze, also in Blattspitzen, Blütentrieben und Wurzeln. Eine Pflanze wird als Alkaloidpflanze bezeichnet, wenn sie mindestens 0,01% Alkaloide enthält.

Alkaloide werden meist nach ihrer chemischen Struktur eingeteilt. Dabei ist der Teil des Moleküls namensgebend, welcher den Stickstoff enthält:

Beispiele:

Alkaloide mit heterozyklischem Stickstoff
- Pyrrolizidin-Alkaloide: z.B. Hygrin
- Steroid-Alkaloide: z.B. Solanin
- Pyridin-Alkaloide: z.B. Nicotin, Anabasin
- Tropan-Alkaloide: z.B. Hyoscyamin, Scopolamin, Cocain
- Chinolin-Alkaloide: z.B. Chinin, Chinidin
- Isochinolin-Alkaloide: z.B. Morphin, Codein, Papaverin, Berberin, Tubocurarin
- Indol-Alkaloide: z.B. Ajmalin, Ergotamin, Yohimbin, Reserpin, Strychnin
- Purinalkaloide: z.B. Coffein, Theophyllin, Theobromin

Alkaloide mit azyklischem Stickstoff:
- z. B. Ephedrin, Mescalin

- **Wirkungen der Alkaloide**

Alkaloide sind nicht sehr gut wasserlöslich, jedoch lipophil, also in Fett und Öl und auch in Alkohol gut löslich.

Zahlreiche Alkaloide sind für den Menschen stark wirksame Substanzen. Bereits geringste Überdosierungen können toxische Wirkungen haben. Aufgrund ihrer Struktur wirken einige als Agonisten oder Antagonisten an Rezeptoren für Neurotransmitter. Weiterhin können Alkaloide bestimmte Enzyme hemmen oder die Zellteilung hemmen. Deswegen werden in der Naturheilkunde alkaloidhaltige Pflanzen fast ausschliesslich in prozessierter Form, z.B. spagyrisch oder homöopathisch eingesetzt. Bei der spagyrischen Zubereitung werden Alkaloide, Glykoside und Gerbstoffe bei der Wasserdampfdestillation fast vollständig abgetrennt.

Die meisten Alkaloide passieren die Blut-Hirn-Schranke und die Plazentaschranke. Deshalb äusserste Vorsicht bei Schwangeren und stillenden Müttern.

Die Gruppe der Pyrrolzidin-Alkaloide, wie z.B. in Petasites hybridus / Pestwurz enthalten, weisen keine therapeutische Wirkung auf, bilden jedoch giftige Stoffwechselprodukte im Organismus, welche kanzerogene Wirkungen haben. Deshalb soll bei diesen Heilpflanzen auf prozessierte Formen ausgewichen werden.

Akute Vergiftungen zeigen sich z.B. in Schwindel, Erbrechen, heftigem Delirium mit Halluzinationen und Kreislaufkollaps. Meist beginnt es mit Erregung, dann Lähmung, Bewusstlosigkeit und endet mit Atemlähmung.

Toxikologische Notrufnummern:
- Schweiz: +41 (0)44 251 66 66
  (Notrufnummer nur für die Schweiz: 145)
- Österreich: +43 (0)1 406 43 43
- Deutschland: Ortsvorwahl + 19 24 0

- **TCM-Wirkung der alkaloidhaltigen Pflanzen**

Da die Alkaloide durch ihre Toxizität meist nicht den Hauptwirkstoff einer Heilpflanze darstellen, sondern verschiedenste andere Inhaltsstoffe, ist das Wirkspektrum sehr unterschiedlich. Deswegen können Alkaloidpflanzen keiner eindeutigen TCM-Wirkung zugeordnet werden, wie folgende Beispiele zeigen:

Pflanzenbeispiele:

Solanaceae – Nachtschattengewäche
- Atropa belladonna / Tollkirsche = Inneren Wind unterdrücken
- Capsicum annuum / Chili = Qi regulieren und bewegen
- Datura stramonium / gemeiner Stechapfel = Inneren Wind unterdrücken
- Hyoscyamus niger / Bilsenkraut = Inneren Wind unterdrücken
- Solanum dulcamara / bittersüsser Nachtschatten = Hitze eliminieren und Feuer reduzieren

Papaveraceae – Mohngewächse
- Chelidonium majus / Schöllkraut = Hitze eliminieren und Nässe trocknen
- Eschscholzia californica / Goldmohn = Shen/Geist beruhigen
- Fumaria officinalis / Erdrauch = Hitze eliminieren und Nässe trocknen
- Sanguinaria canadensis / Blutwurz, kanadische = Schleim Kälte auflösen

Ranunculaceae – Hahnenfussgewächse
- Aconitum napellus / Eisenhut = Inneres/Li wärmen
- Cimicifuga racemosa / Traubensilberkerze = durch Yin-Mangel verursachte Hitze eliminieren
- Hydrastis canadensis / Gelbwurzel, kanadische = Schleim-Hitze auflösen
- Pulsatilla vulgaris / Küchenschelle, kleine = Shen/Geist beruhigen

Fabaceae – Schmetterlingsblütler
- Baptisia tinctoria / Färberhülse = Hitze eliminieren und Toxine ausleiten
- Cytisus scoparius, Sarothamnus scoparius / Besenginster = Nässe ausleiten und Diurese fördern

Unterschiedliche Pflanzengruppen
- Berberis vulgaris / Berberitze = Hitze eliminieren und Nässe trocknen
- Cinchona pubescens / Chinarindenbaum = Hitze eliminieren und Feuer reduzieren
- Ephedra distachya / Meerträubchen = Wind-Kälte eliminieren
- Piper nigrum / schwarzer Pfeffer = Inneres Li wärmen
- Ruta graviolens / Feldraute = Blut bewegen
- Lobelia inflata / Lobelie = Inneren Wind unterdrücken
- Achillea millefolium / Schafgarbe = Blut bewegen
- Valeriana officinalis / Baldrian = Shen/Geist beruhigen
- Acorus calamus / Kalmus = Sinnesorgane öffnen

Pyrrolizidin-Alkaloide wirken hepatotoxisch
- Tussilago farfara / Huflattich = Schleim Hitze auflösen
- Symphytum officinale / Beinwell = Yin tonisieren
- Borago officinalis / Borretsch = Yin tonisieren
- Cytisus scoparius, Sarothamnus scoparius / Besenginster = Nässe ausleiten und Diurese fördern
- Petasites hybridus / Pestwurz = Schleim-Kälte auflösen

Glykoside

Glykoside sind in der Natur weit verbreitet. Sie haben eine grosse Bandbreite biologischer Funktionen.

Einige spezielle Glykoside, wie z.B. von Convallaria majalis / Maiglöckchen sind s.g. sekundäre Pflanzenstoffe. Die Synthese dieser Glykoside ermöglicht es einer Pflanze z.B., toxische Stoffe in nicht-toxischer Form in einer Vakuole zu speichern. Bei einer Zerstörung der Pflanzenzelle wird das Glykosid hydrolytisch gespalten, der Giftstoff wird freigesetzt und kann seine Wirkung entfalten. In ihrer Wirkung als Arzneistoffe bzw. ihrer Toxikologie sind Glykoside sehr unterschiedlich. Sie werden in Biochemie und Pharmazie nach dem Aglykon, des nicht zuckerartigen Teils, in folgende Untergruppen aufgeteilt:

Glykoside
- Anthocyanglykoside
- Anthrachinonglykoside
- Cumaringlykoside
- Cyanogene Glykoside
- Flavonoide
- Herzglykoside
- Phenylglykoside
- Saponine
- Senfölglykoside

▶ Anthocyanglykoside

Die Anthocyanglykoside bilden eine Gruppe von in vielen Pflanzen als Farbstoffe vorkommender Verbindungen. Sie sind für die typisch dunkelviolette Färbung der Beeren verantwortlich. Je dunkler die Beeren, desto höher ist ihr Anthocyangehalt.

Anthocyane sind nur in sehr geringem Masse toxisch und stellen, aus Pflanzen aufgenommen, keine Gefahr dar. Sie gehören eigentlich in die Gruppe der Flavonoide, werden hier aber eigenständig erläutert.
- Anthocyane haben eine antioxidative Wirkung und können diese von Vitamin C und Vitamin E übersteigen. Im menschlichen Körper binden sie freie Radikale und schützen somit die DNA sowie Lipide und Kohlenhydrate vor Schädigung.
- Die Sehkraft kann verbessert werden, z.B. schlechte Nachtsicht.
- Sie wirken entzündungshemmend.
- Anthocyane verlangsamen die Blutgerinnung und verringern die Aggregation (Zusammenballung) der Thrombozyten und wirken Gefäss schützend.
- Sie zeigen eine positive Wirkung auf den Cholesterinstoffwechsel.

- **TCM-Wirkung der anthocyanglykosidhaltigen Pflanzen**

Sehr häufig besitzen diese Pflanzen eine Blut tonisierende Wirkung.

Pflanzenbeispiele
- Vaccinium myrtillus / Heidelbeere = Blut tonisieren
- Sambucus nigra / Holunder = Blut tonisieren

► Anthrachinonglykoside

Die Anthrachinonglykoside sind in wenigen Heilpflanzen enthalten. Nach oraler Applikation gelangen die Anthrachinonglykoside unverändert und ohne systemisch resorbiert zu werden, in den eigentlichen Wirkort, den Dick- bzw. Enddarm. Erst dort werden mittels bakterieller Beta-Glykosidasen durch Abspaltung des Zuckers die Aglykone und anschliessend die eigentlich laxierend wirkenden Monoanthrachinone gebildet.

- **TCM-Wirkung der anthrachinonglykosidhaltigen Pflanzen**

Durch die laxierende Eigenschaft finden wir die Heilpflanzen mit diesem Wirkstoff vor allem in der Stuhlgang regulierenden/abführenden Wirkkategorie.

Pflanzenbeispiele
- Senna cassia / Sennesblätter = Stuhlgang regulierend/abführend
- Rheum officinale / echter Rhabarber = Stuhlgang regulierend/abführend
- Rhamnus frangula / Faulbaum = Stuhlgang regulierend/abführend
- Rumex crispus / Krauseampfer = Stuhlgang regulierend/abführend

► Cumaringlykoside

Die Cumaringlykoside leiten sich von dem als Duftstoff eingesetzten Cumarin ab und viele davon besitzen eine pharmakologische Wirkung. Sie riechen nach Vanille oder frischem Heu.

In grossen Mengen oral aufgenommen verursacht Cumarin Kopfschmerzen, Erbrechen, Schwindel und Schlafsucht. Noch höhere Dosen können zu zentraler Lähmung, Atemstillstand und Koma führen.

Furo- und Furanocumarine können kanzerogene Wirkungen haben, weshalb richtige Dosierung und Beschränkung der Behandlungsdauer gewährleistet sein müssen.

Bei traditioneller Anwendung cumarinhaltiger Arzneipflanzen gibt es keine Hinweise für das Auftreten von Komplikationen.

Cumaringlykoside sind lipophil (fettlöslich), werden gut aufgenommen und gelangen ins ZNS, wo sie verschiedene Wirkungen entfalten.

Die therapeutisch eingesetzten einfachen Cumaringlykoside wirken gefässentkrampfend, ödemhemmend, entzündungshemmend, lympfabflussfördernd und zirkulationsfördernd.

Cumarin selber hat keine blutgerinnungshemmende Eigenschaft. Hingegen synthetisch hergestellte 4-Hydroxy-Cumarinderivate werden in der Medizin als orale Antikoagulantien verwendet.

- **TCM-Wirkung der cumaringlykosidhaltigen Pflanzen**

Cumaringlykosidhaltige Planzen haben meist eine Blut bewegende TCM-Wirkung und können bei Blutstase eingesetzt werden. Ausserdem besitzen viele von ihnen einen Gebärmutterbezug.

Pflanzenbeispiele

Asteraceae, Korbblütengewächse
- Achillea millefolium / Schafgarbe = Blut bewegen
- Arnica montana / Arnika = Blut bewegen
- Artemisia vulgaris / Beifuss = Blutungen stillen und regulieren
- Matricaria recutita / Kamille = Qi regulieren und bewegen

Apiaceae, Doldenblütengewächse
- Anethum graveolens / Dill = Nässe-Feuchtigkeit auflösen, Blut bewegen
- Angelica archangelica / Engelswurz = Qi tonisieren, Blut bewegen
- Levisticum officinale / Liebstöckel = Nässe auflösen u. Yang wärmen
- Petroselinum crispum / Petersilie = Nässe auflösen u. Yang wärmen, Blut bewegen

Lamiaceae, Lippenblütengewächse
- Lavandula angustifolia / Lavendel = Shen/Geist beruhigen, Blut bewegen

Fabaceae, Schmetterlingsblütengewächse
- Melilotus officinalis / Steinklee = Blut bewegen

Rutaceae, Rautengewächse
- Ruta graveolens / Feldraute = Blut bewegen

► Cyanogene Glykoside

Cyanogene Glykoside spalten – wie ihr Name ausdrückt – bei ihrer Zersetzung die stark toxische Blausäure (Cyanid) ab. Kommt in zahlreichen Samen und reichlich in den Kernen von Aprikose, Kirsche, Pflaume und Bittermandel vor.

- **TCM-Wirkung der cyanogenglykosidhaltigen Pflanzen**
  - Prunus amarus / Bittermandel = Schleim-Kälte auflösen

► Flavonoide

Flavonoide sind gelblich-orange (lat. Flavus = gelb) und gehören zu den wichtigsten Wirkstoffen in der Phytotherapie. Die Flavonoide schützen die Pflanze vor den UV-Strahlen. Um ihre Kapillaren abzudichten befinden sich die Flavonoide an den sonnenbestrahlten Pflanzenteilen. Die Farbstoffe locken Insekten an und dienen als Schutz gegen Pilz- und Viruserkrankungen. Der Geschmack der flavonoidhaltigen Pflanzen ist meist bitter, kann aber auch aromatisch und leicht scharf sein, wie z.B. bei Sambucus nigra flos / Holunderblüten.

Einige Flavonoide haben gefässstärkende Wirkung, andere wirken gegen Entzündung und Histamin oder haben antivirale und krampflösende Wirkungen. Manche Flavonoide wie zum Beispiel Quercetin sind gute Antioxidantien. Gemäss mehreren Studien werden die gesundheitlichen Vorteile der Flavonoide jedoch durch Milch zunichte gemacht, wie z.B. bei Milchschokolade oder Schwarztee mit Milch.

- **TCM-Wirkung der flavonoidhaltigen Pflanzen**

Die Wirkungen sind derart vielfälltig, sodass es keinen Sinn macht, eine spezielle TCM-Wirkung hervorzuheben. Im Folgenden ein paar uns wichtig erscheinende generelle Wirkungen:

– Schutz vor Krebs

In der TCM unterstützen die Flavonoide beim Krebsgeschehen auf der Ebene Hitze eliminieren und Toxine ausleiten, Nässe und Hitze ausleiten und Schleim-Hitze auflösen. Viele Studien sprechen für die antikanzerogene Wirkung der Flavonoide, und zwar sowohl in der Initiations- als auch der Promotionsphase der Krebsbildung. Catechine, Anthocyane und Flavonole wirken sich besonders positiv auf Dickdarmkrebs aus, da ein grosser Teil nicht absorbiert wird und bis in den Dickdarm gelangt.

– Schutz vor Herz-Kreislauf-Erkrankungen

Flavonoide wirken ausgleichend bei erhöhtem Cholesterinspiegel auf der TCM-Wirkungsebene von Schleim-Kälte oder Schleim–Hitze auflösen, Nässe und Hitze ausleiten, Nässe ausleiten und Diurese fördern.

– Antibakterielle und antivirale Wirkung

In der TCM wirken Flavonoide bei bakteriellem Geschehen meist Hitze eliminierend und Toxine ausleitend. Procyanidine hemmen Bakterien, die Harnwegserkrankungen verursachen. Ebenso konnten schützende Wirkungen verschiedener Flavonole bei Befall mit Grippe-Viren nachgewiesen werden.

– Verbesserung des Langzeitgedächtnisses

In der TCM wird zur Unterstützung der Gedächtnisschwäche das Qi tonisiert, im speziellen das Milz-Qi. Nach einer Studie von Pamela Maher vom Salk Institute for Biological Studies in La Jolla (Kalifornien), verbessert das zu der Gruppe der Flavonoide gehörende Fisetin in grossen Mengen das Langzeitgedächtnis. Anscheinend werden im Gehirn bestimmte Signalketten stimuliert, Nervenzellen reifen aus und differenzieren sich.

Pflanzenbeispiele

Flavonoide sind in fast allen Pflanzenfamilien zu finden.

Asteraceae, Korbblütengewächse
- Calendula officinalis / Ringelblume = Hitze eliminieren Toxine ausleiten
- Cynara scolymus / Artischocke = Nahrungsretention auflösen
- Echinacea purpurea / Sonnenhut = Wind-Hitze eliminieren
- Solidago virgaurea / Goldrute = Nässe ausleiten Diurese fördern
- Taraxacum officinale / Löwenzahn = Nässe und Hitze ausleiten

Ginkgoaceae, Ginkgogewächse
- Ginkgo biloba / Ginkgo = Blut bewegen

Hypericaceae, Johanniskrautgewächse
- Hypericum perforatum / Johanniskraut = Shen/Geist beruhigen

Lamiaceae, Lippenblütengewächse
- Prunella vulgaris / Braunelle = Hitze eliminieren und Feuer reduzieren
- Thymus vulgaris / Thymian = Wind-Kälte eliminieren

Fabaceae, Schmetterlingsblütengewächse
- Trifolium pratense / Wiesenklee = Yin tonisieren

Rosaceae, Rosengewächse
- Crataegus laevigata / Weissdorn = Qi tonisieren

Scrophulariaceae, Braunwurzgewächse
- Verbascum densiflorum / Königskerze = Schleim-Hitze auflösen

Tiliaceae, Lindengewächse
- Tilia platyphyllos / Linde = Wind-Hitze eliminieren

▶ Herzglykoside

Herzglykoside wirken auf die Kontraktionskraft des Herzens und fördern die Diurese.

Sie kommen im Digitalis / Fingerhut oder dem Convallaria majalis / Maiglöckchen vor und werden auch Digitalisglykoside genannt. Heute besitzen nur noch Digoxin und Digitoxin klinische Bedeutung. Die therapeutische Breite für biochemisch wirksame Dosierung ist sehr gering, weshalb im Gegensatz zur energetischen Verschreibung ausschliesslich standardisierte, bzw. synthetische Präparate verwendet werden.

Bei Überdosierung kann es zu Kopfschmerzen, Sehstörungen, gelb-grün Sehen, Herzrhythmusstörung, Kammerflimmern, gastrointestinalen Nebenwirkungen wie Übelkeit, Erbrechen kommen. Kalium ist ein Antagonist, der die toxische Wirkung der Herzglykoside mildert.

- **TCM-Wirkung der herzglykosidhaltigen Pflanzen**

Die herzwirksamen Glykoside werden in der TCM-Wirkung dem Qi tonisieren zugeordnet.

Pflanzenbeispiel:
- Convallaria majalis / Maiglöckchen = Qi tonisieren

▶ Phenolglykoside oder Phenylglykoside

Phenylglykoside sind in der Natur weit verbreitet und aromatische Verbindungen, die als Antioxidantien wirken.

Die Gruppe der Salicylverbindungen ist am bekanntesten und ist das in der Salix / Weide vorkommende Salicin. Im menschlichen Organismus wird der Stoff hydrolysiert und es entstehen Glucose und Salicylalkohol, der in der Leber zu Salicylsäure metabolisiert wird. Salicylsäure wirkt Fieber senkend, entzündungshemmend, schmerzlindernd und desinfizierend.
Weitere Phenylglykoside sind: Aesculin, bestimmte Anthraglykoside, Anthocyane, Arbutin, Coniferin, Hesperidin, Naringin, Phlorizin, Scutellarin, Vanillinglycosid. Das Vanillinglykosid ist der wichtigste Aromabestandteil der Vanille.

- **TCM-Wirkung der phenylglykosidhaltigen Pflanzen**

Die Gruppe der Salicylverbindungen wirken in der TCM Hitze eliminierend Feuer reduzierend.

Pflanzenbeispiel
- Salix nigra / schwarze Weide = Hitze eliminieren Feuer reduzieren

▶ Saponine

Saponine erzeugen beim Schütteln mit Wasser einen seifenartigen Schaum (lat. „Sapo" = „Seife"). Sie haben einen meist bitteren Geschmack (seltene Ausnahme: das Glycyrrhizin, das den süssen Geschmack der Lakritze ausmacht).

Vielen Pflanzen dienen Saponine wie Digitonin oder Solanin als Abwehrstoffe.

Saponine haben stärkende, entzündungshemmende, harntreibende, Schleim treibende und lösende, Hormon stimulierende Eigenschaften. Ausserdem unterstützen sie die Aufnahme anderer Inhaltsstoffe aus dem Darm und binden Cholesterin, werden selber aber normalerweise nicht resorbiert. Man vermutet auch eine präventive Wirkung gegen Darmkrebs durch eine hemmende Wirkung auf die Zellteilung im Darm.

Saponine dürfen nicht in die Blutbahn gelangen, da sie schon in geringer Menge eine hämolytische, blutauflösende Eigenschaft besitzen, sie zerstören die roten Blutkörperchen. Bei Entzündungen der Darmwand können Saponine die Durchlässigkeit der Darmwand erhöhen.

- **TCM-Wirkung der saponinhaltigen Pflanzen**

Viele saponinhaltige Pflanzen wirken durch ihre schleimhautbefeuchtende und zähen Schleim verflüssigende Eigenschaft. In der TCM wird dies dem Schleim-Hitze oder Schleim-Kälte auflösen zugeordnet.

Pflanzenbeispiele:
- Aesculus hippocastanum / Rosskastanie = Schleim-Hitze auflösen
- Hedera helix / Efeu = Schleim-Hitze auflösen
- Lamium album / Taubnessel = Nässe und Hitze ausleiten
- Panax ginseng / Ginseng = Qi tonisieren
- Primula veris / Schlüsselblume = Wind-Hitze eliminieren
- Verbascum densiflorum / Königskerze = Schleim-Hitze auflösen
- Viola odorata / wohlriechendes Veilchen = Hitze eliminieren und Feuer reduzieren

▶ Senfölglykoside

Senfölglykoside oder Glucosinolate sind Glykoside, die über ein Schwefelatom verbrückt sind. Zusätzlich enthalten diese auch Stickstoff und verleihen vielen Kreuzblütengewächsen und Kaperngewächsen wie Rettich, Senf, Kresse und Kohl einen bitteren und scharfen Geschmack. Bei der Verletzung des Pflanzengewebes werden die Senfölglykoside in teils toxische Stoffe zersetzt.
Senfölglykoside wirken antibakteriell und als Abwehrstoffe gegen Tierfrass. Kohlarten und Rettich enthalten Sulforaphan und Iberin und beugen nach neueren Erkenntnissen Infektionen vor und unterstützen die Krebsprävention.

• Die TCM-Wirkung

In der TCM besitzen Senfölglykoside eine Qi und Blut bewegende und eine Schleim und Nässe auflösende Eigenschaft. Sie können innerlich wie auch äusserlich angewendet werden z.B. der Wickel.

Pflanzenbeispiele:
- Armoracia rusticana / Meerrettich = Nässe auflösen und Yang wärmen
- Capsella bursa-pastoris / Hirtentäschel = Blutungen stillen und regulieren
- Nasturtium officinale / Brunnenkresse = Schleim-Kälte auflösen

Ätherische Öle

Ätherische Öle bestehen aus vielen verschiedenen chemischen Verbindungen. Sie enthalten keine Fette, sind aber fettlöslich und verdampfen rückstandsfrei.

Sie bilden schwimmende Flüssigkeitstropfen auf der Wasseroberfläche, da sie eine geringere Dichte als Wasser besitzen.

In Öldrüsen von Pflanzen werden die ätherischen Öle gebildet und im Pflanzengewebe gespeichert, wie in der Blüte, Fruchtschale, Wurzel, Rinde und dem Blatt, Samen, Holz und Harz. Ätherische Öle dienen der Pflanze, Insekten zur Bestäubung anzulocken, Schädlinge fernzuhalten und sich gegen Krankheiten zu schützen.

Durch ihre kleine Molekularstruktur gelangen ätherische Öle über den Magen-Darmtrakt, die Haut, beim Atmen und bei oraler Einnahme über die Schleimhäute in den Blutkreislauf und in das Gewebe und beeinflussen dadurch den gesamten Organismus. Über die Sinneszellen der Nase gelangen die Duftinformationen ins Gehirn. Die Aromatherapie macht sich zu Nutze, dass auch Gerüche Einfluss auf die Gefühle, das vegetative Nervensystem, die Hormonproduktion und das Immunsystem nehmen können.

• Wirkungen von ätherischen Ölen
- virozid: z.B. Melissenöl
- antibakteriell: z.B. Nelkenöl, Fenchelöl, Thymianöl
- antimykotisch: z.B. Teebaumöl, Lavendelöl
- hyperämisierend: z.B. Rosmarinöl
- antiphlogistisch: z.B. Schafgarbenöl, Kamillenblütenöl
- spasmolytisch: z.B. Kamillenblütenöl, Kümmelöl, Fenchelöl, Pfefferminzöl, Melissenöl, Zimtöl, Schafgarbenöl
- sedativ: z.B. Melissenöl, Lavendelöl
- diuretisch: z.B. Wacholderöl
- expectorierend: z.B. Thymianöl, Anisöl
- karminativ: z.B. Anisöl, Kümmelöl, Fenchelöl
- emmenagog: z.B. Petersilienfruchtöl, Wacholderöl, Rosmarinöl, Nelkenöl, Lorbeeröl
- choleretisch und cholagog: z.B. Löwenzahnöl, Pfefferminzöl, Kurkumaöl
- Insekten tötend,: z.B. Chrysanthemenöl
- Insekten vertreibend,: z.B. Campheröl, Citronellöl, Zimtöl, Nelkenöl, Terpentinöl

• Unerwünschte Nebenwirkungen ätherischer Öle
- Kanzerogen: z.B. Kalmusöl, Sassafrasöl
- Abortiv: z.B. Thujon im Sadebaumöl, Wermutöl, Salbeiöl und Apiol in Petersilienfrüchteöl
- Allergen: z.B. Terpentinöl, Zimtöl, Citrusöl,
- äusserlich angewendet können Kontaktekzeme auftreten.
- innerlich angewendet kann es zur Nahrungsmittelallergie führen.
- Narkotisch sind z.B. thujonhaltige- und apiolhaltige Öle, gelangen als lipophile Stoffe ins ZNS. Vergiftungen zeigen sich durch Kopfschmerzen und Schwindel. Es kann zu Erregung, Krämpfen und schliesslich zu Atemlähmung kommen.
- Nephrotoxisch ist z.B. Wacholderöl: in zu hoher Dosierung kann es Nierenreizung, Harnverhalten, Albuminurie und Hämaturie erzeugen.
- Reizerscheinungen im Magen-Darm-Trakt mit Übelkeit, Erbrechen, Durchfall
- Hepatotoxisch sind z.B. Thujaöl, Salbeiöl, Wermuthöl, Rainfarnöl
- Photosensibilisierend sind ätherische Öle mit Furanocumarinen: Citrusöle, Bergamottöl, Apiaceenöle, Johanniskrautöl. Sie erhöhen die Lichtempfindlichkeit der Haut und dürfen nicht am Sonnenlicht oder im Solarium benützt werden, da sie bleibende Hautflecken bilden können.

• TCM-Wirkung der ätherischen ölhaltigen Pflanzen

In der TCM haben ätherische Öl Pflanzen sehr viele verschiedene Wirkung, wobei die Qi regulierende und bewegende Wirkung fast immer dazu gehört.

Die flüchtigen Substanzen durchdringen leicht Zellmembranen und können dadurch in einer Rezeptur auch zum Unterstützen anderer Kräuter eingesetzt werden, indem sie deren Wirkungen beschleunigen.
Ätherische Öle sind in vielen Pflanzenfamilien zu finden.

Pflanzenbeispiele:

Apiaceae, Doldenblütengewächse
- Angelica archangelica / Engelwurz =
  Qi tonisieren, Schleim-Kälte auflösen
- Pimpinella anisum / Anis =
  inners Li wärmen, Qi regulieren und bewegen

Araceae, Aronstabgewächse
- Acorus calamus / Kalmus =
  Sinnesorgane öffnen, inners Li wärmen

Asteraceae, Korbblütengewächse
- Achillea millefolium / Schafgarbe =
  Blut bewegen
- Matricaria recutita / Kamille =
  Qi regulieren und bewegen

Lamiaceae, Lippenblütengewächse
- Mentha piperita / Pfefferminze =
  Wind-Hitze eliminieren, Qi regulieren und bewegen
- Thymus vulgaris / Thymian =
  Wind-Kälte eliminieren

Zingiberaceae, Ingwergewächse
- Curcuma xanthorrhiza / Kurkuma =
  Blut bewegen, Qi regulieren und bewegen

Rosaceae, Rosengewächse
- Filipendula ulmaria / Mädesüss =
  Hitze eliminieren und Feuer reduzieren, Qi regulieren und bewegen

Gerbstoffe

Gerbstoffe kommen vor allem in Rinden und Wurzeln vor. Gerbstoffe bilden in der Pflanze die Grundlage für den Aufbau von Harzen, Korksubstanzen, Anthocyanen und Flavonoiden, mit denen sie eng verwandt sind. Gerbstoffe verbinden sich mit Alkaloiden. Dies ist zu beachten bei der Mischung von Teedrogen und findet auch beim ziehen lassen von Schwarztee statt. Coffein wird durch die Gerbstoffe gebunden und wird unwirksam. Gerbstoffe werden bei längerem Kochen von mehr als 5 – 10 Minuten abgebaut.

Gerbstoffe sind wasserlösliche Verbindungen, welche sich mit Eiweissen, z.B. der Haut und Schleimhaut, unlöslich verbinden. Das Gewebe wird dadurch verdichtet und kann eine schützende Membran bilden. Gerbstoffe entziehen durch ihre adstringierende Eigenschaft den Bakterien auf der Haut und Schleimhaut den Nährboden. Entzündungen, Schmerzen und Wundsekretion werden vermindert, kapillare Blutungen gestillt.

Die Wirkung der Gerbstoffe ist zusammenziehend, schmerzlindernd, stopfend bei Durchfall, blutstillend, sekretionshemmend, schleimhautschützend, keimhemmend, bakterizid, fungizid, entzündungshemmend, austrocknend, Gegengift bei Schwermetall- oder Alkaloidvergiftung.

Bei Langzeitanwendung kann die Leber geschädigt werden. Zu hohe Dosen können Magenschleimhautentzündung oder Brechreiz auslösen. Sie vermindern die Resorption basischer Arzneimittel, als auch mancher Mineralstoffe wie Eisen. Bei Verstopfung und trockenen Schleimhäuten sollten Gerbstoffe nicht eingesetzt werden. Für die innere Anwendung sollten sie mit Schleimstoffen kombiniert werden.

- **TCM-Wirkung der gerbstoffhaltigen Pflanzen**

In der TCM wirken gerbstoffhaltige Pflanzen adstringierend, Blutungen stillend und regulierend, das Blut in den Gefässen haltend, Yin bewahrend.

Pflanzenbeispiele:

Rosaceae, Rosengewächse
- Agrimonia eupatoria / Odermennig =
  Blutungen stillen und regulieren
- Alchemilla xanthochlora / Frauenmantel =
  Nässe und Hitze ausleiten
- Potentilla erecta / Blutwurz =
  Blutungen stillen und regulieren
- Rosa canina / Rose =
  adstringieren
- Rubus fruticosus / Brombeere =
  adstringieren
- Rubus idaeus / Himbeere =
  adstringieren
- Sanguisorba officinalis / Wiesenknopf =
  Blutungen stillen und regulieren

Anacardiaceae, Anakardiengewächse
- Rhus aromatica / coriaria L. / glabra / Sumach =
  adstringieren

Brassicaceae / Cruciferae, Kreuzblütengewächse
- Capsella bursa-pastoris / Hirtentäschel =
  Blutungen stillen und regulieren

Ericaceae, Heidekrautgewächse
- Arctostaphylos uva-ursi / Bärentraube =
  Hitze eliminieren und Nässe trocknen
- Vaccinium myrtillus / Heidelbeere =
  Blut tonisieren

Fabaceae, Schmetterlingsblütengewächse
- Polygonum bistorta / Wiesenknöterich = adstringieren

Fagaceae, Buchengewächse
- Quercus robur / Stieleiche = adstringieren

Geraniaceae, Storchschnabelgewächse
- Geranium robertianum / Storchenschnabel = adstringieren

Hamamelidaceae, Hamamelisgewächse
- Hamamelis virginiana / Zaubernuss = adstringieren

Hippocastanaceae, Rosskastaniengewächse
- Aesculus hippocastanum / Rosskastanie = adstringieren

Juglandaceae, Walnussgewächse
- Juglans regia / Walnuss = Qi tonisieren

Liliaceae, Liliengewächse
- Polygonatum multiflorum / Salomonsiegel = Yin tonisieren

Lamiaceae, Lippenblütengewächse
- Lamium album / Taubnessel = Nässe und Hitze ausleiten
- Salvia officinalis / Salbei = Wind-Hitze eliminieren, adstringieren

Myricaceae, Gagelstrauchgewächse
- Myrica cerifera / Wachsmyrte = Blut bewegen

Vitaceae, Weingewächse
- Vitis vinifera / Weinrebe = adstringieren

Schleimstoffe / Polysaccharide

Die in der Pflanze vorkommenden Schleimstoffe haben die Eigenschaft, in Verbindung mit Wasser stark aufquellen zu können. Diese Hydrokolloide dienen der Pflanze als Schutzsubstanz.
Pflanzliche Schleimstoffe kommen in Getreide, Wurzeln, Rinden, Stielen und Blättern höherer Pflanzen, sowie Algen vor.
Schleimstoffe wirken auf die Schleimhäute erweichend, reizmindernd, entzündungshemmend und einhüllend. Sie wirken speziell im Magen-Darm-Trakt. Sie regulieren den Stuhlgang, indem sie das Darmvolumen steigern und den Stuhl gleitfähiger machen. Schleimstoffe können den Blutzucker stabilisieren, Toxine binden und das Immunsystem stärken.

TCM-Wirkung der schleimstoffhaltigen Pflanzen
In der TCM wirken schleimstoffhaltige Pflanzen Darm befeuchtend, Yin tonisierend bei Trockenheitssymptomen, Hitze eliminieren und Blut kühlen, Wind-Hitze und Schleim-Hitze eliminieren durch ihre entzündungshemmende Eigenschaft, Hitze eliminieren und Toxine ausleiten bei Giftstoff-Belastung.

Pflanzenbeispiele:

Malvaceae, Malvengewächse
- Althaea officinalis / Eibisch = Yin tonisieren

Lichenes / Parmeliaceae, Flechtengewächse
- Cetraria islandica / Isländisches Moos = Yin tonisieren

Linaceae, Leingewächse
- Linum usitatissimum / Leinsamen= Darm befeuchten

Plantaginaceae, Wegerichgewächse
- Plantago afra / Flohsamen = Darm befeuchten
- Plantago lanceolata / Spitzwegerich = Hitze eliminieren und Toxine ausleiten

Tiliaceae, Lindengewächse
- Tilia platyphyllos / Lindenblüten = Wind-Hitze eliminieren

Bitterstoffe

Bitterstoffe sind, chemisch gesehen, keine einheitliche Gruppe, ihr bitterer Geschmack gibt ihnen die Gemeinsamkeit.

Bitter schmeckende Kräuter wirken je nach Heilpflanze sekretionsfördernd, appetitanregend, verdauungsfördernd, resorptionsfördernd, peristaltikanregend, beschleunigen die Magenentleerung, sind blähungs-, gärungs- und fäulniswidrig, cholagog, choleretisch, cholekinetisch, pankreassekretionsfördernd, Blut aufbauend, anregend auf die Leukozytenbildung und die Peyer-Plaques im Dünndarm, anregend auf die Bildung von Intrinsic Factor, fiebersenkend, schweissfördernd, herzstärkend, durchblutungsfördernd, energiesteigernd, wärmend, stimmungsaufhellend.
Chemisch betrachtet finden sich Bitterstoffe oft unter den Stoffgruppen der Glykoside oder Alkaloide.

- **TCM-Wirkung der bitterstoffhaltigen Pflanzen**
  In der TCM wirken bittere Heilpflanzen Nässe eliminierend, Nässe trocknend, Blut tonisierend, Wei-Qi, Milz-Qi und Magen-Qi tonisierend, Feuchte Hitze kühlend und Hitze eliminierend und Feuer reduzierend.

Pflanzenbeispiele:

Araceae, Aronstabgewächse
- Acorus calamus / Kalmus = Sinnesorgane öffnen

Asteraceae, Korbblütengewächse
- Arctium lappa / grosse Klette = Hitze eliminieren und Toxine ausleiten
- Carduus benedictus / Benediktenkraut = Schleim-Kälte auflösen
- Cynara scolymus / Artischocke = Nahrungsretention auflösen
- Artemisia vulgaris / Beifuss = Blutungen stillen und regulieren
- Artemisia absinthium / Wermut = Qi tonisieren
- Taraxacum officinale / Löwenzahn = Nässe und Hitze ausleiten
- Silybum marianum / Mariendistel = Yin tonisieren
- Achillea millefolium / Schafgarbe = Blut bewegen

Cannabaceae, Hanfgewächse
- Humulus lupulus / Hopfen = Hitze eliminieren, die durch Yin-Mangel verursacht ist

Gentianaceae, Enziangewächse
- Gentiana lutea / Enzian = Qi tonisieren
- Centaurium erythraea / Tausendgüldenkraut = Hitze eliminieren und Nässe trocknen

Lamiaceae, Lippenblütengewächse
- Leonurus cardiaca / Herzgespann = Blut bewegen
- Marrubium vulgare / Andorn = Schleim-Hitze auflösen
- Prunella vulgaris / Braunelle = Hitze eliminieren Feuer reduzieren
- Salvia officinalis / Salbei = Wind-Hitze eliminieren
- Stachys officinalis / Heilziest = Shen/Geist beruhigen

Lichenes / Parmeliaceae, Flechtengewächse
- Cetraria islandica / Isländischmoos = Yin tonisieren

Pedaliaceae, Sesamgewächse
- Harpagophytum procumbens / Teufelskralle = Hitze-Bi eliminieren

Rubiaceae, Rotgewächse
- Cinchona pubescens / Chinarindenbaum = Hitze eliminieren und Feuer reduzieren

Rutaceae, Rautengewächse
- Citrus sinensis / Orangenschale = Qi regulieren und bewegen

Wirkungsbeschreibungen

Wind-Kälte eliminieren

Diese Heilkräuter sind im Temperaturverhalten warm bis heiss. Ihr Geschmack ist meist scharf. Durch eine geschwächte Abwehr können pathogene Wind-Kälte Faktoren in den Körper eindringen. Diese Heilkräuter öffnen die Oberfläche, indem sie das Schwitzen fördern. Wind und Kälte werden über die Poren der Haut aus den oberflächlichen Schichten des Körpers getrieben. Der scharfe Geschmack fördert die periphere Zirkulation, welche das Befreien des pathogenen Faktors unterstützt.

Sie können auch zur Behandlung von Ödemen und Schmerzen infolge Wind-Kälte-Bi angewendet werden.

Heilkräuter Beispiele:
Ephedra distachya, Zingiber officinalis, Cinnamomum verum

Klinische Manifestationen:
Beginn einer Erkältungskrankheit, Abneigung gegen Wind, Kälteaversion, Frösteln, Schüttelfrost, leichtes Fieber, wenig oder kein Schwitzen, steifer Nacken, Körperschmerzen, Niesen, verstopfte Nase wechselnd mit wässrigem Sekret, Husten mit glasigem weissem Auswurf, Dyspnö, Bronchitis, Asthma bronchiale, Rhinitis, Sinusitis, raue Stimme
- Zunge: Belag: dünn, weiss
- Puls: oberflächlich, straff

Wind-Hitze eliminieren

Diese Heilkräuter sind im Temperaturverhalten neutral, kühl bis kalt. Ihr Geschmack ist meist scharf, häufig bitter und kann desweiteren variieren. Sie haben meist eine antimikrobielle Wirkung. Sie öffnen die Oberfläche durch den scharfen Geschmack.

Durch schwache Abwehr dringen äussere pathogene Faktoren wie Wind-Hitze oder auch Wind-Kälte, die sich in Wind-Hitze umwandelt, in den Körper ein. Die Wind-Hitze beginnt im Wei-Stadium und kann sich weiter in die Tiefe entwickeln und schwerwiegendere Krankheiten verursachen. Einige der Wind-Hitze eliminierenden Heilkräuter fördern die Bildung bzw. die Reifung von Masernexanthemen, Karbunkeln und Furunkeln.

Heilkräuter Beispiele:
Echinacea purpurea, Mentha piperita, Primula veris, Tilia platyphyllos

Klinische Manifestationen:
Windaversion, Abneigung gegen Kälte oder Hitze, Fieber, wenig Frösteln, Schwitzen, leichter Durst, Kopfschmerz, gerötete Augen, juckende Augen, Exantheme, Juckreiz, Urtikaria, nicht zum Ausbruch kommende Hautausschläge, Halsschmerz, Schluckbeschwerden, Halsentzündungen, vergrösserte Tonsillen, Husten mit dickem, gelbem zähem Auswurf, Bronchitis, Asthma bronchiale, Schnupfen mit gelbem zähem Schleim, Rhinitis, Sinusitis, grippale Infekte, Erkältungskrankheit, Diarrhö, Verstopfung, konzentrierter Urin
- Zunge: rot, Belag: trocken
- Puls: oberflächlich, schnell

Hitze eliminieren und Feuer reduzieren

Diese Heilkräuter sind im Temperaturverhalten kühl bis kalt. Ihr Geschmack ist meist bitter. Sie werden im speziellen bei Hitze-Syndromen auf der Qi-Ebene infolge von äusserer Hitze eingesetzt oder bei übermässiger Hitze des Magens, der Lunge, des Herzens und der Leber. Ursachen sind: exzessiver Verzehr scharfer, fettiger Nahrung, ständiges Überessen, schwere psychische Störungen, Depressionen, exzessiver Alkoholkonsum und Tabakkonsum, anhaltende Leber-Qi-Stagnation.

Heilkräuter Beispiele:
Filipendula ulmaria, Lonicera caprifolium, Prunella vulgaris, Solanum dulcamara

Klinische Manifestationen:
Magen-Hitze, Magen-Feuer: Mundtrockenheit, bitterer Mundgeschmack, fauliger Mundgeruch, Zahnfleischentzündungen, Zahnfleischblutungen, Stomatitis, Halsentzündung, Nasenbluten, Trigeminusneuralgie, Stirnkopfschmerz, brennende Schmerzen und Hitzegefühl im Epigastrium, ständiges Hungergefühl, Übersäuerung des Magens, Magensäurereflux, Sodbrennen, Gastritis, Ulcus duodeni, Ulcus ventriculi
- Zunge: rot; Belag: dick, gelb, trocken
- Puls: voll, schnell, gleitend

Herz-Hitze, Herz-Feuer: Palpitationen, Erregbarkeit, Reizbarkeit, Ruhelosigkeit, Schlafstörungen, starke lebhafte Träume, Angstzustände, Hitzewallungen, rotes Gesicht, Durst, Zungengeschwüre, Mundgeschwüre, bitterer Mundgeschmack, Harnwegsinfekt, Dysurie, Hyperthyreose
- Zunge: purpurrot an der Spitze, Rand der Zungenspitze kann Abszesse haben, Mittelriss an der Spitze, Belag: gelb, trocken, dünn
- Puls: voll, schnell

Lungen-Hitze: Husten mit gelbem, dickem Schleim, Dyspnö, Pneumonie, hohes Fieber, Schwitzen, Durst, Unruhezustände, Agitiertheit, Nasenbluten
- Zunge: rot, Risse im vorderen Drittel, Belag: gelb, trocken
- Puls: voll, schnell

Leber-Hitze, loderndes Leber-Feuer: Unruhezustände, Wutausbrüche, Depression, Schlaflosigkeit, Alpträume, Schwindel, Tinnitus, Hörsturz, Taubheit, bitterer Mundgeschmack, trockener Mund, Hitzegefühle, Hitze im Kopf, Migräne vor allem im Augenbereich, Schläfen und Scheitel, rotes Gesicht, rote Augen, Konjunktivitis, Hypertonie, Hyperthyreose
- Zunge: rot, rote Ränder, rote Punkte; Belag: gelb, trocken
- Puls: gespannt, voll, schnell

Hitze eliminieren und Nässe trocknen

Diese Heilkräuter sind im Temperaturverhalten kühl bis kalt. Ihr Geschmack ist meist bitter. Sie können sehr gut mit Hitze eliminierenden und Toxine ausleitenden Heilkräutern kombiniert werden.

Heilkräuter Beispiele:
Arctostaphylos uva-ursi, Chelidonium majus, Gentiana lutea, Viola tricolor

Klinische Manifestationen:
Fieber, Völlegefühl im Oberbauch, Übelkeit, Brechreiz, Erbrechen, Koliken, bitterer Mundgeschmack, fauler Körpergeruch, Dysurie, wenig, tiefgelber oder trüber Urin, Entzündungen des Urogenitaltraktes, Harnwegsinfektionen, Zystitis, Niereninfektion, Hautjuckreiz im Bereich der unteren Körperhälfte, Hämorrhoiden, gelbe Leukorrhö, Fluor vaginalis, Candida-Infektionen, Hodenschwellungen, Hepatitis, Ikterus, Konjunktivitis, Herpes, rotes, nässendes Ekzem, Furunkel, Karbunkel, Dysenterie, Diarrhö, stinkend schmieriger Stuhl, Belastung mit Stoffwechselmetaboliten und Endotoxinen
- Zunge: rot; Belag: dick, schleimig, klebrig, gelb

Hitze eliminieren und Blut kühlen

Diese Heilkräuter kühlen Hitze auf der Blutebene. Sie sind im Temperaturverhalten kühl bis kalt. Ihr Geschmack ist meist bitter, und auch süss oder adstringierend.

Blut-Hitze kann das Blut aus den Gefässen drücken, und so Hämorrhagien mit frischem rotem Blut verursachen.

Heilkräuter Beispiele:
Fumaria officinalis, Geranium robertianum, Scrophularia nodosa

Klinische Manifestationen:
Hitzegefühl, nachts stärker, Hauterkrankungen, Akne, Unruhezustände, ruhelos in der Nacht, ruheloses Shen, unruhiger Fetus, Mundtrockenheit ohne Durst, Hypertonie, Blutungen mit frischem rotem Blut, Nasenbluten, Blut im Stuhl, blutende Hämorrhoiden, juckende Hämorrhoiden, Hämaturie, Bluterbrechen, Bluthusten, Zahnfleischbluten, Uterusblutungen, drohender Abort, Fieber
- Zunge: rot, tiefrot oder purpurrot
- Puls: schnell

Hitze eliminieren und Toxine ausleiten

Diese Heilkräuter sind im Temperaturverhalten neutral, kühl bis kalt. Ihr Geschmack ist verschiedenster Art. Die Heilkräuter besitzen meist antibakterielle, antivirale und/oder Tumor hemmende Wirkungen.

Heilkräuter Beispiele:
Arctium lappa, Baptisia tinctoria, Echinacea purpurea, Smilax officinalis, Taraxacum officinale

Klinische Manifestationen:
Hohes Fieber, Hautausschläge, Akne, fleckige Papeln, Karbunkel, Furunkel, Hautbeulen, Skrofula, Eiterungen, bakterielle und virale Erkrankungen, Erysipel, Halsentzündung, Angina, Dysenterie, Infektionskrankheiten (Grippe, Mumps, Masern), nicht zum Ausbruch kommende Hautausschläge, zu schwaches Masernexanthem, Belastung mit Stoffwechselmetaboliten, Endotoxinen, Umweltgiften, Toxinen und Schwermetallen, unruhiger Fetus, Beschwerden durch Chemo- und Radiotherapie, Tumor-Prophylaxe
- Zunge: rot
- Puls: schnell

Hitze eliminieren, die durch Yin-Mangel verursacht wird

Diese Heilkräuter sind im Temperaturverhalten meist kühl bis kalt. Ihr Geschmack ist meist bitter und süss. Die Hitze aus dem Yin-Mangel manifestiert sich vorwiegend im Herzen, im Magen, in der Niere und in der Lunge. Zu einer Yin-Mangel-Hitze können langanhaltende fieberhafte Erkrankungen, chronische Überarbeitung, Stress, unregelmässiges Essen, Drogen oder übermässiger Alkoholkonsum führen.Heilkräuter, die Hitze aus Yin-Mangel eliminieren, können auch bei aufsteigendem Leber-Yang aus Blut- oder Yin-Mangel eingesetzt werden. Um die Wurzel zu behandeln, werden meist Yin tonisierende Heilkräuter dazu gegeben.

Heilkräuter Beispiele:
Cimicifuga racemosa, Humulus lupulus, Melissa officinalis, Salvia officinalis

Klinische Manifestationen:
Arthritis, Fieber, Fieber in der Nacht, Nachmittagsfieber, fiebrige Empfindungen an Handflächen, Fusssohlen und auf der Brust, nächtliches Schwitzen, Wangenrötung, Durst

Leere Hitze im Magen und in den Gedärmen: Magenschleimhautentzündung, Magengeschwür, Sodbrennen, Dyspepsie, trockener Stuhl, trockene Verstopfung, Zöliakie

Leere-Hitze in der Lunge: trockener Husten, Husten mit Blut, Heiserkeit

Leere-Hitze im Herz: Palpitationen, Schlafstörungen mit vielen Träumen, Vergesslichkeit

Aufsteigendes Leber-Yang: Kopfschmerzen, Migräne, Tinnitus, Schwerhörigkeit, innere Unruhezustände, Wutausbrüche, Reizbarkeit, trockene gerötete Augen, Sehstörungen, Hypertonie
- Puls: schnell, dünn
- Zunge: rot, belaglos, Risse

Sommerhitze eliminieren

Diese Heilkräuter sind im Temperaturverhalten kühl bis kalt. Ihr Geschmack ist bitter, sauer oder adstringierend. Sommerhitze wird meistens durch heisses Klima und/oder verdorbene Nahrung verursacht.

Heilkräuter Beispiele:
Hibiscus sabdariffa, Sambucus nigra, Verbascum densiflorum

Klinische Manifestationen:
Hitzeaversion, Sonnenbrand, Sonnenstich, Kopfschmerzen, Schwindelgefühl, Sommergrippe, hohes Fieber, Schwitzen, Unruhe, Reizbarkeit, Durst, trockene Schleimhäute, Oligurie, Dysenterie, Diarrhö
- Zunge: rote Spitze und Ränder
- Puls: schnell

Stuhlgang regulieren/abführen

Diese Heilkräuter sind im Temperaturverhalten neutral bis kalt. Ihr Geschmack ist bitter. Diese Heilkräuter werden bei starken pathogenen Faktoren eingesetzt, sie reduzieren die Hitze und fördern den Stuhlgang. Sie sollten nur kurze Zeit verabreicht werden. Häufig reichern diese Heilkräuter den Darm mit Flüssigkeit an, durch Verhindern der Wasserresorption oder durch Dehydrierung des Körpers.

Heilkräuter Beispiele:
Rhamnus frangula, Rheum officinale, Rumex crispus, Senna cassia

Klinische Manifestationen:
Obstipation, harter Stuhl, erschwerter Stuhlgang, Darmträgheit, Belastung durch Toxine und Stoffwechselmetaboliten im Darm, Disposition für Dickdarmkrebs, nach Laxanzienabusus, Blähungen, Spannungsgefühl, Völlegefühl, Spannungsschmerz, der die Lokalisation wechselt, abdominale „Knoten", die auftauchen und verschwinden, spätes Stadium einer fieberhaften Erkrankung

Bei Fülle:
- Zunge: Belag dick
- Puls: voll

Bei Qi-Mangel:
- Zunge: blass, eventuell geschwollen
- Puls: schwach, leer

Bei Qi-Stagnation:
- Zunge: meist normal oder leicht purpur
- Puls: saitenförmig, gespannt

Darm befeuchten

Diese Heilkräuter sind im Temperaturverhalten neutral. Ihr Geschmack ist süss. Diese Heilkräuter beinhalten viel Schleimstoffe und werden daher meist in Kaltauszügen verabreicht. Darm befeuchtende Heilkräuter sind bei Verstopfung infolge von Mangel an Körperflüssigkeiten und Blut, bei alten Menschen oder bei Schwäche des Körpers infolge chronischer Erkrankungen indiziert. Je nach Ätiologie der Darmstörung wird diese Kategorie von Heilkräutern häufig mit Blut oder Yin nährenden Heilkräutern kombiniert.

Heilkräuter Beispiele:
Aloe vera, Linum usitatissimum, Plantago afra

Klinische Manifestationen:
Verstopfung mit hartem, trockenem Stuhl, erschwerter Stuhlgang, Schmerzen im Abdomen durch Stuhlansammlung, trockene Darmschleimhäute, Disposition für Dickdarmkrebs, Mund- und Rachentrockenheit, starker Säfteverlust oder Blutverlust, spätes Stadium einer fieberhaften Erkrankung, nach Laxantienabusus, alte Menschen.

Bei Yin Mangel:
- Zunge: rot, dünn, belaglos
- Puls: dünn, schnell

Bei Blutmangel:
- Zunge: blass, wenig trockener Belag
- Puls: dünn, rau, saitenförmig

Blasse, fahle Gesichtsfarbe

Nässe/Feuchtigkeit auflösen/transformieren

Diese Heilkräuter sind im Temperaturverhalten meist warm. Ihr Geschmack ist würzig, scharf, aromatisch und wohlriechend. Sie fördern das Qi, die Yun Hua Funktion / Transport- und Umwandlungs-Funktion der Milz und wandeln trübe Nässe um.
Die Ursachen sind meist zu kalte und rohe Ernährung und lang anhaltende Nässe- und Kälteeinwirkung.

Heilkräuter Beispiele:
Anethum graveolens, Carum carvi, Elettaria cardamomum, Juniperus communis

Klinische Manifestationen:
Völlegefühl im Epigastrium und Abdomen, Verdauungsschwäche, Erbrechen, saures Aufstossen, Appetitlosigkeit, Blähungen, Koliken, Diarrhö, loser Stuhl, süsslicher Geschmack im Mund, dickflüssiger, schleimiger Speichel, erhöhte Cholesterinwerte, Hyperlipidämie, dumpfer Schmerz, schwerer dumpfer Kopf, Hyperthyreose, dumpfe Schmerzen in den Gelenken, körperliches Schweregefühl, Mattigkeit, Müdigkeit, Konzentrationsschwäche, Gedächtnisschwäche, Zellulite, Lymphstau, Flüssigkeitsansammlung, Ödem, Übergewicht, Adipositas, Leukorrhö, Fluor vaginalis, viel heller Urin, kein Durst, Pilzbefall, Candida, Schleimhautpilze in Mund und Vagina, Hautpilze, Hautausschläge mit Flüssigkeit, latente Azidose, unterstützend bei Bi-Syndrom und chronischen Entzündungen, Disposition für Arteriosklerose, Disposition für Grauen Star, Disposition für Krebs
- Zunge: blass; Belag: klebrig, dick, weiss, nass
- Puls: schlüpfrig, langsam

Nässe/Feuchtigkeit und Hitze ausleiten

Diese Heilkräuter sind im Temperaturverhalten neutral bis kalt. Ihr Geschmack ist meist bitter. Feuchte Hitze entsteht oft aus dem Verzehr von Nahrungsmitteln, die ein Übermass an Feuchter-Hitze produzieren, wie z.B. Alkohol, denaturierte Fette, zu süsse und zu scharfe Nahrungsmittel, übermässiger und/oder unregelmässiger Nahrungsaufnahme. Pathogene Nässe kann sich in Feuchte-Hitze umwandeln. Pathogene Nässe entsteht sehr häufig bei einer geschwächten Milz, aus zu kalter Ernährung und/oder aus einer durch Leber-Qi-Stagnation bedrängten Milz.

Heilkräuter Beispiele:
Alchemilla xanthochlora, Lamium album, Primula veris, Taraxacum officinale

Klinische Manifestationen:
Allgemeine Symptome bei Feuchter-Hitze im Körper sind: Durst, aber keine Lust zu trinken, bitterer Mundgeschmack, wenig dunkler Urin, Völlegefühl und Schmerzen im Thorax, Ober- und Unterbauch, Schweregefühl des Körpers, subfebrile Temperatur ganztags, latente Aczidose, Hautpilze, Schleimhautpilze in Mund, Gedärmen und Vagina, Arthritis

Feuchte-Hitze in den Gedärmen: stinkender Durchfall mit akuten Bauchschmerzen, Blut im Stuhl, Schleim im Stuhl, anhaltender Stuhldrang auch nach der Entleerung, Anusbrennen, entzündliche Darmerkrankungen, Madenwürmer, Askariden, Candida, Schleimhautpilze
- Zunge: normal, gerötet oder rote Punkte am Zungengrund; Belag: dick, gelb, moosig, quarkig
- Puls: schlüpfrig, schnell, drahtig, voll

Feuchte-Hitze in der Milz: Müdigkeit, Kraftlosigkeit, Appetitmangel, Unverträglichkeit von fetter Nahrung, Übelkeit, Erbrechen, Ulcus ventriculi, Ulcus duodeni, Verstopfung oder Durchfall stinkend, Anusbrennen, Ikterus, Urtikaria, Gerstenkorn, Rhinitis, Sinusitis
- Zunge: gerötet; Belag: dick, gelb, moosig, quarkig
- Puls: schlüpfrig, schnell

Feuchte-Hitze in der Leber: Dysurie, Hitze-Ekzem am Skrotum, Schwellung und Brennen in den Hoden, Hautjucken im unteren Bereich des Körpers, gelber Fluor vaginalis, Jucken der Vulva, Hepatitis, Ikterus, Cholelithiasis, Cholezystitis
- Zunge: gerötet; Belag: dick, gelb, moosig, schmierig
- Puls: schlüpfrig, schnell, drahtig

Feuchte-Hitze in der Gallenblase: wie Feuchte-Hitze der Leber, kolikartiger Schmerz rechts im Oberbauch, Schmerzen auf Höhe der Rippen, Fettverdauungsstörung, Cholezystitis, Cholelithiasis
- Zunge: gerötet; Belag: dick, gelb, moosig, schmierig
- Puls: schlüpfrig, schnell, drahtig

Feuchte-Hitze in der Blase: Harnsteine, Prostatitis, Harninkontinenz, Harnwegsinfektion, Dysurie, Pollakisurie, Hämaturie
Schmerzen in der Lendenwirbelsäule
Zunge: gerötet an der Zungenwurzel; Belag: dick, gelb, moosig, schmierig an der Zungenwurzel
- Puls: schlüpfrig, schnell, drahtig

Nässe ausleiten und Diurese fördern

Diese Heilkräuter sind im Temperaturverhalten kalt, kühl, neutral und warm. Ihr Geschmack ist bitter, scharf oder auch süss. Diese Kräuter haben die Eigenschaft, die Diurese zu fördern. Sie haben unterschiedliche Wirkmechanismen auf die Harnproduktion.

Heilkräuter Beispiele:
Agropyron repens, Betula pendula, Eupatorium perfoliatum, Solidago virgaurea

Klinische Manifestationen:
Störungen des Harntraktes, Miktionsstörung, Dysurie, Prostatabeschwerden, akutes nephritisches Ödem, Gelbsucht, Ikterus, nässendes Ekzem

- Zunge: geschwollen, blass
- Puls: schlüpfrig

Nässe auflösen und Yang wärmen

Diese Heilkräuter sind im Temperaturverhalten warm. Ihr Geschmack ist vorwiegend scharf. Durch einen Yang-Mangel der Niere, der Milz, des Herzens oder durch eine chronische Kälte-Nässe Einwirkung kann eine Wasserretention im Köper entstehen. Zu viel kalte, rohe Nahrung und äussere Kälte begünstigen den Yang-Mangel und führt dadurch zu übermässiger Nässe. Kälte-Nässe Einfluss der Lunge kann zu Wasserretention der Lunge führen.

Heilkräuter Beispiele:
Armoracia rusticana, Barosma betulina, Levisticum officinale, Petroselinum crispum

Klinische Manifestationen:

- Zunge: geschwollen, blass, Belag: weiss, dick
- Puls: langsam, schlüpfrig, tief, schwach

Wasserretention der Niere: Ödem, Wasserretention, Wasserausscheidung vermindert, viel klarer Urin, Blasenentzündung durch Kälte, Prostataprobleme, Schwäche und Kälte in der Lumbalregion und den Knien

Wasserretention der Lunge: Belastungsdyspnö, Lungenödem, Husten mit viel wässrigem Sputum, Keuchatmung

Wasserretention des Herzens: Ödeme, Herzklopfen, Belastungsdyspnö, kalte Hände
Blaufärbung an Lippen und Gesicht

Wind-Kälte/Hitze-Nässe eliminieren (Rheuma/Bi-Syndrom)

Diese Heilkräuter sind im Temperaturverhalten kühl, neutral bis heiss. Ihr Geschmack ist meist bitter, scharf oder süss. Diese Heilkräuter lösen Obstruktionssydrome von Qi und Blut in den Meridianen und Nebengefässen, Sehnen, Muskeln und Knochen auf. Manche haben einen tonisierenden Effekt auf Niere und Leber und stärken und nähren so gleichzeitig die zugeordneten Gewebe, Knochen und Sehnen. Schmerzen können wandern oder am Ort fixiert sein. Wind-Kälte-Nässe kann sich in Wind-Hitze-Nässe transformieren. Je nach Symptombild werden kühle und entzündungshemmende oder warme und stimulierende, antirheumatische Heilkräuter eingesetzt.

Heilkräuter Beispiele:
Boswellia sacra, Cimicifuga racemosa, Harpagophytum procumbens, Juniperus communis

Klinische Manifestationen:
Rheumatische Beschwerden, Muskelrheuma, Myalgie, Muskelschmerz, Spasmen der Sehnen, Taubheit der Muskeln, Weichteilrheumatismus, Fibromyalgie, Gelenkschmerzen, Gelenkrheumatismus, Arthrose, Arthritis, degenerative Gelenkerkrankungen, Gicht, Neuralgien, Ischias

- Zunge, Puls: unterschiedlich – je nach Situation und Ursache.

Inneres/Li erwärmen

Diese Heilkräuter sind im Temperaturverhalten warm bis heiss. Ihr Geschmack ist meist scharf. Sie wärmen das Innen und vertreiben Kälte aus dem Innenbereich. Sie wirken vorwiegend auf die Verdauung, aber auch auf Herz-Kreislauf und können analgetische, sedative, antibiotische und sogar fiebersenkende Wirkungen haben. Inneres/Li wärmen ist bei Kälte infolge exzessiver Zufuhr von kalter Ernährung (Rohkost, Glace, eisgekühlte Getränke), oder sitzen auf kalt-nassem Boden oder tragen von kalt-nasser Kleidung und Erschöpfung indiziert.

Heilkräuter Beispiele:
Aconitum napellus, Alpinia officinarum, Cinnamomum verum, Foeniculum vulgare, Syzygium aromaticum, Zingiber officinalis

Klinische Manifestationen:
Generelle Kältezeichen: Kalte Extremitäten, viel klarer Urin

- Zunge: blass, Belag: weiss

- Puls: tief, langsam

Kälte im Magen: Kälteschmerz im Epigastrium und Abdomen, Erbrechen, Übelkeit, Diarrhö
- Zunge: blass, Belag: weiss, dick, nass
- Puls: tief, drahtig, langsam

Kälte im Dickdarm: Verstopfung (wenn die Kälte Stagnation verursacht), wässriger Durchfall (wenn Feuchtigkeit dabei ist), chronische Diarrhö
- Zunge: blass, Belag: weiss, dick, nass
- Puls: tief, drahtig, langsam, schlüpfrig bei Feuchtigkeit

Kälte im Dünndarm: Milz-Yang-Mangel-Symptome, Borborygmus, Meteorismus, breiiger Durchfall, Bauchschmerzen besser durch Wärme, Malabsorbtionsprobleme
- Zunge: blass, geschwollen, Zahneindrücke, Belag: weiss, nass
- Puls: tief, schwach, leer, langsam

Qi regulieren und bewegen

Diese Heilkräuter sind im Temperaturverhalten kühl bis warm. Ihr Geschmack ist meist scharf, bitter, oder süss. Sie fördern den freien Fluss des Qi und sind bei Stauungen des Qi und bei rebellierendem Qi angezeigt. Eine Qi-Stagnation kann durch Bewegungsmangel, durch alle starken Emotionen und Qi-Mangel entstehen. Darüber hinaus führen äussere pathogene Faktoren sowie pathogener Schleim fast immer zu einer Qi-Stagnation. Typischerweise verschlechtern sich alle Symptome bei Druck und Stress, sie bessern durch Bewegung.Rebellierendes Qi kann durch verschiedenste Ursachen den Magen und die Lunge belasten und kann bei deren Syndrommustern auftreten.

Heilkräuter Beispiele:
Alchemilla xanthochlora, Centella asiatica, Chamomilla recutita, Marrubium vulgare, Origanum majorana, Vitex agnus-castus

Klinische Manifestationen:
Leber-Qi-Stagnation: Emotionale Schwankungen, Irritiertheit und emotionale Ausbrüche, stimmungslabil, reizbar, Frustration, Depression, Seufzen, Spannungsgefühl und Schmerzen im Hypochondrium, Interkostalneuralgie, Erstickungsgefühl, PMS, Brustknoten, Dysmenorrhö, unregelmässige Menstruation, Amenorrhö, Hypomenorrhö, Globusgefühl im Hals, Druck im Solarplexus, Struma, Schluckschwierigkeiten, Mastitis, Laktationsstörung, Kopfschmerzen, Migräne, Schwindel, Tinnitus, Hyperthyreose, Verstopfung (schafskotähnlich), Colon irritabile, Hernienschmerz, Menopausebeschwerden
- Zunge: normal, Zungenränder ev. rot oder rote Punkte
- Puls: drahtig

Qi-Stagnation des Dünndarms: Verstopfung, Druck verschlechtert, fehlende Stuhl- und Gaspassage, Darmparasiten, Koterbrechen

Verschluss, akute Blinddarmentzündung:
- Zunge: normal, Belag: weiss oder gelb
- Puls: drahtig

Rebellierendes Magen-Qi: Übelkeit, Erbrechen, Rülpsen, saures Aufstossen, Völlegefühl, Spannung und Schmerz im Epigastrium und Bauch, Diarrhö oder Verstopfung
- Zunge: unterschiedlich
- Puls: drahtig

Rebellierendes Lungen-Qi: Asthma, Husten, Erstickungsgefühl in der Brust
- Zunge: unterschiedlich
- Puls: drahtig

Nahrungsretention auflösen

Diese Heilkräuter sind im Temperaturverhalten warm. Ihr Geschmack ist scharf und aromatisch. Eine Nahrungsretention entsteht häufig auf der Basis einer Milz- und/oder Magen-Qi-Schwäche oder aufgrund einer Leber-Qi-Stagnation. Auslöser für den Nahrungsstau im Magen können unregelmässiges oder ständiges Essen, Überessen, zu schweres Essen und denaturierte Fette sein.

Heilkräuter Beispiele:
Carum carvi, Citrus aurantium, Coriandrum sativum, Cynara scolymus

Klinische Manifestationen:
Völle- und Spannungsgefühl im Magen, Epigastrium und Oberbauch, Übelkeit, Erbrechen mit unverdauten Nahrungsresten, Appetitverlust, Anorexie, stark riechender Mundgeruch, saures Aufstossen, Rülpsen, Magensäurereflux, Sodbrennen, langsame und schmerzhafte Verdauung, verlangsamte Darmpassage, Verstopfung, weicher stinkender Stuhl, abnorme Darmbewegungen, Eiweiss-Verdauungsstörung, Kohlenhydrat-Verdauungsstörung
- Zunge: Belag: dick, moosig, klebrig, weiss oder gelb am Zungengrund und im Zentrum
- Puls: schlüpfrig

Blutungen stillen und regulieren

Diese Heilkräuter sind im Temperaturverhalten meist neutral, kühl oder warm. Ihr Geschmack ist meist adstringierend und bitter. Da Blutungen verschiedene Ätiologien haben können, finden sich auch verschiedene Wirkmechanismen bei den Blutungen stillenden und regulierenden Nahrungsmitteln; diese sind: Adstringieren, Hitze eliminieren und Blut kühlen, Blut bewegen, Qi, insbesondere Milz-Qi, tonisieren bzw. die Leitbahnen erwärmen. In der Therapie sollte mit Heilkräutern ergänzt werden, welche die Wurzel der Blutungen behandeln.

Heilkräuter Beispiele:
Agrimonia eupatoria, Potentilla tormentilla, Quercus robur, Trillium erectum

Differenzierung nach Ätiologie und Art der Blutung:
Blut-Hitze: Farbe frisch rot oder dunkel, starker Blutverlust
Qi-Mangel: Farbe blass, starker, verlängerter Blutverlust
Yin-Mangel: Farbe hellrot, geringer Blutverlust
Blut-Stase: Farbe sehr dunkel, klumpig, geringer Blutverlust

Klinische Manifestationen:
Blut-Hitze: Uterusblutungen, verkürzte Blutungen, Darmblutungen, Hämaturie, Nasenbluten, Zahnfleischbluten, Bluthusten, Bluterbrechen
- Zunge: ev. rot
- Puls: schnell

Milz-Qi kann das Blut nicht kontrollieren: schnell blaue Flecken, Petechien, Purpura, kleinfleckige Kapillarblutungen, Blut im Stuhl, Teerstuhl, zu starke, lange dauernde oder blassrote Menstruationsblutung, Darmblutungen, Thrombozytopenie
- Zunge: ev. blass, Zahnmarks
- Puls: schwach

Blut bewegen

Diese Heilkräuter sind im Temperaturverhalten meist neutral bis heiss. Ihr Geschmack ist meist scharf, bitter oder süss. Wenn Qi-Stagnationen über längere Zeit anhalten, kann dies zu Blut-Stagnation führen. Yang-Mangel, Blut-Mangel, Schleimansammlung, Magen-Feuer, Nahrungsretention und anhaltende emotionale Einflüsse können zu Blut-Stagnation führen. Diese manifestiert sich als Herz-Blut-Stagnation, Leber-Blut-Stagnation oder Magen-Blut-Stagnation.

Heilkräuter Beispiele:
Achillea millefolium, Arnica Montana, Crocus sativus, Ruta graveolens

Klinische Manifestationen:
Schmerzen, Disposition für Thrombose, Arthrose, Disposition für Krebs, Krebserkrankungen

Herz-Blut-Stagnation: Angina pectoris, stechende Schmerzen in der Herzgegend, Beklemmung und Druckgefühl in der Herzgegend mit Ausstrahlung in den Arm
- Zunge: blauviolett, blauviolette Punkte, gestaute Zungenvenen; Belag: wenig
- Puls: unregelmässig, holprig, rau, drahtig, dünn

Leber-Blut-Stagnation: Menstruationsschmerzen, dunkles Menstruationsblut mit Klumpen, unregelmässige Menstruation, Bauchschmerzen, Druck verschlechtert, Colon irritabile, Nasenbluten
- Zunge: blauviolett, blauviolette Punkte an den Rändern, gestaute Zungenvenen; Belag: wenig
- Puls: rau, drahtig

Magen-Blut-Stagnation: Blut im Stuhl, Teerstuhl, Schmerzen in der Magengegend, bohrend, stechend, Druck verschlechtert
- Zunge: blauviolett, blauviolette Punkte in der Mitte, gestaute Zungenvenen; Belag: wenig
- Puls: rau, drahtig

Schleim-Kälte auflösen

Diese Heilkräuter sind im Temperaturverhalten warm bis heiss. Ihr Geschmack ist meist scharf und bitter. Sie lösen Schleim und viele von ihnen lindern Husten und Asthma. Sie unterstützen die Verdauung, welche als Ursache von der Schleimbildung aus einer Schwäche heraus betrachtet wird. Schleim gilt als sekundärer pathogener Faktor, da er erst durch langanhaltende Nässe und Feuchtigkeit entsteht. Schleim wird grundlegend in Kälte- oder Hitze-Schleim unterteilt. Er kombiniert sich gerne mit weiteren pathogenen Faktoren zu Feuchtigkeits-Schleim, Trockenheits-Schleim, innerer oder äusserer Wind-Schleim, Qi-Schleim oder geht in die toxische Form des Yin Huo/Yin – Feuer über. Auf entsprechende zusätzliche Wirkungen muss bei der Heilkräuterwahl geachtet werden.

Heilkräuter Beispiele:
Acorus calamus, Carduus benedictus, Imperatoria ostruthium, Inula helenium

Klinische Manifestationen:
Sichtbarer Schleim:
Klarer und weisser Schleim bedeutet, dass Kälte vorhanden ist. Gelber oder blutiger, dicker und klebriger Schleim bedeutet, dass Hitze und Stagnation vorhanden sind. Von Schleim zu befreien ist eine Symptombehandlung.

Schleim in der Lunge: Husten, Keuchen, Kurzatmigkeit, Rippenschmerzen, Asthma, reichliches Sputum

Schleim im Magen: Übelkeit, Schleimerbrechen, Appetitlosigkeit, aufgeblähter Magen, flacher Husten

Nicht sichtbarer Schleim:
Schleim benebelt den Geist: Senilität, mentale Störungen, Herzprobleme, Schlaganfall, Koma, Epilepsie

Nässe und Schleim blockieren die Meridiane: Taubheitsgefühle, Apoplex, Krämpfe

Schleim unter der Haut: Lymphschwellungen, Fibrome, Lipome, Knotenbildungen unter der Haut, Schwellungen der Nervenganglien, Schwellungen der Schilddrüse, Struma, Skrofula, Karbunkel

Schleim in den Gelenken: Gelenkdeformationen, Rheuma, Gicht, Arthrose, Arthritis

Schleim in Gallenblase oder Niere: Steinbildungen, Tumore

Schleim im Gefässsystem: Ablagerungen im Gefässsystem, Arteriosklerose

Generell: Gutartige Tumore, bösartige Tumore, Krebs-Prophylaxe
- Zunge: schmierig-klebriger Belag, bei Kälte weiss, bei Hitze gelb
- Puls: schlüpfrig, drahtig; bei Kälte: langsam; bei Hitze: schnell

Schleim-Hitze auflösen

Diese Heilkräuter sind im Temperaturverhalten neutral bis kalt. Ihr Geschmack ist bitter. Sie lösen Schleim und fördern den Gallenfluss, sind antibiotisch und entzündungshemmend. Schleim gilt als sekundärer pathogener Faktor, da er erst durch langanhaltende Nässe und Feuchtigkeit entsteht. Schleim wird grundlegend in Kälte- oder Hitze-Schleim unterteilt. Er kombiniert sich gerne mit weiteren pathogenen Faktoren zu Feuchtigkeits-Schleim, Trockenheits-Schleim, innerer oder äusserer Wind-Schleim, Qi-Schleim oder geht in die toxische Form des Yin Huo / Yin – Feuer über. Auf entsprechende zusätzliche Wirkungen muss bei der Mittelwahl geachtet werden.

Heilkräuter Beispiele:
Geranium robertianum, Hedera helix, Pulmonaria officinalis, Tussilago farfara

Klinische Manifestationen:
Sichtbarer Schleim:
Klarer und weisser Schleim bedeutet, dass Kälte vorhanden ist. Gelber oder blutiger, dicker und klebriger Schleim bedeutet, dass Hitze und Stagnation vorhanden sind. Von Schleim zu befreien ist eine Symptombehandlung.

Schleim in der Lunge: Husten, Keuchen, Kurzatmigkeit, Rippenschmerzen, Asthma, reichliches Sputum

Schleim im Magen: Übelkeit, Schleimerbrechen, Appetitlosigkeit, aufgeblähter Magen, flacher Husten

Nicht sichtbarer Schleim:
Schleim benebelt den Geist: Senilität, mentale Störungen, Herzprobleme, Schlaganfall, Koma, Epilepsie

Nässe und Schleim blockieren die Meridiane: Taubheitsgefühle, Apoplex, Krämpfe

Schleim unter der Haut: Lymphschwellungen, Fibrome, Lipome, Knotenbildungen unter der Haut, Schwellungen der Nervenganglien, Schwellungen der Schilddrüse, Struma, Skrofula, Karbunkel

Schleim in den Gelenken: Gelenkdeformationen, Rheuma, Gicht, Arthrose, Arthritis

Schleim in Gallenblase oder Niere: Steinbildungen, Tumore

Schleim im Gefässsystem: Ablagerungen im Gefässsystem, Arteriosklerose

Generell: Gutartige Tumore, bösartige Tumore, Krebs-Prophylaxe
- Zunge: schmierig-klebriger Belag, bei Kälte weiss, bei Hitze gelb
- Puls: schlüpfrig, drahtig; bei Kälte: langsam; bei Hitze: schnell

Shen/Geist beruhigen

Diese Heilkräuter sind im Temperaturverhalten warm bis kalt. Ihr Geschmack ist häufig bitter, süss, jedoch teilweise auch scharf. Unruhiges Shen kann sich aus verschiedenen Zusammenhängen heraus entwickeln. Häufig besteht eine Disharmonie zwischen Herz und Niere, ein Mangel an Nieren-Yin, Herz-Blut oder Leber-Blut oder Herz-Feuer. Mangelnde Ernährung, starker Blutverlust, chronische Krankheiten, starke psychische Belastung können einen Herz-Blut Mangel hervorrufen, dadurch wird das Herz-Blut unfähig, Shen/Geist zu beherbergen. Neben den Shen/Geist beruhigenden Heilkräutern sollten auch solche zur Behandlung der Wurzel eingesetzt werden.

Heilkräuter Beispiele:
Eschscholzia californica, Lavandula angustifolia, Leonurus cardiaca, Passiflora incarnata, Pulsatilla vulgaris

Klinische Manifestationen:
Schlafstörungen, traumgestörter Schlaf, Müdigkeit, Erschöpfungszustände, Vergesslichkeit, Schreckhaftigkeit, Ruhelosigkeit, geistige und körperliche Unruhe, psychische Anspannung, Nervosität, Reizbarkeit, Angstzustände, Palpitationen, manische Psychosen, Neurosen, depressive Verstimmung, Wochenbettdepression, Epilepsie
- Zunge, Puls: unterschiedlich – je nach Ursache

Inneren Wind unterdrücken

Diese Heilkräuter sind im Temperaturverhalten kalt bis heiss. Ihr Geschmack ist meist bitter, scharf oder süss. Diese Heilkräuter wirken spasmolytisch, beruhigend, häufig blutdrucksenkend und senken das Leber-Yang. Innerer-Leber-Wind ist en sekundärer pathogener Faktor und kann aus aufsteigendem Leber-Yang, loderndem Leber-Feuer oder Leber-Blut-Mangel, zusammen mit starken emotionalen Einflüssen, Stress, Überanstrengung oder exzessivem Alkoholkonsum entstehen. Je nach Disharmoniemuster werden entsprechende Heilkräuter kombiniert.

Heilkräuter Beispiele:
Atropa belladonna, Chamomilla recutita, Piscidia piscipula, Viburnum opulus

Klinische Manifestationen:
Innerer Wind durch aufsteigendes Leber-Yang oder Leber-Feuer: Migräne, Schwindel, Hypertonie, Lichtempfindlichkeit, Sprachstörungen, Aphasie, Zungensteifigkeit, Krampfanfälle, Zittern, Parästhesien, Apoplex, Hemiplegie, Epilepsie
- Zunge: rot, trocken, Beweglichkeit eingeschränkt, zieht nach einer Seite, zittert; Belag: bei aufsteigendem Leber-Yang: ganz oder teilweise belaglos; bei Leber-Feuer: gelb, trocken
- Puls: drahtig, schnell; bei aufsteigendem Leber-Yang: dünn; bei Leber-Feuer: voll

Innerer Wind durch Leber-Blut Mangel: Urtikaria mit starkem Juckreiz, Tremor der Extremitäten, Tics, Muskelzuckungen, Krämpfe, Spasmen, Parästhesien, Schwindel, Sehstörungen, Sprachstörungen, Stottern, Zungensteifigkeit, Epilepsie, Apoplex
- Zunge: blass, zittert; Belag:wenig oder belaglos, trocken
- Puls: dünn, drahtig

Sinnesorgane öffnen

Diese Heilkräuter sind im Temperaturverhalten warm bis heiss. Ihr Geschmack ist scharf. Sie werden eingesetzt, wenn Schleim die Sinnesorgane verlegt und das Herz verwirrt. Diese Heilkräuter wirken vorwiegend durch ihre ätherischen Bestandteile anregend auf das Nervensystem und fördern die zerebrale und koronare Durchblutung.

Heilkräuter Beispiele:
Acorus calamus, Alpinia officinarum, Ferula assa-foetida, Polygala senega

Klinische Manifestationen:
mentale Konzentrationsschwäche, Gedächtnisschwäche, Bewusstheitsschwäche, Sprachstörungen, Aphasie nach einem Hirnschlag, Depression, Taubheit, Schwindel, getrübte Sinne, Sorgen, Bewusstlosigkeit, Schock, Koma
- Zunge: geschwollen, Belag: dick, moosig, schmierig

Qi tonisieren

Diese Heilkräuter sind im Temperaturverhalten neutral bis warm. Ihr Geschmack ist meist scharf, süss oder bitter. Qi-Mangel ist oftmals eine Folge von schlechter Ernährung, Überarbeitung, zu vielem Sitzen, von starker oder langandauernder mentaler und psychischer Belastung, von Stress und chronischer Erkrankung. Er manifestiert sich vorwiegend in den Funktionskreisen Milz, Lunge, Herz, Magen und Niere. Ein allgemeiner Qi-Mangel zeigt sich in Müdigkeit, körperlicher Schwäche, kraftloser Stimme, und/oder blassem Gesicht.

Heilkräuter Beispiele:
Angelica archangelica, Carduus benedictus, Imperatoria ostruthium, Inula helenium, Rosmarinus officinalis

Klinische Manifestationen:
Milz-Qi Mangel: Mattigkeit, Appetitmangel, loser Stuhl, Blähungen, gestörte Darmflora, Verdauungsschwäche, Dyspepsie, Verdauungsenzymmangel, verminderte Gallebildung, Müdigkeit nach dem Essen, Anorexie, Hyperglykämie, Diabetes mellitus, Ödem, Lymphstau, Hämorrhiden, Prolaps, unruhiger Fetus, drohender Abort, verminderte Milchbildung, Neigung zu Hämatomen und Blutungen, Muskelschwäche der Extremitäten, Blässe
- Zunge: blass, ev. geschwollen, Zahneindrücke; Belag: dünn
- Puls: leer, schwach

Lungen-Qi Mangel: Abwehrschwäche (Wei-Qi-Mangel), Erkältungsanfälligkeit (Wei-Qi-Mangel), spontanes Schwitzen, schwache Stimme, kraftloses Husten, flache Atmung, Kurzatmigkeit, Keuchatmung, Belastungsdyspnö, flüssiger klarer Schleim, Darmträgheit, Blässe
- Zunge: blass, ev. geschwollen; Belag: dünn
- Puls: leer, schwach

Herz-Qi Mangel: Herzrasen, Herzstolpern, starkes Herzklopfen, Palpitationen, Schlaflosigkeit, Hypotonie, Ängstlichkeit, Panik, Beengungsgefühle, Nervosität, Belastungsdyspnö, Schwitzen, thorakales Engegefühl
- Zunge: blass, geschwollen; Belag: dünn
- Puls: leer, schwach, dünn

Magen-Qi Mangel: Schmerzen im Oberbauch, Appetitmangel, Geschmacksverlust, Erbrechen, Übelkeit, Hypoazidität des Magens, Aufstossen, Reflux aus Sphinkterschwäche, Schluckauf, starke Müdigkeit vor allem morgens, schwache Extremtitäten
- Zunge: blass, ev. geschwollen; Belag: dünn
- Puls: leer, schwach, dünn

Nieren-Qi Mangel:
Schmerzen und Schwäche im unteren Rücken und in den Knien, Fersenschmerz, Kraftlosigkeit, unruhiger Fetus, drohender Abort, lockere Zähne, Potenzschwäche, Impotenz, Ejaculatio praecox, Fluor vaginalis, Tinnitus, Haarverlust, Schwindel, Vergesslichkeit
- Zunge: blass, ev. geschwollen; Belag: dünn
- Puls: leer, schwach, tief

Yang tonisieren

Diese Heilkräuter sind im Temperaturverhalten meist warm oder heiss. Ihr Geschmack ist meist scharf, süss und leicht bitter. Diese Heilkräuter werden zum Tonisieren des Milz-Yang-Mangels, des Herz-Yang-Mangels und des Nieren-Yang-Mangels eingesetzt.

Heilkräuter Beispiele:
Juglans regia, Rosmarinus officinalis, Turnera aphrodisiaca

Klinische Manifestationen:
Nieren-Yang Mangel: Kälteaversion, kalte Extremitäten, kalte Füsse, Kälte und Schwäche der Knie und der Lumbalregion, Beinschwäche (besser durch Wärme), Müdigkeit, Erschöpfung, Antriebslosigkeit, Schwerhörigkeit, Taubheit, rauschender Tinnitus, viel, heller Urin, Nykturie, Harninkontinenz, Enuresis nocturna im Kindesalter, Ödem, frühmorgendlicher Durchfall, chronischer Durchfall, unverdaute Nahrung im Stuhl, Libidomangel, Impotenz, Sterilität, Amenorrhö
- Zunge: blass, nass, geschwollen; Belag: weiss
- Puls: tief, schwach, langsam

Milz-Yang Mangel: Kälteaversion, kalte Extremitäten, Bauchschmerzen, Blähungen, Völlegefühl und Druck, der sich durch Wärme bessert, teigiger Stuhl, wässriger Durchfall mit unverdauter Nahrung, Ödem der Extremitäten, Malabsorption, entzündliche Darmerkrankungen
- Zunge: blass, nass, geschwollen, Zahneindrücke; Belag: weiss, glatt
- Puls: tief, langsam, schwach

Herz-Yang Mangel: Kälteaversion, Palpitationen, Hypotonie, Herzrasen, Herzrhythmusstörung, Herzschmerzen, Herzbeklemmung, Belastungsdyspnö, Spontanschweiss, Ödem, Müdigkeit, Erschöpfung, Herzinsuffizienz, Angina pectoris
- Zunge: blass, nass, leicht geschwollen; Belag: weiss, glatt
- Puls: tief, langsam, schwach, dünn

Blut tonisieren

Diese Heilkräuter sind im Temperaturverhalten meist kühl bis neutral. Ihr Geschmack ist meist süss, bitter oder sauer. Durch eine schwache Konstitution oder eine chronische Erkrankung, starken Blutverlust, schlechte Ernährung, Schlafmangel und psychische Dauerbelastung kann sich ein Leber-Blut Mangel oder ein Herz-Blut Mangel manifestierten.

Heilkräuter Beispiele:
Avena sativa, Paeonia officinalis, Rumex crispus, Urtica urens, Mahonia aquifolium

Klinische Manifestationen:
Leber-Blut Mangel: Schlechte Sicht, verschwommenes Sehen, Lichtempfindlichkeit, Nachtblindheit, trockene Augen, Mouches volantes, Schwindel, Benommenheit, Müdigkeit, Vergesslichkeit, Ohrgeräusche, Einschlafstörungen, Schlafwandeln, reden im Schlaf, unruhiger Schlaf, Schlaflosigkeit, Hypertonie infolge aufsteigendem Leber-Yang, wenig genährte spröde Muskeln, Sehnen und Bänder, Knochenhautreizung, Gelenkbeschwerden, knirschende Gelenke, Knorpeldegeneration, Spasmen, Zittern, Taubheitsgefühl, brüchige, spröde, stumpfe und trockene Nägel, Haare und Haut, Hautprobleme, unregelmässige Menstruation mit wenig Blut, Amenorrhö, Dysmenorrhö, Zwischenblutungen, spärlicher und hellroter Menstruationsfluss, unruhiger Fetus, drohender Abort, Anämie, Anorexie, verminderte Milchbildung, mattblasses Gesicht, Lippen und Nägel, trockene Verstopfung, trockene Haut
- Zunge: blass, dünn, kleiner Zungenkörper; Belag: trocken, dünn oder wenig
- Puls: dünn, rau, ev. drahtig

Herz-Blut Mangel: Palpitationen, Herzklopfen mit Angstzuständen, Absenzen, Schreckhaftigkeit, Einschlafstörung, viele Träume, Ängstlichkeit, Müdigkeit, Schwindel, mattblasses Gesicht und Lippen
- Zunge: blass, dünn, kleiner Zungenkörper; Belag: trocken, dünn oder wenig
- Puls: dünn, rau

Yin tonisieren

Diese Heilkräuter sind im Temperaturverhalten meist kühl und neutral. Ihr Geschmack ist meist süss, sauer, auch bitter. Ein Yin-Mangel kann durch Überarbeitung und Nachtarbeit, schwache Konstitution oder eine chronische Erkrankung, durch starken Blutverlust, schlechte Ernährung, psychische Dauerbelastung und nach langen fiebrigen Erkrankungen entstehen. Er kann sich in Herz, Lunge, Leber, Milz, Magen und Niere manifestieren.

Heilkräuter Beispiele:
Carduus marianus, Polygonatum multiflorum,Trifolium pratense

Klinische Manifestationen:
Allgemeine Symptomatiken: Fiebrige Empfindungen an den Handinnenflächen, den Fusssohlen und auf der Brust, Nachmittagsfieber, Nachtschweiss, Zeichen von Trockenheit, Mund- und Rachentrockenheit, Abmagerung, Auszehrung

Nieren-Yin Mangel: Schwindel, Vergesslichkeit, Tinnitus, nächtliche Spermatorrhö, Amenorrhö, Zwischenblutungen, klimakterische Beschwerden, Schwäche und Schmerzen im Lumbalbereich und in den Knien, Zahnschmerzen, Kieferschmerzen, Kopfschmerzen, Verstopfung, Obstipation, trockener Stuhl, Schlaflosigkeit, Osteoporose, Arthrose, Diabetes mellitus, Ergrauen der Haare
- Zunge: rot, dünn, ev. Risse im Unteren Erwärmer; Belag: wenig, trocken, belaglos
- Puls: schnell, dünn

Herz-Yin Mangel: Palpitationen, Herzrhythmusstörungen, Herzjagen, Durchschlafstörung und Einschlafstörung, Reizbarkeit, Nervosität, Panikattacken, geistige Ruhelosigkeit, Schreckhaftigkeit, regelmässige Wallungen, nächtliches Schwitzen, rote Wangen
- Zunge: rot, dünn, vor allem im vorderen Drittel, Riss bis zur Spitze, rote Punkte auf der Spitze; Belag: wenig, belaglos, trocken
- Puls: dünn, leer

Lungen-Yin Mangel: Trockener Husten, Husten mit spärlichem Sputum, zäher Auswurf, Stimme schwach, heiser, rau, chronische Halsentzündung, trockener Mund, trockene Zunge
- Zunge: rot, dünn, vor allem im vorderen Drittel; Belag: wenig, trocken, belaglos
- Puls: schnell, dünn

Leber-Yin Mangel: Trockene Augen, verschwommene Sicht, Benommenheit, Schwindel, Hypertonie
- Zunge: rot, dünn, vor allem an den Rändern; Belag: wenig, trocken, belaglos
- Puls: schnell, dünn

Milz-Yin Mangel: Appetitmangel, loser Stuhl, breiiger Stuhl, Erschöpfung, Kraftlosigkeit, Müdigkeit, Schwäche der Extremitäten
- Zunge: rot, dünn; Belag: wenig, trocken, belaglos
- Puls: schnell, dünn

Magen-Yin Mangel: Zahnfleischblutungen, Trockenheit von Mund und Rachen, Durst, Appetitlosigkeit, Übelkeit, trockenes Erbrechen, Völlegefühl nach dem Essen, Verstopfung, trockener Stuhl, Ulcus ventriculi
- Zunge: rot, dünn, breiter tiefer Riss oder mehrere Risse in der Mitte; Belag: wenig, trocken, belaglos speziell in der Mitte
- Puls: schnell, dünn

Essenz/Jing tonisieren

Diese Wirkungskategorie wird nur von Nahrungsmitteln verwendet, da die Jing tonisierende und nicht die adstringiendene Wirkung gemeint ist, z.B. Öle, Fette und Samen

Adstringieren

Diese Heilkräuter sind im Temperaturverhalten von kalt bis warm angesiedelt. Ihr Geschmack ist adstringierend und zum Teil sauer, bitter, süss und scharf. Adstringierende Heilkräuter bewahren die Essenz/Jing, lindern unverhältnismässiges Schwitzen und Diarrhö, halten den Urin zurück, stoppen Leukorrhö, Blutungen und Husten. Sie sind bei geschwächten Personen angezeigt. Um die Symptome und die Wurzel der Erkrankung gleichzeitig zu behandeln, sollten in der Therapie zusätzlich tonisierende Heilkräuter eingesetzt werden.

Heilkräuter Beispiele:
Quercus robur, Rhus aromatica, Rubus idaeus

Klinische Manifestationen:
Säfteverlust, übermässiges Schwitzen, Nachtschweiss, nächtliches Urinieren, Bettnässen, Albuminurie, häufiges Urinieren, exzessives Urinieren, Harninkontinenz, Blasenschwäche, Diarrhö, Sommerdiarrhö, Dysenterie, Leukorrhö, Spermatorrhö, vorzeitige Ejakulation, Impotenz, Blutungen, Nasenbluten, blutiger Stuhl, Hämorrhoidalblutungen, starke Uterusblutungen, Bluterbrechen, Zahnfleischbluten, blutiger Auswurf, Bluthusten, Magenentzündung, Darmentzündung, Colitis ulcerosa, chonischer Husten, Asthma, Uterusprolaps, Rectumprolaps.
- Zunge, Belag, Puls: unterschiedlich – je nach Ursache

Parasiten eliminieren

Diese Heilkräuter sind im Temperaturverhalten kalt bis warm. Ihr Geschmack ist meist süss, scharf oder bitter. Heilkräuter, die Parasiten eliminieren, werden zur unterstützenden Behandlung von schmarotzenden Rundwürmern im Darm, wie die Madenwürmer (Oxyuriden) und die Spulwürmer (Askariden), eingesetzt. Da die Parasiten nur in einem Biotop von pathogener Feuchtigkeit gedeihen können, muss die pathogene Feuchtigkeit in der Therapie immer mitbehandelt werden. Bei allfälliger Verstopfung werden Heilkräuter, die den Stuhlgang regulieren und abführen, zusätzlich empfohlen.

Heilkräuter Beispiele:
Daucus carota, Aloe vera, Artemisia absinthium

Klinische Manifestationen:
Wurmbefall im Darm, Madenwürmer, Askariden
- Zunge, Belag, Puls: unterschiedlich – je nach Ursache

Heilkräuter nach TCM-Wirkungen sortiert

Seite	Wind-Kälte eliminieren			
	Wirkungspriorität: 1			
123	**Capsicum annuum** Chili	heiss	scharf	Perikard, Herz, Lunge, Magen, Gedärme, Milz
160	**Ephedra distachya** Meerträubchen	warm	scharf, leicht bitter	Lunge, Blase, Herz
191	**Hyssopus officinalis** Ysop	warm, neutral, kühl	scharf, aromatisch, leicht bitter	Lunge, Milz, Gedärme, Herz
230	**Origanum majorana** Majoran	warm	scharf, etwas bitter, aromatisch	Lunge, Gedärme, Leber, Magen, Milz, Herz, Chong Mai
232	**Origanum vulgare** Oregano	warm	scharf, leicht bitter, aromatisch	Lunge, Gedärme, Magen, Milz, Herz, Chong Mai
268	**Salvia officinalis** Salbei	warm, neutral, kühl	aromatisch, bitter, scharf	Lunge, Herz, Leber, Uterus, Gallenblase, Niere, Gedärme
273	**Satureja hortensis** Bohnenkraut	warm	scharf, leicht bitter	Lunge, Magen, Leber, Niere
293	**Thymus vulgaris** Thymian	warm, neutral, kühl	aromatisch, scharf, leicht bitter	Lunge, Niere, Herz, Milz, Magen, Gedärme, Uterus
315	**Zingiber officinalis** Ingwer	getrocknet: heiss, frisch: warm	scharf, aromatisch	Lunge, Milz, Magen, Herz, Uterus, Gedärme
Wirkungspriorität: 2				
80	**Achillea millefolium** Schafgarbe	warm, neutral, kühl	scharf, bitter, aromatisch	Lunge, Leber, Milz, Magen, Uterus, Niere, Blase, Herz
97	**Angelica archangelica** Engelwurz	warm	aromatisch, bitter, scharf	Lunge, Milz, Magen, Herz, Gedärme, Leber, Gallenblase
103	**Armoracia rusticana** Meerrettich	heiss	scharf	Lunge, Magen, Gedärme, Blase
107	**Artemisia vulgaris** Beifuss	warm, neutral, kühl	bitter, etwas scharf	Leber, Gallenblase, Milz, Uterus, Magen, Niere, Blase
108	**Asarum europaeum** Haselwurz	warm	scharf, bitter	Leber, Herz, Lunge
136	**Cinnamomum verum** Zimt	heiss	scharf, süss, aromatisch	Milz, Magen, Gedärme, Herz, Niere, Uterus, Lunge
143	**Coriandrum sativum** Koriander	Kraut: neutral, Samen: warm	scharf, süss	Blase, Magen, Leber
194	**Inula helenium** Alant, echter	warm	scharf, süss, leicht bitter, aromatisch	Milz, Lunge, Magen, Leber, Herz, Niere
237	**Petasites hybridus** Pestwurz, gemeine	warm	leicht bitter, süss	Lunge, Herz, Milz, Niere, Leber
Wirkungspriorität: 3				
156	**Echinacea purpurea** Sonnenhut, roter	kühl	scharf, bitter, leicht süss	Lunge, Niere, Blase, Milz

206	**Levisticum officinale** Liebstöckel	warm	süss, scharf, leicht bitter, aromatisch	Leber, Niere, Blase, Lunge, Magen, Milz, Gedärme
217	**Matricaria recutita** Kamille	kühl	leicht bitter, süss, aromatisch	Leber, Magen, Lunge, Gedärme, Herz
222	**Mentha pulegium** Polei-Minze	warm	aromatisch, scharf	Herz, Uterus, Lunge, Niere, Leber
227	**Ocimum basilicum** Basilikum	warm	scharf, leicht bitter, leicht süss	Herz, Lunge, Milz, Magen, Leber, Gallenblase, Niere
261	**Rosmarinus officinalis** Rosmarin	warm	aromatisch, bitter, scharf	Herz, Leber, Milz, Magen, Niere, Gedärme

Wind-Hitze eliminieren				
Wirkungspriorität: 1				
101	**Arctium lappa** Klette, grosse	kühl	Wurzel: leicht scharf, leicht bitter; Samen: scharf, leicht bitter	Lunge, Gedärme, Gallenblase, Niere, Blase, Magen, Leber
109	**Asclepias tuberosa** Seidenpflanze, knollige	kalt	bitter	Lunge
113	**Baptisia tinctoria** Färberhülse	kalt	bitter, scharf	Lunge
156	**Echinacea purpurea** Sonnenhut, roter	kühl	scharf, bitter, leicht süss	Lunge, Niere, Blase, Milz
165	**Eucalyptus globulus** Eucalyptus	warm	aromatisch, leicht bitter, leicht adstringierend, leicht sauer, leicht scharf	Lunge, Blase, Leber
166	**Eupatorium perfoliatum** Wasserhanf	kühl	bitter, scharf, aromatisch	Lunge, Niere
168	**Euphrasia rostkoviana** Augentrost	neutral, kühl	scharf, sauer, adstringierend, bitter	Lunge, Leber, Gallenblase, Milz
221	**Mentha piperita** Pfefferminze	kühl, neutral, warm	aromatisch, scharf	Lunge, Milz, Gedärme, Magen, Leber, Gallenblase, Niere, Blase, Uterus
252	**Primula veris** Schlüsselblume	neutral	Blüten: süss, leicht scharf, Wurzel: scharf, bitter	Lunge, Herz, Leber
268	**Salvia officinalis** Salbei	warm, neutral, kühl	aromatisch, bitter, scharf	Lunge, Herz, Leber, Uterus, Gallenblase, Niere, Gedärme
270	**Sambucus nigra** Holunder, schwarzer	kühl	scharf, leicht bitter	Lunge, Niere, Blase
289	**Tanacetum parthenium** Mutterkraut	kühl	bitter	Leber, Gallenblase, Lunge

▶

◄	**Wind-Hitze eliminieren** (Fortsetzung, Wirkungspriorität 1)			
294	**Tilia platyphyllos** Linde	neutral, kühl	leicht scharf, leicht süss	Lunge, Herz, Perikard, Leber, Milz, Niere
305	**Verbena officinalis** Eisenkraut	neutral	bitter	Lunge, Leber, Herz, Niere
Wirkungspriorität: 2				
80	**Achillea millefolium** Schafgarbe	warm, neutral, kühl	scharf, bitter, aromatisch	Lunge, Leber, Milz, Magen, Uterus, Niere, Blase, Herz
117	**Borago officinalis** Boretsch	kühl	bitter, süss, leicht salzig	Lunge, Gedärme, Herz, Niere, Blase
169	**Filipendula ulmaria** Mädesüss	kühl	adstringierend, bitter	Magen, Blase, Gedärme, Gallenblase, Lunge, Niere
177	**Glycyrrhiza glabra** Süssholz	neutral, kühl	süss	alle 12 Meridiane, Magen, Milz, Lunge, Herz, Gedärme, Niere, Uterus
182	**Hedera helix** Efeu	neutral	bitter	Lunge, Herz, Leber, Gallenblase, Niere
220	**Melissa officinalis** Zitronenmelisse	warm	aromatisch, bitter, leicht scharf	Herz, Leber, Magen, Milz, Lunge, Gedärme
285	**Stachys officinalis** Heilziest	kalt	süss, bitter	Leber, Herz, Lunge
304	**Verbascum densiflorum** Königskerze, grosse	kühl	bitter, adstringierend	Lunge, Herz, Leber, Milz
Wirkungspriorität: 3				
217	**Matricaria recutita** Kamille	kühl	leicht bitter, süss, aromatisch	Leber, Magen, Lunge, Gedärme, Herz

Hitze eliminieren und Feuer reduzieren				
Wirkungspriorität: 1				
135	**Cinchona pubescens** Chinarindenbaum	kühl	bitter	Herz, Milz
169	**Filipendula ulmaria** Mädesüss	kühl	adstringierend, bitter	Magen, Blase, Gedärme, Gallenblase, Lunge, Niere
177	**Glycyrrhiza glabra** Süssholz	neutral, kühl	süss	alle 12 Meridiane, Magen, Milz, Lunge, Herz, Gedärme, Niere, Uterus
211	**Lonicera caprifolium** Geissblatt, wohlriechendes	kalt	süss, bitter	Lunge
253	**Prunella vulgaris** Braunelle, gemeine	kalt	bitter, scharf	Leber, Magen, Gedärme
267	**Salix nigra** Weide, schwarze	kalt	bitter, adstringierend	Leber, Niere, Herz, Lunge
282	**Solanum dulcamara** Nachtschatten, bittersüsser	kalt	bitter, süss	Leber, Lunge, Magen
286	**Stellaria media** Vogelmiere	kühl	leicht süss	Lunge, Magen, Gedärme, Leber, Herz, Niere
289	**Tanacetum parthenium** Mutterkraut	kühl	bitter	Leber, Gallenblase, Lunge

308	**Viola odorata** Veilchen, wohlriechendes	kühl	süss, bitter	Lunge, Leber, Herz, Blase
309	**Viola tricolor** Stiefmütterchen	kühl	sauer, süss, bitter	Lunge, Blase, Herz
Wirkungspriorität: 2				
82	**Aconitum napellus** Eisenhut	heiss, kalt	scharf, süss	Herz, Perikard, Milz, Niere
87	**Agrimonia eupatoria** Odermennig, gemeiner	neutral	sauer, leicht bitter, adstringierend	Lunge, Gedärme, Blase, Niere, Uterus, Leber, Gallenblase
122	**Capsella bursa-pastoris** Hirtentäschel	neutral	adstringierend, scharf	Blase, Gedärme, Uterus, Magen, Niere, Leber
129	**Centella asiatica** Wassernabel, asiatischer	kühl	bitter, süss	Herz, Leber, Magen
150	**Cynara scolymus** Artischocke	kühl	bitter, leicht salzig	Leber, Gallenblase, Magen, Milz
166	**Eupatorium perfoliatum** Wasserhanf	kühl	bitter, scharf, aromatisch	Lunge, Niere
168	**Euphrasia rostkoviana** Augentrost	neutral, kühl	scharf, sauer, adstringierend, bitter	Lunge, Leber, Gallenblase, Milz
182	**Hedera helix** Efeu	neutral	bitter	Lunge, Herz, Leber, Gallenblase, Niere
210	**Lobelia inflata** Lobelie	warm, neutral, kühl	scharf	Lunge, Gedärme, Uterus, Leber, Herz
259	**Rheum officinale** Rhabarber, echter	kühl, kalt	bitter, adstringierend	Gedärme, Magen, Leber, Herz
290	**Taraxacum officinale** Löwenzahn	kühl, kalt	bitter	Leber, Gallenblase, Magen, Gedärme, Niere, Blase, Milz
Wirkungspriorität: 3				
115	**Berberis vulgaris** Berberitze	kühl	bitter	Leber, Gallenblase, Magen, Lunge, Gedärme, Herz, Uterus, Milz, Niere, Blase
202	**Lavandula angustifolia** Lavendel	warm	aromatisch, bitter, leicht scharf	Herz, Leber, Gedärme, Lunge, Milz, Niere, Chong Mai, Ren Mai, Perikard,
221	**Mentha piperita** Pfefferminze	kühl, neutral, warm	aromatisch, scharf	Lunge, Milz, Gedärme, Magen, Leber, Gallenblase, Niere, Blase, Uterus

Hitze eliminieren und Nässe trocknen				
Wirkungspriorität: 1				
102	**Arctostaphylos uva-ursi** Bärentraube	kühl	adstringierend, bitter	Niere, Blase
115	**Berberis vulgaris** Berberitze	kühl	bitter	Leber, Gallenblase, Magen, Lunge, Gedärme, Herz, Uterus, Milz, Niere, Blase
128	**Centaurium erythraea** Tausendgüldenkraut	neutral, kühl	bitter	Milz, Magen, Gedärme, Leber, Gallenblase

▶

◄	**Hitze eliminieren und Nässe trocknen** (Fortsetzung, Wirkungspriorität 1)			
131	**Chelidonium majus** Schöllkraut	neutral	bitter, leicht scharf	Leber, Gallenblase, Gedärme, Magen, Lunge
150	**Cynara scolymus** Artischocke	kühl	bitter, leicht salzig	Leber, Gallenblase, Magen, Milz
161	**Epilobium parviflorum** Weidenröschen, kleinblütiges	kühl	bitter	Blase, Niere, Magen, Gedärme
172	**Fumaria officinalis** Erdrauch	kühl	bitter	Leber, Gallenblase, Lunge, Gedärme, Magen
174	**Gentiana lutea** Enzian, gelber	neutral, kühl	bitter	Magen, Leber, Gallenblase, Gedärme, Milz
180	**Hamamelis virginiana** Zaubernuss	neutral, kühl	adstringierend, leicht bitter	Milz, Gedärme, Magen, Uterus
182	**Hedera helix** Efeu	neutral	bitter	Lunge, Herz, Leber, Gallenblase, Niere
188	**Hydrastis canadensis** Gelbwurzel, kanadische	kühl	bitter	Leber, Gallenblase, Magen, Gedärme, Lunge, Blase, Milz, Uterus
189	**Hypericum perforatum** Johanniskraut	neutral	adstringierend, bitter, sauer, leicht süss	Herz, Niere, Milz, Magen, Perikard, Leber, Gallenblase
196	**Iris versicolor** Schwertlilie, blutfarbige	leicht kühl	bitter, scharf	Leber, Gedärme, Gallenblase, Magen
215	**Mahonia aquifolium** Mahonienwurzel	kühl	bitter	Leber, Gallenblase, Gedärme
216	**Marrubium vulgare** Andorn, gemeiner	neutral	bitter	Lunge, Milz, Leber, Herz
229	**Ononis spinosa** Hauhechel, dorniger	kühl	bitter	Blase, Niere
250	**Populus alba** Silberpappel	neutral, kühl	bitter, adstrin- gierend	Milz, Magen, Leber, Gedärme, Blase
267	**Salix nigra** Weide, schwarze	kalt	bitter, adstringierend	Leber, Niere, Herz, Lunge
309	**Viola tricolor** Stiefmütterchen	kühl	sauer, süss, bitter	Lunge, Blase, Herz
Wirkungspriorität: 2				
109	**Asclepias tuberosa** Seidenpflanze, knollige	kalt	bitter	Lunge
147	**Curcuma xanthorrhiza** Kurkuma	warm	scharf, leicht bitter, aromatisch	Leber, Gallenblase, Herz, Gedärme, Milz, Magen, Uterus, Lunge
175	**Geranium robertianum** Storchenschnabel, stinkender	neutral	bitter, adstringierend	Milz, Magen, Lunge, Gedärme, Niere, Blase, Uterus
185	**Humulus lupulus** Hopfen	kalt	bitter	Herz, Leber, Gedärme, Niere, Gallenblase, Magen, Uterus

296	**Trigonella foenum-graecum** Bockshornklee	warm	bitter, leicht scharf, leicht aromatisch, leicht süss	Niere, Magen, Lunge, Leber, Gedärme, Milz
Wirkungspriorität: 3				
107	**Artemisia vulgaris** Beifuss	warm, neutral, kühl	bitter, etwas scharf	Leber, Gallenblase, Milz, Uterus, Magen, Niere, Blase

Hitze eliminieren und Blut kühlen				
Wirkungspriorität: 1				
162	**Equisetum arvense** Schachtelhalm	kühl	leicht bitter, leicht süss	Blase, Lunge, Niere, Gedärme
172	**Fumaria officinalis** Erdrauch	kühl	bitter	Leber, Gallenblase, Lunge, Gedärme, Magen
175	**Geranium robertianum** Storchenschnabel, stinkender	neutral	bitter, adstringierend	Milz, Magen, Lunge, Gedärme, Niere, Blase, Uterus
234	**Paeonia officinalis** Pfingstrose	kühl	sauer, bitter	Herz, Leber, Niere
267	**Salix nigra** Weide, schwarze	kalt	bitter, adstringierend	Leber, Niere, Herz, Lunge
274	**Scrophularia nodosa** Braunwurz, knotige	kühl	leicht bitter	Lunge, Leber, Niere
283	**Solidago virgaurea** Goldrute	kühl	bitter, adstringierend, leicht scharf	Niere, Blase, Lunge, Leber
Wirkungspriorität: 2				
93	**Althaea officinalis** Eibisch	kühl	süss, leicht bitter	Lunge, Magen, Niere, Blase, Gedärme
128	**Centaurium erythraea** Tausendgüldenkraut	neutral, kühl	bitter	Milz, Magen, Gedärme, Leber, Gallenblase
173	**Galium aparine** Klettenlabkraut	kühl	sauer, leicht bitter	Lunge, Blase, Gedärme
215	**Mahonia aquifolium** Mahonienwurzel	kühl	bitter	Leber, Gallenblase, Gedärme
270	**Sambucus nigra** Holunder, schwarzer	kühl	scharf, leicht bitter	Lunge, Niere, Blase
Wirkungspriorität: 3				
197	**Juglans regia** Walnussbaum, gemeiner	kühl, neutral	adstringierend, bitter, scharf	Magen, Gedärme, Niere, Herz, Milz, Leber

Hitze eliminieren und Toxine ausleiten				
Wirkungspriorität: 1				
101	**Arctium lappa** Klette, grosse	kühl	Wurzel: leicht scharf, leicht bitter; Samen: scharf, leicht bitter	Lunge, Gedärme, Gallenblase, Niere, Blase, Magen, Leber

►

◄	**Hitze eliminieren und Toxine ausleiten** (Fortsetzung, Wirkungspriorität 1)			
113	**Baptisia tinctoria** Färberhülse	kalt	bitter, scharf	Lunge
118	**Boswellia sacra** Weihrauch	warm	scharf, bitter, adstringierend	Herz, Leber, Gallenblase, Lunge, Gedärme, Uterus
119	**Bryonia alba** Zaunrübe, weisse	warm	bitter	Lunge, Leber
120	**Calendula officinalis** Ringelblume	kühl	bitter	Magen, Gedärme, Lunge, Uterus, Leber, Herz, Milz
156	**Echinacea purpurea** Sonnenhut, roter	kühl	scharf, bitter, leicht süss	Lunge, Niere, Blase, Milz
162	**Equisetum arvense** Schachtelhalm	kühl	leicht bitter, leicht süss	Blase, Lunge, Niere, Gedärme
188	**Hydrastis canadensis** Gelbwurzel, kanadische	kühl	bitter	Leber, Gallenblase, Magen, Gedärme, Lunge, Blase, Milz, Uterus
211	**Lonicera caprifolium** Geissblatt, wohlriechendes	kalt	süss, bitter	Lunge
217	**Matricaria recutita** Kamille	kühl	leicht bitter, süss, aromatisch	Leber, Magen, Lunge, Gedärme, Herz
239	**Phytolacca americana** Kermesbeere	kühl	scharf, leicht bitter	Lunge, Leber, Gallenblase
245	**Plantago lanceolata** Spitzwegerich	kühl	adstringierend, bitter	Lunge, Gedärme, Blase, Leber, Niere
272	**Sanguisorba officinalis** Wiesenknopf, grosser	kühl	abstringiernd, bitter	Gedärme, Uterus, Leber
274	**Scrophularia nodosa** Braunwurz, knotige	kühl	leicht bitter	Lunge, Leber, Niere
279	**Silybum marianum** Mariendistel	neutral	bitter	Leber, Gallenblase, Milz, Magen
281	**Smilax regelii** Sarsaparille	kühl	leicht bitter, leicht süss	Leber, Niere, Blase
290	**Taraxacum officinale** Löwenzahn	kühl, kalt	bitter	Leber, Gallenblase, Magen, Gedärme, Niere, Blase, Milz
292	**Thuja occidentalis** Lebensbaum	warm, neutral, kühl	scharf, aromatisch, bitter	Lunge, Herz, Blase, Uterus
295	**Trifolium pratense** Wiesenklee, roter	kühl	süss, salzig	Leber, Herz, Lunge, Niere, Blase, Magen
305	**Verbena officinalis** Eisenkraut	neutral	bitter	Lunge, Leber, Herz, Niere
Wirkungspriorität: 2				
110	**Asparagus officinalis** Spargel	kalt	süss, bitter	Lunge, Niere
116	**Betula pendula** Birke	kühl	bitter, adstringierend	Niere, Blase, Leber, Gallenblase
117	**Borago officinalis** Boretsch	kühl	bitter, süss, leicht salzig	Lunge, Gedärme, Herz, Niere, Blase

129	**Centella asiatica** Wassernabel, asiatischer	kühl	bitter, süss	Herz, Leber, Magen
132	**Chimaphila umbellata** Gichtkraut	kühl	bitter, adstringierend	Herz, Niere, Blase, Leber
175	**Geranium robertianum** Storchenschnabel, stinkender	neutral	bitter, adstringierend	Milz, Magen, Lunge, Gedärme, Niere, Blase, Uterus
248	**Polygonatum multiflorum** Salomonsiegel	neutral	süss, bitter, adstringierend	Lunge, Milz, Niere, Herz
256	**Pulsatilla vulgaris** Küchenschelle, kleine	kalt	bitter	Herz, Niere, Leber, Magen, Gedärme
285	**Rhamnus frangula** Faulbaum	kühl	bitter, adstringierend	Gedärme, Magen, Leber, Milz, Gallenblase
260	**Rhus aromatica / coriaria L. / glabra** Essigbaum	kalt	sauer, adstringierend	Niere, Leber, Gedärme, Uterus
263	**Rubus idaeus** Himbeere	neutral	bitter, adstringierend	Gedärme, Uterus
264	**Rumex crispus** Ampfer, krauser	kühl	adstringierend, leicht bitter	Leber, Gedärme
265	**Ruta graveolens** Feldraute	warm, neutral, kühl	bitter, leicht aromatisch, leicht scharf	Niere, Leber, Herz, Uterus, Milz, Gedärme, Lunge, Chong Mai
298	**Tussilago farfara** Huflattich	neutral	bitter, süss	Lunge, Milz, Magen, Gedärme
299	**Urtica urens** Brennessel, kleine	warm, neutral, kühl	scharf	Blase, Lunge, Gedärme, Uterus, Niere, Leber, Milz, Chong Mai
Wirkungspriorität: 3				
93	**Althaea officinalis** Eibisch	kühl	süss, leicht bitter	Lunge, Magen, Niere, Blase, Gedärme
153	**Coriandrum sativum** Koriander	Kraut: neutral, Samen: warm	scharf, süss	Blase, Magen, Leber
177	**Glycyrrhiza glabra** Süssholz	neutral, kühl	süss	alle 12 Meridiane, Magen, Milz, Lunge, Herz, Gedärme, Niere, Uterus
194	**Inula helenium** Alant, echter	warm	scharf, süss, leicht bitter, aromatisch	Milz, Lunge, Magen, Leber, Herz, Niere

Hitze eliminieren, die durch Yin-Mangel verursacht wird				
Wirkungspriorität: 1				
133	**Cimicifuga racemosa** Traubensilberkerze	kühl	scharf, leicht bitter, leicht süss	Niere, Leber, Uterus
184	**Hibiscus sabdariffa** Hibiscus	kühl	süss, sauer	Leber, Magen
185	**Humulus lupulus** Hopfen	kalt	bitter	Herz, Leber, Gedärme, Niere, Gallenblase, Magen, Uterus

►

◄	**Hitze eliminieren, die durch Yin-Mangel verursacht wird** (Fortsetzung, Wirkungspriorität 1)			
220	**Melissa officinalis** Zitronenmelisse	warm	aromatisch, bitter, leicht scharf	Herz, Leber, Magen, Milz, Lunge, Gedärme
268	**Salvia officinalis** Salbei	warm, neutral, kühl	aromatisch, bitter, scharf	Lunge, Herz, Leber, Uterus, Gallenblase, Niere, Gedärme
285	**Stachys officinalis** Heilziest	kalt	süss, bitter	Leber, Herz, Lunge
289	**Tanacetum parthenium** Mutterkraut	kühl	bitter	Leber, Gallenblase, Lunge
Wirkungspriorität: 2				
93	**Althaea officinalis** Eibisch	kühl	süss, leicht bitter	Lunge, Magen, Niere, Blase, Gedärme
145	**Crocus sativus** Safran	neutral	bitter, scharf, süss	Milz, Leber, Niere
234	**Paeonia officinalis** Pfingstrose	kühl	sauer, bitter	Herz, Leber, Niere
274	**Scrophularia nodosa** Braunwurz, knotige	kühl	leicht bitter	Lunge, Leber, Niere
287	**Symphytum officinale** Beinwell	kühl	süss, bitter	Lunge, Magen, Niere
303	**Valeriana officinalis** Baldrian	kühl	bitter, süss	Herz, Leber, Magen, Gedärme, Milz, Lunge
Wirkungspriorität: 3				
128	**Centaurium erythraea** Tausendgüldenkraut	neutral, kühl	bitter	Milz, Magen, Gedärme, Leber, Gallenblase
189	**Hypericum perforatum** Johanniskraut	neutral	adstringierend, bitter, sauer, leicht süss	Herz, Niere, Milz, Magen, Perikard, Leber, Gallenblase
202	**Lavandula angustifolia** Lavendel	warm	aromatisch, bitter, leicht scharf	Herz, Leber, Gedärme, Lunge, Milz, Niere, Chong Mai, Ren Mai, Perikard

Sommerhitze eliminieren				
Wirkungspriorität: 2				
184	**Hibiscus sabdariffa** Hibiscus	kühl	süss, sauer	Leber, Magen
270	**Sambucus nigra** Holunder, schwarzer	kühl	scharf, leicht bitter	Lunge, Niere, Blase
304	**Verbascum densiflorum** Königskerze, grosse	kühl	bitter, adstringierend	Lunge, Herz, Leber, Milz
Wirkungspriorität: 3				
104	**Arnica montana** Arnika	warm	leicht bitter, leicht scharf	Herz, Lunge, Perikard
189	**Hypericum perforatum** Johanniskraut	neutral	adstringierend, bitter, sauer, leicht süss	Herz, Niere, Milz, Magen, Perikard, Leber, Gallenblase

295	**Trifolium pratense** Wiesenklee, roter	kühl	süss, salzig	Leber, Herz, Lunge, Niere, Blase, Magen

Stuhlgang regulieren/abführen

Wirkungspriorität: 1				
258	**Rhamnus frangula** Faulbaum	kühl	bitter, adstringierend	Gedärme, Magen, Leber, Milz, Gallenblase
259	**Rheum officinale** Rhabarber, echter	kühl, kalt	bitter, adstringierend	Gedärme, Magen, Leber, Herz
277	**Senna cassia** Sennesblätter	kalt	bitter, süss	Gedärme, Leber
Wirkungspriorität: 2				
152	**Cytisus scoparius** Besenginster	neutral	bitter	Herz, Niere, Leber, Gedärme,
254	**Prunus persica** Pfirsich	neutral	bitter, süss	Herz, Leber, Gedärme
Wirkungspriorität: 3				
239	**Phytolacca americana** Kermesbeere	kühl	scharf, leicht bitter	Lunge, Leber, Gallenblase
246	**Podophyllum peltatum** Maiapfel	kalt	bitter	Leber, Gedärme
264	**Rumex crispus** Ampfer, krauser	kühl	adstringierend, leicht bitter	Leber, Gedärme

Darm befeuchten

Wirkungspriorität: 1				
91	**Aloe vera** Aloe	kalt	bitter	Leber, Herz, Milz
93	**Althaea officinalis** Eibisch	kühl	süss, leicht bitter	Lunge, Magen, Niere, Blase, Gedärme
244	**Plantago afra** Flohsamen	neutral	süss	Gedärme, Magen

Nässe/Feuchtigkeit auflösen/transformieren

Wirkungspriorität: 1				
96	**Anethum graveolens** Dill	warm	Samen: süss, scharf, aromatisch, Kraut: süss, aromatisch	Magen, Milz, Leber, Niere
126	**Carum carvi** Kümmel	warm	scharf, süss	Magen, Milz, Gedärme, Lunge, Niere
158	**Elettaria cardamomum** Kardamon	warm	scharf, aromatisch, leicht bitter	Magen, Milz, Gedärme, Lunge, Perikard, Niere
198	**Juniperus communis** Wacholder	warm	aromatisch, scharf, sauer, süss, bitter	Niere, Blase, Milz, Magen, Gedärme, Lunge, Leber, Herz

►

◀	**Nässe/Feuchtigkeit auflösen/transformieren** (Fortsetzung)			
Wirkungspriorität: 2				
80	**Achillea millefolium** Schafgarbe	warm, neutral, kühl	scharf, bitter, aromatisch	Lunge, Leber, Milz, Magen, Uterus, Niere, Blase, Herz
85	**Aesculus hippocastanum** Rosskastanie	neutral	bitter, adstringierend	Milz, Uterus, Herz, Leber
115	**Berberis vulgaris** Berberitze	kühl	bitter	Leber, Gallenblase, Magen, Lunge, Gedärme, Herz, Uterus, Milz, Niere, Blase
129	**Centella asiatica** Wassernabel, asiatischer	kühl	bitter, süss	Herz, Leber, Magen
171	**Foeniculum vulgare** Fenchel	warm	aromatisch, leicht scharf	Milz, Magen, Leber, Gallenblase, Niere, Blase, Lunge, Gedärme, Uterus
191	**Hyssopus officinalis** Ysop	warm, neutral, kühl	scharf, aromatisch, leicht bitter	Lunge, Milz, Gedärme, Herz
219	**Melilotus officinalis** Steinklee, echter	neutral, warm	süss	Milz, Herz
310	**Vitex agnus-castus** Mönchspfeffer	neutral	bitter, leicht scharf	Leber, Uterus, Chong Mai, Niere
Wirkungspriorität: 3				
91	**Aloe vera** Aloe	kalt	bitter	Leber, Herz, Milz
139	**Clematis recta** Waldrebe, steife	warm	scharf, salzig	Leber, Niere, Lunge
145	**Crocus sativus** Safran	neutral	bitter, scharf, süss	Milz, Leber, Niere
160	**Ephedra distachya** Meerträubchen	warm	scharf, leicht bitter	Lunge, Blase, Herz

Nässe/Feuchtigkeit und Hitze ausleiten				
Wirkungspriorität: 1				
89	**Agropyron repens** Quecke, gemeine	neutral	neutral, leicht süss	Blase, Niere, Leber, Gallenblase
90	**Alchemilla xanthochlora** Frauenmantel, gelbgrüner	neutral	bitter, adstringierend	Milz, Niere, Uterus, Blase, Leber, Magen
106	**Artemisia absinthium** Wermut	warm, neutral, kühl	bitter, aromatisch	Milz, Leber, Gallenblase, Uterus, Magen
117	**Borago officinalis** Boretsch	kühl	bitter, süss, leicht salzig	Lunge, Gedärme, Herz, Niere, Blase
120	**Calendula officinalis** Ringelblume	kühl	bitter	Magen, Gedärme, Lunge, Uterus, Leber, Herz, Milz
132	**Chimaphila umbellata** Gichtkraut	kühl	bitter, adstringierend	Herz, Niere, Blase, Leber
161	**Epilobium parviflorum** Weidenröschen, kleinblütiges	kühl	bitter	Blase, Niere, Magen, Gedärme
169	**Filipendula ulmaria** Mädesüss	kühl	adstringierend, bitter	Magen, Blase, Gedärme, Gallenblase, Lunge, Niere

181	**Harpagophytum procumbens** Teufelskralle	kühl	bitter	Milz, Magen, Leber, Gallenblase, Niere
200	**Lamium album** Taubnessel	neutral	adstringierend, scharf	Uterus, Lunge, Niere, Blase, Gedärme
225	**Nasturtium officinale** Brunnenkresse	neutral	scharf, bitter, leicht salzig, leicht süss	Niere, Blase, Leber, Gallenblase, Magen, Milz, Lunge
246	**Podophyllum peltatum** Maiapfel	kalt	bitter	Leber, Gedärme
251	**Potentilla erecta** Blutwurz	kühl, neutral	adstringierend, bitter	Gedärme, Blase, Magen, Milz, Lunge
252	**Primula veris** Schlüsselblume	neutral	Blüten: süss, leicht scharf, Wurzel: scharf, bitter	Lunge, Herz, Leber
278	**Serenoa repens** Sägepalme	neutral	süss, etwas sauer	Niere, Blase, Milz, Lunge
279	**Silybum marianum** Mariendistel	neutral	bitter	Leber, Gallenblase, Milz, Magen
283	**Solidago virgaurea** Goldrute	kühl	bitter, adstringierend, leicht scharf	Niere, Blase, Lunge, Leber
290	**Taraxacum officinale** Löwenzahn	kühl, kalt	bitter	Leber, Gallenblase, Magen, Gedärme, Niere, Blase, Milz
314	**Zea mays** Maishaar	neutral, kühl	süss	Blase, Niere, Leber, Gallenblase
Wirkungspriorität: 2				
87	**Agrimonia eupatoria** Odermennig, gemeiner	neutral	sauer, leicht bitter, adstringierend	Lunge, Gedärme, Blase, Niere, Uterus, Leber, Gallenblase
93	**Althaea officinalis** Eibisch	kühl	süss, leicht bitter	Lunge, Magen, Niere, Blase, Gedärme
101	**Arctium lappa** Klette, grosse	kühl	Wurzel: leicht scharf, leicht bitter; Samen: scharf, leicht bitter	Lunge, Gedärme, Gallenblase, Niere, Blase, Magen, Leber
116	**Betula pendula** Birke	kühl	bitter, adstringierend	Niere, Blase, Leber, Gallenblase
118	**Boswellia sacra** Weihrauch	warm	scharf, bitter, adstringierend	Herz, Leber, Gallenblase, Lunge, Gedärme, Uterus
122	**Capsella bursa-pastoris** Hirtentäschel	neutral	adstringierend, scharf	Blase, Gedärme, Uterus, Magen, Niere, Leber
156	**Echinacea purpurea** Sonnenhut, roter	kühl	scharf, bitter, leicht süss	Lunge, Niere, Blase, Milz
164	**Eschscholzia californica** Goldmohn	kühl	bitter	Herz, Leber

►

◀	**Nässe/Feuchtigkeit und Hitze ausleiten** (Fortsetzung, Wirkungspriorität 2)			
168	**Euphrasia rostkoviana** Augentrost	neutral, kühl	scharf, sauer, adstringierend, bitter	Lunge, Leber, Gallenblase, Milz
187	**Hydrangea arborescens** Hortensie	neutral	bitter, sauer	Niere, Blase
197	**Juglans regia** Walnussbaum, gemeiner	kühl, neutral	adstringierend, bitter, scharf	Magen, Gedärme, Niere, Herz, Milz, Leber
198	**Juniperus communis** Wacholder	warm	aromatisch, scharf, sauer, süss, bitter	Niere, Blase, Milz, Magen, Gedärme, Lunge, Leber, Herz
202	**Lavandula angustifolia** Lavendel	warm	aromatisch, bitter, leicht scharf	Herz, Leber, Gedärme, Lunge, Milz, Niere, Chong Mai, Ren Mai, Perikard,
249	**Polygonum aviculare** Vogelknöterich	kühl	sauer, leicht bitter	Blase, Niere, Leber, Lunge, Gedärme
257	**Quercus robur** Stieleiche	neutral, kühl	adstringierend, leicht bitter	Magen, Gedärme, Milz, Lunge, Niere
259	**Rheum officinale** Rhabarber, echter	kühl, kalt	bitter, adstringierend	Gedärme, Magen, Leber, Herz
Wirkungspriorität: 3				
162	**Equisetum arvense** Schachtelhalm	kühl	leicht bitter, leicht süss	Blase, Lunge, Niere, Gedärme
165	**Eucalyptus globulus** Eucalyptus	warm	aromatisch, leicht bitter, leicht adstringierend, leicht sauer, leicht scharf	Lunge, Blase, Leber
274	**Scrophularia nodosa** Braunwurz, knotige	kühl	leicht bitter	Lunge, Leber, Niere
295	**Trifolium pratense** Wiesenklee, roter	kühl	süss, salzig	Leber, Herz, Lunge, Niere, Blase, Magen

Nässe ausleiten und Diurese fördern				
Wirkungspriorität: 1				
89	**Agropyron repens** Quecke, gemeine	neutral	neutral, leicht süss	Blase, Niere, Leber, Gallenblase
100	**Apium graveolens** Sellerie	kühl	scharf, aromatisch, etwas bitter	Niere, Blase, Herz, Lunge, Uterus, Milz
116	**Betula pendula** Birke	kühl	bitter, adstringierend	Niere, Blase, Leber, Gallenblase
132	**Chimaphila umbellata** Gichtkraut	kühl	bitter, adstringierend	Herz, Niere, Blase, Leber
143	**Coriandrum sativum** Koriander	Kraut: neutral, Samen: warm	scharf, süss	Blase, Magen, Leber
152	**Cytisus scoparius** Besenginster	neutral	bitter	Herz, Niere, Leber, Gedärme,

166	**Eupatorium perfoliatum** Wasserhanf	kühl	bitter, scharf, aromatisch	Lunge, Niere
173	**Galium aparine** Klettenlabkraut	kühl	sauer, leicht bitter	Lunge, Blase, Gedärme
187	**Hydrangea arborescens** Hortensie	neutral	bitter, sauer	Niere, Blase
229	**Ononis spinosa** Hauhechel, dorniger	kühl	bitter	Blase, Niere
245	**Plantago lanceolata** Spitzwegerich	kühl	adstringierend, bitter	Lunge, Gedärme, Blase, Leber, Niere
249	**Polygonum aviculare** Vogelknöterich	kühl	sauer, leicht bitter	Blase, Niere, Leber, Lunge, Gedärme
283	**Solidago virgaurea** Goldrute	kühl	bitter, adstringierend, leicht scharf	Niere, Blase, Lunge, Leber
Wirkungspriorität: 2				
103	**Armoracia rusticana** Meerrettich	heiss	scharf	Lunge, Magen, Gedärme, Blase
125	**Carduus benedictus** Benediktenkraut	warm	bitter	Leber, Galle, Lunge, Gedärme, Herz
169	**Filipendula ulmaria** Mädesüss	kühl	adstringierend, bitter	Magen, Blase, Gedärme, Gallenblase, Lunge, Niere
225	**Nasturtium officinale** Brunnenkresse	neutral	scharf, bitter, leicht salzig, leicht süss	Niere, Blase, Leber, Gallenblase, Magen, Milz, Lunge
253	**Prunella vulgaris** Braunelle, gemeine	kalt	bitter, scharf	Leber, Magen, Gedärme
276	**Selenicereus grandiflorus** Königin der Nacht	warm	bitter	Herz, Perikard, Niere
299	**Urtica urens** Brennessel, kleine	warm, neutral, kühl	scharf	Blase, Lunge, Gedärme, Uterus, Niere, Leber, Milz, Chong Mai
301	**Vaccinium myrtillus** Heidelbeere	kühl	süss, sauer, adstringierend	Leber, Niere, Magen, Gedärme
Wirkungspriorität: 3				
142	**Convallaria majalis** Maiglöckchen	neutral	bitter, leicht süss	Herz, Niere, Blase, Perikard
204	**Leonurus cardiaca** Herzgespann	neutral, kühl	sauer, bitter	Herz, Uterus, Niere, Blase, Lunge
290	**Taraxacum officinale** Löwenzahn	kühl, kalt	bitter	Leber, Gallenblase, Magen, Gedärme, Niere, Blase, Milz

Nässe auflösen und Yang wärmen				
Wirkungspriorität: 1				
103	**Armoracia rusticana** Meerrettich	heiss	scharf	Lunge, Magen, Gedärme, Blase
114	**Barosma betulina** Bukkostrauch	warm	scharf, süss	Blase, Niere, Milz

▶

◄	**Nässe auflösen und Yang wärmen** (Fortsetzung, Wirkungspriorität 1)			
154	**Daucus carota** Karotte	warm	süss, scharf	Milz, Niere, Blase, Magen
206	**Levisticum officinale** Liebstöckel	warm	süss, scharf, leicht bitter, aromatisch	Leber, Niere, Blase, Lunge, Magen, Milz, Gedärme
238	**Petroselinum crispum** Petersilie	warm, neutral, kühl	scharf, aromatisch	Niere, Blase, Gedärme, Uterus, Leber, Milz, Magen
Wirkungspriorität: 2				
99	**Anisum stellatum** Sternanis	warm	scharf	Magen, Niere, Lunge
159	**Eleutherococcus senticosus** Taigawurzel	warm	scharf, bitter, süss	Lunge, Leber, Niere, Milz, Herz
Wirkungspriorität: 3				
155	**Dioscorea villosa** Yamswurzel	warm	bitter, süss	Niere, Leber, Milz, Magen

Wind-Kälte/Hitze-Nässe eliminieren (Rheuma/Bi-Syndrom)				
Wirkungspriorität: 1				
82	**Aconitum napellus** Eisenhut	heiss, kalt	scharf, süss	Herz, Perikard, Milz, Niere
104	**Arnica montana** Arnika	warm	leicht bitter, leicht scharf	Herz, Lunge, Perikard
116	**Betula pendula** Birke	kühl	bitter, adstringierend	Niere, Blase, Leber, Gallenblase
118	**Boswellia sacra** Weihrauch	warm	scharf, bitter, adstringierend	Herz, Leber, Gallenblase, Lunge, Gedärme, Uterus
119	**Bryonia alba** Zaunrübe, weisse	warm	bitter	Lunge, Leber
169	**Filipendula ulmaria** Mädesüss	kühl	adstringierend, bitter	Magen, Blase, Gedärme, Gallenblase, Lunge, Niere
181	**Harpagophytum procumbens** Teufelskralle	kühl	bitter	Milz, Magen, Leber, Gallenblase, Niere
189	**Hypericum perforatum** Johanniskraut	neutral	adstringierend, bitter, sauer, leicht süss	Herz, Niere, Milz, Magen, Perikard, Leber, Gallenblase
198	**Juniperus communis** Wacholder	warm	aromatisch, scharf, sauer, süss, bitter	Niere, Blase, Milz, Magen, Gedärme, Lunge, Leber, Herz
250	**Populus alba** Silberpappel	neutral, kühl	bitter, adstringierend	Milz, Magen, Leber, Gedärme, Blase
Wirkungspriorität: 2				
83	**Acorus calamus** Kalmus	warm	scharf, aromatisch, bitter	Herz, Leber, Gallenblase, Milz, Magen, Lunge, Niere, Gedärme
85	**Aesculus hippocastanum** Rosskastanie	neutral	bitter, adstringierend	Milz, Uterus, Herz, Leber

89	**Agropyron repens** Quecke, gemeine	neutral	neutral, leicht süss	Blase, Niere, Leber, Gallenblase
97	**Angelica archangelica** Engelwurz	warm	aromatisch, bitter, scharf	Lunge, Milz, Magen, Herz, Gedärme, Leber, Gallenblase
100	**Apium graveolens** Sellerie	kühl	scharf, aromatisch, etwas bitter	Niere, Blase, Herz, Lunge, Uterus, Milz
101	**Arctium lappa** Klette, grosse	kühl	Wurzel: leicht scharf, leicht bitter; Samen: scharf, leicht bitter	Lunge, Gedärme, Gallenblase, Niere, Blase, Magen, Leber
103	**Armoracia rusticana** Meerrettich	heiss	scharf	Lunge, Magen, Gedärme, Blase
112	**Avena sativa** Hafer	neutral	süss, leicht bitter, leicht adstringierend, sauer	Milz, Herz, Niere
127	**Caulophyllum thalictroides** Frauenwurz	neutral	bitter, scharf	Uterus
133	**Cimicifuga racemosa** Traubensilberkerze	kühl	scharf, leicht bitter, leicht süss	Niere, Leber, Uterus
135	**Cinchona pubescens** Chinarindenbaum	kühl	bitter	Herz, Milz
139	**Clematis recta** Waldrebe, steife	warm	scharf, salzig	Leber, Niere, Lunge
161	**Epilobium parviflorum** Weidenröschen, kleinblütiges	kühl	bitter	Blase, Niere, Magen, Gedärme
182	**Hedera helix** **Efeu**	neutral	bitter	Lunge, Herz, Leber, Gallenblase, Niere
192	**Imperatoria ostruthium** **Meisterwurz**	warm	scharf, aromatisch, etwas bitter,	Lunge, Gedärme, Magen, Milz, Leber, Gallenblase, Niere
223	**Myrica cerifera** Wachsmyrte	warm	scharf, adstringierend, bitter	Magen, Gedärme, Leber, Gallenblase, Herz, Lunge, Uterus
229	**Ononis spinosa** Hauhechel, dorniger	kühl	bitter	Blase, Niere
237	**Petasites hybridus** Pestwurz, gemeine	warm	leicht bitter, süss	Lunge, Herz, Milz, Niere, Leber
239	**Phytolacca americana** Kermesbeere	kühl	scharf, leicht bitter	Lunge, Leber, Gallenblase
249	**Polygonum aviculare** Vogelknöterich	kühl	sauer, leicht bitter	Blase, Niere, Leber, Lunge, Gedärme
252	**Primula veris** Schlüsselblume	neutral	Blüten: süss, leicht scharf, Wurzel: scharf, bitter	Lunge, Herz, Leber

►

◄	**Wind-Kälte/Hitze-Nässe eliminieren (Rheuma/Bi-Syndrom)** (Fortsetzung, Wirkungspriorität 2)			
253	**Prunella vulgaris** Braunelle, gemeine	kalt	bitter, scharf	Leber, Magen, Gedärme
267	**Salix nigra** Weide, schwarze	kalt	bitter, adstrin- gierend	Leber, Niere, Herz, Lunge
280	**Sinapis alba** Senf, gelb	heiss	scharf	Lunge, Magen
281	**Smilax regelii** Sarsaparille	kühl	leicht bitter, leicht süss	Leber, Niere, Blase
282	**Solanum dulcamara** Nachtschatten, bittersüsser	kalt	bitter, süss	Leber, Lunge, Magen
283	**Solidago virgaurea** Goldrute	kühl	bitter, adstringierend, leicht scharf	Niere, Blase, Lunge, Leber
286	**Stellaria media** Vogelmiere	kühl	leicht süss	Lunge, Magen, Gedärme, Leber, Herz, Niere
295	**Trifolium pratense** Wiesenklee, roter	kühl	süss, salzig	Leber, Herz, Lunge, Niere, Blase, Magen
299	**Urtica urens** Brennessel, kleine	warm, neutral, kühl	scharf	Blase, Lunge, Gedärme, Uterus, Niere, Leber, Milz, Chong Mai
301	**Vaccinium myrtillus** Heidelbeere	kühl	süss, sauer, adstringierend	Leber, Niere, Magen, Gedärme
312	**Vitis vinifera** Weinrebe	neutral	adstrigierend	Milz, Niere
313	**Zanthoxylum americanum** Gelbholz, eschenblättrig	heiss	scharf, aromatisch, bitter	Herz, Milz, Magen, Gedärme
314	**Zea mays** Maishaar	neutral, kühl	süss	Blase, Niere, Leber, Gallenblase
Wirkungspriorität: 3				
115	**Berberis vulgaris** Berberitze	kühl	bitter	Leber, Gallenblase, Magen, Lunge, Gedärme, Herz, Uterus, Milz, Niere, Blase
129	**Centella asiatica** Wassernabel, asiatischer	kühl	bitter, süss	Herz, Leber, Magen
132	**Chimaphila umbellata** Gichtkraut	kühl	bitter, adstrin- gierend	Herz, Niere, Blase, Leber
136	**Cinnamomum verum** Zimt	heiss	scharf, süss, aromatisch	Milz, Magen, Gedärme, Herz, Niere, Uterus, Lunge
145	**Crocus sativus** Safran	neutral	bitter, scharf, süss	Milz, Leber, Niere
147	**Curcuma xanthorrhiza** Kurkuma	warm	scharf, leicht bitter, aromatisch	Leber, Gallenblase, Herz, Gedärme, Milz, Magen, Uterus, Lunge
149	**Cuscuta europaea** Hopfenseide	neutral	süss	Niere, Leber
152	**Cytisus scoparius** Besenginster	neutral	bitter	Herz, Niere, Leber, Gedärme,

159	**Eleutherococcus senticosus** Taigawurzel	warm	scharf, bitter, süss	Lunge, Leber, Niere, Milz, Herz
162	**Equisetum arvense** Schachtelhalm	kühl	leicht bitter, leicht süss	Blase, Lunge, Niere, Gedärme
194	**Inula helenium** Alant, echter	warm	scharf, süss, leicht bitter, aromatisch	Milz, Lunge, Magen, Leber, Herz, Niere
197	**Juglans regia** Walnussbaum, gemeiner	kühl, neutral	adstringierend, bitter, scharf	Magen, Gedärme, Niere, Herz, Milz, Leber
204	**Leonurus cardiaca** Herzgespann	neutral, kühl	sauer, bitter	Herz, Uterus, Niere, Blase, Lunge
206	**Levisticum officinale** Liebstöckel	warm	süss, scharf, leicht bitter, aromatisch	Leber, Niere, Blase, Lunge, Magen, Milz, Gedärme
225	**Nasturtium officinale** Brunnenkresse	neutral	scharf, bitter, leicht salzig, leicht süss	Niere, Blase, Leber, Gallenblase, Magen, Milz, Lunge
230	**Origanum majorana** Majoran	warm	scharf, etwas bitter, aromatisch	Lunge, Gedärme, Leber, Magen, Milz, Herz, Chong Mai
232	**Origanum vulgare** Oregano	warm	scharf, leicht bitter, aromatisch	Lunge, Gedärme, Magen, Milz, Herz, Chong Mai
238	**Petroselinum crispum** Petersilie	warm, neutral, kühl	scharf, aromatisch	Niere, Blase, Gedärme, Uterus, Leber, Milz, Magen
248	**Polygonatum multiflorum** Salomonsiegel	neutral	süss, bitter, adstringierend	Lunge, Milz, Niere, Herz
261	**Rosmarinus officinalis** Rosmarin	warm	aromatisch, bitter, scharf	Herz, Leber, Milz, Magen, Niere, Gedärme
264	**Rumex crispus** Ampfer, krauser	kühl	adstringierend, leicht bitter	Leber, Gedärme
270	**Sambucus nigra** Holunder, schwarzer	kühl	scharf, leicht bitter	Lunge, Niere, Blase
276	**Selenicereus grandiflorus** Königin der Nacht	warm	bitter	Herz, Perikard, Niere
296	**Trigonella foenum-graecum** Bockshornklee	warm	bitter, leicht scharf, leicht aromatisch, leicht süss	Niere, Magen, Lunge, Leber, Gedärme, Milz
308	**Viola odorata** Veilchen, wohlriechendes	kühl	süss, bitter	Lunge, Leber, Herz, Blase
309	**Viola tricolor** Stiefmütterchen	kühl	sauer, süss, bitter	Lunge, Blase, Herz

Inneres/Li erwärmen				
Wirkungspriorität: 1				
82	**Aconitum napellus** Eisenhut	heiss, kalt	scharf, süss	Herz, Perikard, Milz, Niere

►

◄	**Inneres/Li erwärmen** (Fortsetzung, Wirkungspriorität 1)			
83	**Acorus calamus** Kalmus	warm	scharf, aromatisch, bitter	Herz, Leber, Gallenblase, Milz, Magen, Lunge, Niere, Gedärme
92	**Alpinia officinarum** Galgant	heiss	scharf	Milz, Magen, Herz, Lunge, Leber, Galleenblase
97	**Angelica archangelica** Engelwurz	warm	aromatisch, bitter, scharf	Lunge, Milz, Magen, Herz, Gedärme, Leber, Gallenblase
99	**Anisum stellatum** Sternanis	warm	scharf	Magen, Niere, Lunge
103	**Armoracia rusticana** Meerrettich	heiss	scharf	Lunge, Magen, Gedärme, Blase
136	**Cinnamomum verum** Zimt	heiss	scharf, süss, aromatisch	Milz, Magen, Gedärme, Herz, Niere, Uterus, Lunge
140	**Collinsonia canadensis** Griesswurzel, kanadische	warm	scharf, sauer	Leber, Perikard, Gedärme
171	**Foeniculum vulgare** Fenchel	warm	aromatisch, leicht scharf	Milz, Magen, Leber, Gallenblase, Niere, Blase, Lunge, Gedärme, Uterus
224	**Myristica fragrans** Muskatnuss	warm	scharf, adstringierend	Milz, Magen, Gallenblase, Gedärme, Herz
241	**Pimpinella anisum** Anis	warm	aromatisch, leicht süss, leicht scharf	Magen, Milz, Leber, Gallenblase, Lunge, Gedärme, Herz, Uterus
242	**Piper nigrum** Pfeffer, schwarz	heiss	scharf	Niere, Milz, Magen
280	**Sinapis alba** Senf, gelb	heiss	scharf	Lunge, Magen
288	**Syzygium aromaticum** Gewürznelke	warm	aromatisch, scharf	Niere, Milz, Magen
315	**Zingiber officinalis** Ingwer	getrocknet: heiss, frisch: warm	scharf, aromatisch	Lunge, Milz, Magen, Herz, Uterus, Gedärme
Wirkungspriorität: 2				
107	**Artemisia vulgaris** Beifuss	warm, neutral, kühl	bitter, etwas scharf	Leber, Gallenblase, Milz, Uterus, Magen, Niere, Blase
198	**Juniperus communis** Wacholder	warm	aromatisch, scharf, sauer, süss, bitter	Niere, Blase, Milz, Magen, Gedärme, Lunge, Leber, Herz
206	**Levisticum officinale** Liebstöckel	warm	süss, scharf, leicht bitter, aromatisch	Leber, Niere, Blase, Lunge, Magen, Milz, Gedärme
273	**Satureja hortensis** Bohnenkraut	warm	scharf, leicht bitter	Lunge, Magen, Leber, Niere
293	**Thymus vulgaris** Thymian	warm, neutral, kühl	aromatisch, scharf, leicht bitter	Lunge, Niere, Herz, Milz, Magen, Gedärme, Uterus
313	**Zanthoxylum americanum** Gelbholz, eschenblättrig	heiss	scharf, aromatisch, bitter	Herz, Milz, Magen, Gedärme

Wirkungspriorität: 3				
123	**Capsicum annuum** Chili	heiss	scharf	Perikard, Herz, Lunge, Magen, Gedärme, Milz
230	**Origanum majorana** Majoran	warm	scharf, etwas bitter, aromatisch	Lunge, Gedärme, Leber, Magen, Milz, Herz, Chong Mai
232	**Origanum vulgare** Oregano	warm	scharf, leicht bitter, aromatisch	Lunge, Gedärme, Magen, Milz, Herz, Chong Mai

Qi regulieren und bewegen				
Wirkungspriorität: 1				
115	**Berberis vulgaris** Berberitze	kühl	bitter	Leber, Gallenblase, Magen, Lunge, Gedärme, Herz, Uterus, Milz, Niere, Blase
118	**Boswellia sacra** Weihrauch	warm	scharf, bitter, adstringierend	Herz, Leber, Gallenblase, Lunge, Gedärme, Uterus
123	**Capsicum annuum** Chili	heiss	scharf	Perikard, Herz, Lunge, Magen, Gedärme, Milz
127	**Caulophyllum thalictroides** Frauenwurz	neutral	bitter, scharf	Uterus
128	**Centaurium erythraea** Tausendgüldenkraut	neutral, kühl	bitter	Milz, Magen, Gedärme, Leber, Gallenblase
129	**Centella asiatica** Wassernabel, asiatischer	kühl	bitter, süss	Herz, Leber, Magen
137	**Citrus aurantium** Bitterorange	warm	scharf, bitter, aromatisch	Milz, Magen, Gedärme, Lunge
139	**Clematis recta** Waldrebe, steife	warm	scharf, salzig	Leber, Niere, Lunge
142	**Convallaria majalis** Maiglöckchen	neutral	bitter, leicht süss	Herz, Niere, Blase, Perikard
146	**Cuminum cyminum** Kreuzkümmel	neutral	scharf	Leber, Milz, Lunge
152	**Cytisus scoparius** Besenginster	neutral	bitter	Herz, Niere, Leber, Gedärme,
192	**Imperatoria ostruthium** Meisterwurz	warm	scharf, aromatisch, etwas bitter,	Lunge, Gedärme, Magen, Milz, Leber, Gallenblase, Niere
194	**Inula helenium** Alant, echter	warm	scharf, süss, leicht bitter, aromatisch	Milz, Lunge, Magen, Leber, Herz, Niere
204	**Leonurus cardiaca** Herzgespann	neutral, kühl	sauer, bitter	Herz, Uterus, Niere, Blase, Lunge
206	**Levisticum officinale** Liebstöckel	warm	süss, scharf, leicht bitter, aromatisch	Leber, Niere, Blase, Lunge, Magen, Milz, Gedärme
210	**Lobelia inflata** Lobelie	warm, neutral, kühl	scharf	Lunge, Gedärme, Uterus, Leber, Herz

►

◄	**Qi regulieren und bewegen** (Fortsetzung, Wirkungspriorität 1)			
217	**Matricaria recutita** Kamille	kühl	leicht bitter, süss, aromatisch	Leber, Magen, Lunge, Gedärme, Herz
220	**Melissa officinalis** Zitronenmelisse	warm	aromatisch, bitter, leicht scharf	Herz, Leber, Magen, Milz, Lunge, Gedärme
222	**Mentha pulegium** Polei-Minze	warm	aromatisch, scharf	Herz, Uterus, Lunge, Niere, Leber
227	**Ocimum basilicum** Basilikum	warm	scharf, leicht bitter, leicht süss	Herz, Lunge, Milz, Magen, Leber, Gallenblase, Niere
230	**Origanum majorana** Majoran	warm	scharf, etwas bitter, aromatisch	Lunge, Gedärme, Leber, Magen, Milz, Herz, Chong Mai
232	**Origanum vulgare** Oregano	warm	scharf, leicht bitter, aromatisch	Lunge, Gedärme, Magen, Milz, Herz, Chong Mai
234	**Paeonia officinalis** Pfingstrose	kühl	sauer, bitter	Herz, Leber, Niere
237	**Petasites hybridus** Pestwurz, gemeine	warm	leicht bitter, süss	Lunge, Herz, Milz, Niere, Leber
263	**Rubus idaeus** Himbeere	neutral	bitter, adstringierend	Gedärme, Uterus
265	**Ruta graveolens** Feldraute	warm, neutral, kühl	bitter, leicht aromatisch, leicht scharf	Niere, Leber, Herz, Uterus, Milz, Gedärme, Lunge, Chong Mai
271	**Sanguinaria canadensis** Blutwurz, kanadische	warm	bitter, scharf	Lunge, Herz, Leber
279	**Silybum marianum** Mariendistel	neutral	bitter	Leber, Gallenblase, Milz, Magen
310	**Vitex agnus-castus** Mönchspfeffer	neutral	bitter, leicht scharf	Leber, Uterus, Chong Mai, Niere
313	**Zanthoxylum americanum** Gelbholz, eschenblättrig	heiss	scharf, aromatisch, bitter	Herz, Milz, Magen, Gedärme
315	**Zingiber officinalis** Ingwer	getrocknet: heiss, frisch: warm	scharf, aromatisch	Lunge, Milz, Magen, Herz, Uterus, Gedärme
Wirkungspriorität: 2				
80	**Achillea millefolium** Schafgarbe	warm, neutral, kühl	scharf, bitter, aromatisch	Lunge, Leber, Milz, Magen, Uterus, Niere, Blase, Herz
87	**Agrimonia eupatoria** Odermennig, gemeiner	neutral	sauer, leicht bitter, adstringierend	Lunge, Gedärme, Blase, Niere, Uterus, Leber, Gallenblase
90	**Alchemilla xanthochlora** Frauenmantel, gelbgrüner	neutral	bitter, adstrin- gierend	Milz, Niere, Uterus, Blase, Leber, Magen
91	**Aloe vera** Aloe	kalt	bitter	Leber, Herz, Milz

104	**Arnica montana** Arnika	warm	leicht bitter, leicht scharf	Herz, Lunge, Perikard
106	**Artemisia absinthium** Wermut	warm, neutral, kühl	bitter, aromatisch	Milz, Leber, Gallenblase, Uterus, Magen
108	**Asarum europaeum** Haselwurz	warm	scharf, bitter	Leber, Herz, Lunge
120	**Calendula officinalis** Ringelblume	kühl	bitter	Magen, Gedärme, Lunge, Uterus, Leber, Herz, Milz
125	**Carduus benedictus** Benediktenkraut	warm	bitter	Leber, Galle, Lunge, Gedärme, Herz
126	**Carum carvi** Kümmel	warm	scharf, süss	Magen, Milz, Gedärme, Lunge, Niere
131	**Chelidonium majus** Schöllkraut	neutral	bitter, leicht scharf	Leber, Gallenblase, Gedärme, Magen, Lunge
133	**Cimicifuga racemosa** Traubensilberkerze	kühl	scharf, leicht bitter, leicht süss	Niere, Leber, Uterus
140	**Collinsonia canadensis** Griesswurzel, kanadische	warm	scharf, sauer	Leber, Perikard, Gedärme
141	**Commiphora molmol** Myrrhe	warm	bitter, scharf	Magen, Gedärme, Lunge, Uterus, Herz
147	**Curcuma xanthorrhiza** Kurkuma	warm	scharf, leicht bitter, aromatisch	Leber, Gallenblase, Herz, Gedärme, Milz, Magen, Uterus, Lunge
150	**Cynara scolymus** Artischocke	kühl	bitter, leicht salzig	Leber, Gallenblase, Magen, Milz
155	**Dioscorea villosa** Yamswurzel	warm	bitter, süss	Niere, Leber, Milz, Magen
160	**Ephedra distachya** Meerträubchen	warm	scharf, leicht bitter	Lunge, Blase, Herz
165	**Eucalyptus globulus** Eucalyptus	warm	aromatisch, leicht bitter, leicht adstrin- gierend, leicht sauer, leicht scharf	Lunge, Blase, Leber
169	**Filipendula ulmaria** Mädesüss	kühl	adstringierend, bitter	Magen, Blase, Gedärme, Gallenblase, Lunge, Niere
171	**Foeniculum vulgare** Fenchel	warm	aromatisch, leicht scharf	Milz, Magen, Leber, Gallenblase, Niere, Blase, Lunge, Gedärme, Uterus
172	**Fumaria officinalis** Erdrauch	kühl	bitter	Leber, Gallenblase, Lunge, Gedärme, Magen
179	**Grindelia robusta vel squarrosa** Grindeliakraut	neutral	bitter, scharf	Lunge, Niere, Herz
185	**Humulus lupulus** Hopfen	kalt	bitter	Herz, Leber, Gedärme, Niere, Gallenblase, Magen, Uterus
188	**Hydrastis canadensis** Gelbwurzel, kanadische	kühl	bitter	Leber, Gallenblase, Magen, Gedärme, Lunge, Blase, Milz, Uterus

▶

◄	**Qi regulieren und bewegen** (Fortsetzung, Wirkungspriorität 2)			
189	**Hypericum perforatum** Johanniskraut	neutral	adstringierend, bitter, sauer, leicht süss	Herz, Niere, Milz, Magen, Perikard, Leber, Gallenblase
191	**Hyssopus officinalis** Ysop	warm, neutral, kühl	scharf, aromatisch, leicht bitter	Lunge, Milz, Gedärme, Herz
202	**Lavandula angustifolia** Lavendel	warm	aromatisch, bitter, leicht scharf	Herz, Leber, Gedärme, Lunge, Milz, Niere, Chong Mai, Ren Mai, Perikard,
221	**Mentha piperita** Pfefferminze	kühl, neutral, warm	aromatisch, scharf	Lunge, Milz, Gedärme, Magen, Leber, Gallenblase, Niere, Blase, Uterus
223	**Myrica cerifera** Wachsmyrte	warm	scharf, adstringierend, bitter	Magen, Gedärme, Leber, Gallenblase, Herz, Lunge, Uterus
225	**Nasturtium officinale** Brunnenkresse	neutral	scharf, bitter, leicht salzig, leicht süss	Niere, Blase, Leber, Gallenblase, Magen, Milz, Lunge
236	**Passiflora incarnata** Passionsblume	neutral, kühl	leicht bitter	Herz, Leber, Lunge, Niere
241	**Pimpinella anisum** Anis	warm	aromatisch, leicht süss, leicht scharf	Magen, Milz, Leber, Gallenblase, Lunge, Gedärme, Herz, Uterus
256	**Pulsatilla vulgaris** Küchenschelle, kleine	kalt	bitter	Herz, Niere, Leber, Magen, Gedärme
259	**Rheum officinale** Rhabarber, echter	kühl, kalt	bitter, adstringierend	Gedärme, Magen, Leber, Herz
261	**Rosmarinus officinalis** Rosmarin	warm	aromatisch, bitter, scharf	Herz, Leber, Milz, Magen, Niere, Gedärme
268	**Salvia officinalis** Salbei	warm, neutral, kühl	aromatisch, bitter, scharf	Lunge, Herz, Leber, Uterus, Gallenblase, Niere, Gedärme
275	**Scutellaria lateriflora** Helmkraut	neutral, kühl	bitter	Herz, Leber, Niere
276	**Selenicereus grandiflorus** Königin der Nacht	warm	bitter	Herz, Perikard, Niere
277	**Senna cassia** Sennesblätter	kalt	bitter, süss	Gedärme, Leber
288	**Syzygium aromaticum** Gewürznelke	warm	aromatisch, scharf	Niere, Milz, Magen
289	**Tanacetum parthenium** Mutterkraut	kühl	bitter	Leber, Gallenblase, Lunge
290	**Taraxacum officinale** Löwenzahn	kühl, kalt	bitter	Leber, Gallenblase, Magen, Gedärme, Niere, Blase, Milz
299	**Urtica urens** Brennessel, kleine	warm, neutral, kühl	scharf	Blase, Lunge, Gedärme, Uterus, Niere, Leber, Milz, Chong Mai
305	**Verbena officinalis** Eisenkraut	neutral	bitter	Lunge, Leber, Herz, Niere
308	**Viola odorata** Veilchen, wohlriechendes	kühl	süss, bitter	Lunge, Leber, Herz, Blase

Wirkungspriorität: 3				
85	**Aesculus hippocastanum** Rosskastanie	neutral	bitter, adstringierend	Milz, Uterus, Herz, Leber
97	**Angelica archangelica** Engelwurz	warm	aromatisch, bitter, scharf	Lunge, Milz, Magen, Herz, Gedärme, Leber, Gallenblase
107	**Artemisia vulgaris** Beifuss	warm, neutral, kühl	bitter, etwas scharf	Leber, Gallenblase, Milz, Uterus, Magen, Niere, Blase
130	**Cetraria islandica** Isländischmoos	kühl	leicht süss, leicht bitter	Lunge, Magen, Gedärme, Niere
143	**Coriandrum sativum** Koriander	Kraut: neutral, Samen: warm	scharf, süss	Blase, Magen, Leber
183	**Helonias dioica** Sternwurzel	neutral	bitter, adstringierend	Niere, Milz, Uterus
197	**Juglans regia** Walnussbaum, gemeiner	kühl, neutral	adstringierend, bitter, scharf	Magen, Gedärme, Niere, Herz, Milz, Leber
198	**Juniperus communis** Wacholder	warm	aromatisch, scharf, sauer, süss, bitter	Niere, Blase, Milz, Magen, Gedärme, Lunge, Leber, Herz
216	**Marrubium vulgare** Andorn, gemeiner	neutral	bitter	Lunge, Milz, Leber, Herz
246	**Podophyllum peltatum** Maiapfel	kalt	bitter	Leber, Gedärme
258	**Rhamnus frangula** Faulbaum	kühl	bitter, adstringierend	Gedärme, Magen, Leber, Milz, Gallenblase
273	**Satureja hortensis** Bohnenkraut	warm	scharf, leicht bitter	Lunge, Magen, Leber, Niere
285	**Stachys officinalis** Heilziest	kalt	süss, bitter	Leber, Herz, Lunge

Nahrungsretention auflösen

Wirkungspriorität: 1				
126	**Carum carvi** Kümmel	warm	scharf, süss	Magen, Milz, Gedärme, Lunge, Niere
137	**Citrus aurantium** Bitterorange	warm	scharf, bitter, aromatisch	Milz, Magen, Gedärme, Lunge
143	**Coriandrum sativum** Koriander	Kraut: neutral, Samen: warm	scharf, süss	Blase, Magen, Leber
150	**Cynara scolymus** Artischocke	kühl	bitter, leicht salzig	Leber, Gallenblase, Magen, Milz
Wirkungspriorität: 2				
144	**Crataegus laevigata** Weissdorn	Früchte: leicht warm, Blüten und Blätter: kühl	Früchte: sauer, leicht süss, Blüten und Blätter: leicht süss, leicht bitter	Herz, Milz, Magen, Leber, Gedärme
192	**Imperatoria ostruthium** Meisterwurz	warm	scharf, aromatisch, etwas bitter,	Lunge, Gedärme, Magen, Milz, Leber, Gallenblase, Niere

Blutungen stillen und regulieren				
Wirkungspriorität: 1				
85	**Aesculus hippocastanum** Rosskastanie	neutral	bitter, adstringierend	Milz, Uterus, Herz, Leber
87	**Agrimonia eupatoria** Odermennig, gemeiner	neutral	sauer, leicht bitter, adstringierend	Lunge, Gedärme, Blase, Niere, Uterus, Leber, Gallenblase
107	**Artemisia vulgaris** Beifuss	warm, neutral, kühl	bitter, etwas scharf	Leber, Gallenblase, Milz, Uterus, Magen, Niere, Blase
122	**Capsella bursa-pastoris** Hirtentäschel	neutral	adstringierend, scharf	Blase, Gedärme, Uterus, Magen, Niere, Leber
147	**Curcuma xanthorrhiza** Kurkuma	warm	scharf, leicht bitter, aromatisch	Leber, Gallenblase, Herz, Gedärme, Milz, Magen, Uterus, Lunge
180	**Hamamelis virginiana** Zaubernuss	neutral, kühl	adstringierend, leicht bitter	Milz, Gedärme, Magen, Uterus
251	**Potentilla erecta** Blutwurz	kühl, neutral	adstringierend, bitter	Gedärme, Blase, Magen, Milz, Lunge
255	**Pulmonaria officinalis** Lungenkraut	kühl	süss, leicht bitter, adstringierend	Lunge, Gedärme
257	**Quercus robur** Stieleiche	neutral, kühl	adstringierend, leicht bitter	Magen, Gedärme, Milz, Lunge, Niere
263	**Rubus idaeus** Himbeere	neutral	bitter, adstringierend	Gedärme, Uterus
272	**Sanguisorba officinalis** Wiesenknopf, grosser	kühl	abstringiernd, bitter	Gedärme, Uterus, Leber
Wirkungspriorität: 2				
80	**Achillea millefolium** Schafgarbe	warm, neutral, kühl	scharf, bitter, aromatisch	Lunge, Leber, Milz, Magen, Uterus, Niere, Blase, Herz
90	**Alchemilla xanthochlora** Frauenmantel, gelbgrüner	neutral	bitter, adstringierend	Milz, Niere, Uterus, Blase, Leber, Magen
123	**Capsicum annuum** Chili	heiss	scharf	Perikard, Herz, Lunge, Magen, Gedärme, Milz
245	**Plantago lanceolata** Spitzwegerich	kühl	adstringierend, bitter	Lunge, Gedärme, Blase, Leber, Niere
253	**Prunella vulgaris** Braunelle, gemeine	kalt	bitter, scharf	Leber, Magen, Gedärme
279	**Silybum marianum** Mariendistel	neutral	bitter	Leber, Gallenblase, Milz, Magen
292	**Thuja occidentalis** Lebensbaum	warm, neutral, kühl	scharf, aromatisch, bitter	Lunge, Herz, Blase, Uterus
Wirkungspriorität: 3				
102	**Arctostaphylos uva-ursi** Bärentraube	kühl	adstringierend, bitter	Niere, Blase
264	**Rumex crispus** Ampfer, krauser	kühl	adstringierend, leicht bitter	Leber, Gedärme

Blut bewegen				
Wirkungspriorität: 1				
80	**Achillea millefolium** Schafgarbe	warm, neutral, kühl	scharf, bitter, aromatisch	Lunge, Leber, Milz, Magen, Uterus, Niere, Blase, Herz
85	**Aesculus hippocastanum** Rosskastanie	neutral	bitter, adstringierend	Milz, Uterus, Herz, Leber
92	**Alpinia officinarum** Galgant	heiss	scharf	Milz, Magen, Herz, Lunge, Leber, Galleenblase
104	**Arnica montana** Arnika	warm	leicht bitter, leicht scharf	Herz, Lunge, Perikard
108	**Asarum europaeum** Haselwurz	warm	scharf, bitter	Leber, Herz, Lunge
118	**Boswellia sacra** Weihrauch	warm	scharf, bitter, adstringierend	Herz, Leber, Gallenblase, Lunge, Gedärme, Uterus
123	**Capsicum annuum** Chili	heiss	scharf	Perikard, Herz, Lunge, Magen, Gedärme, Milz
127	**Caulophyllum thalictroides** Frauenwurz	neutral	bitter, scharf	Uterus
140	**Collinsonia canadensis** Griesswurzel, kanadische	warm	scharf, sauer	Leber, Perikard, Gedärme
141	**Commiphora molmol** Myrrhe	warm	bitter, scharf	Magen, Gedärme, Lunge, Uterus, Herz
144	**Crataegus laevigata** Weissdorn	Früchte: leicht warm, Blüten und Blätter: kühl	Früchte: sauer, leicht süss, Blüten und Blätter: leicht süss, leicht bitter	Herz, Milz, Magen, Leber, Gedärme
145	**Crocus sativus** Safran	neutral	bitter, scharf, süss	Milz, Leber, Niere
147	**Curcuma xanthorrhiza** Kurkuma	warm	scharf, leicht bitter, aromatisch	Leber, Gallenblase, Herz, Gedärme, Milz, Magen, Uterus, Lunge
176	**Ginkgo biloba** Ginkgo	neutral	bitter, leicht süss, adstringierend	Herz, Lunge, Niere
189	**Hypericum perforatum** Johanniskraut	neutral	adstringierend, bitter, sauer, leicht süss	Herz, Niere, Milz, Magen, Perikard, Leber, Gallenblase
204	**Leonurus cardiaca** Herzgespann	neutral, kühl	sauer, bitter	Herz, Uterus, Niere, Blase, Lunge
219	**Melilotus officinalis** Steinklee, echter	neutral, warm	süss	Milz, Herz
223	**Myrica cerifera** Wachsmyrte	warm	scharf, adstringierend, bitter	Magen, Gedärme, Leber, Gallenblase, Herz, Lunge, Uterus
234	**Paeonia officinalis** Pfingstrose	kühl	sauer, bitter	Herz, Leber, Niere

►

◄	**Blut bewegen** (Fortsetzung, Wirkungspriorität 1)			
254	**Prunus persica** Pfirsich	neutral	bitter, süss	Herz, Leber, Gedärme
256	**Pulsatilla vulgaris** Küchenschelle, kleine	kalt	bitter	Herz, Niere, Leber, Magen, Gedärme
265	**Ruta graveolens** Feldraute	warm, neutral, kühl	bitter, leicht aromatisch, leicht scharf	Niere, Leber, Herz, Uterus, Milz, Gedärme, Lunge, Chong Mai
310	**Vitex agnus-castus** Mönchspfeffer	neutral	bitter, leicht scharf	Leber, Uterus, Chong Mai, Niere
313	**Zanthoxylum americanum** Gelbholz, eschenblättrig	heiss	scharf, aromatisch, bitter	Herz, Milz, Magen, Gedärme
Wirkungspriorität: 2				
113	**Baptisia tinctoria** Färberhülse	kalt	bitter, scharf	Lunge
120	**Calendula officinalis** Ringelblume	kühl	bitter	Magen, Gedärme, Lunge, Uterus, Leber, Herz, Milz
126	**Carum carvi** Kümmel	warm	scharf, süss	Magen, Milz, Gedärme, Lunge, Niere
136	**Cinnamomum verum** Zimt	heiss	scharf, süss, aromatisch	Milz, Magen, Gedärme, Herz, Niere, Uterus, Lunge
165	**Eucalyptus globulus** Eucalyptus	warm	aromatisch, leicht bitter, leicht adstringierend, leicht sauer, leicht scharf	Lunge, Blase, Leber
180	**Hamamelis virginiana** Zaubernuss	neutral, kühl	adstringierend, leicht bitter	Milz, Gedärme, Magen, Uterus
188	**Hydrastis canadensis** Gelbwurzel, kanadische	kühl	bitter	Leber, Gallenblase, Magen, Gedärme, Lunge, Blase, Milz, Uterus
201	**Laurus nobilis** Lorbeer	warm	scharf, leicht süss	Milz, Herz
202	**Lavandula angustifolia** Lavendel	warm	aromatisch, bitter, leicht scharf	Herz, Leber, Gedärme, Lunge, Milz, Niere, Chong Mai, Ren Mai, Perikard,
238	**Petroselinum crispum** Petersilie	warm, neutral, kühl	scharf, aromatisch	Niere, Blase, Gedärme, Uterus, Leber, Milz, Magen
261	**Rosmarinus officinalis** Rosmarin	warm	aromatisch, bitter, scharf	Herz, Leber, Milz, Magen, Niere, Gedärme
279	**Silybum marianum** Mariendistel	neutral	bitter	Leber, Gallenblase, Milz, Magen
292	**Thuja occidentalis** Lebensbaum	warm, neutral, kühl	scharf, aromatisch, bitter	Lunge, Herz, Blase, Uterus

Wirkungspriorität: 3				
96	**Anethum graveolens** Dill	warm	Samen: süss, scharf, aromatisch, Kraut: süss, aromatisch	Magen, Milz, Leber, Niere
97	**Angelica archangelica** Engelwurz	warm	aromatisch, bitter, scharf	Lunge, Milz, Magen, Herz, Gedärme, Leber, Gallenblase
100	**Apium graveolens** Sellerie	kühl	scharf, aromatisch, etwas bitter	Niere, Blase, Herz, Lunge, Uterus, Milz
142	**Convallaria majalis** Maiglöckchen	neutral	bitter, leicht süss	Herz, Niere, Blase, Perikard
230	**Origanum majorana** Majoran	warm	scharf, etwas bitter, aromatisch	Lunge, Gedärme, Leber, Magen, Milz, Herz, Chong Mai
232	**Origanum vulgare** Oregano	warm	scharf, leicht bitter, aromatisch	Lunge, Gedärme, Magen, Milz, Herz, Chong Mai
290	**Taraxacum officinale** Löwenzahn	kühl, kalt	bitter	Leber, Gallenblase, Magen, Gedärme, Niere, Blase, Milz

Schleim auflösen/transformieren				
Wirkungspriorität: 2				
296	**Trigonella foenum-graecum** Bockshornklee	warm	bitter, leicht scharf, leicht aromatisch, leicht süss	Niere, Magen, Lunge, Leber, Gedärme, Milz
299	**Urtica urens** Brennessel, kleine	warm, neutral, kühl	scharf	Blase, Lunge, Gedärme, Uterus, Niere, Leber, Milz, Chong Mai

Schleim-Kälte auflösen				
Wirkungspriorität: 1				
83	**Acorus calamus** Kalmus	warm	scharf, aroma- tisch, bitter	Herz, Leber, Gallenblase, Milz, Magen, Lunge, Niere, Gedärme
97	**Angelica archangelica** Engelwurz	warm	aromatisch, bitter, scharf	Lunge, Milz, Magen, Herz, Gedärme, Leber, Gallenblase
125	**Carduus benedictus** Benediktenkraut	warm	bitter	Leber, Galle, Lunge, Gedärme, Herz
158	**Elettaria cardamomum** Kardamon	warm	scharf, aromatisch, leicht bitter	Magen, Milz, Gedärme, Lunge, Perikard, Niere
171	**Foeniculum vulgare** Fenchel	warm	aromatisch, leicht scharf	Milz, Magen, Leber, Gallenblase, Niere, Blase, Lunge, Gedärme, Uterus
179	**Grindelia robusta vel squarrosa** Grindeliakraut	neutral	bitter, scharf	Lunge, Niere, Herz
192	**Imperatoria ostruthium** Meisterwurz	warm	scharf, aromatisch, etwas bitter,	Lunge, Gedärme, Magen, Milz, Leber, Gallenblase, Niere

►

◄	**Schleim-Kälte auflösen** (Fortsetzung, Wirkungspriorität 1)			
194	**Inula helenium** Alant, echter	warm	scharf, süss, leicht bitter, aromatisch	Milz, Lunge, Magen, Leber, Herz, Niere
225	**Nasturtium officinale** Brunnenkresse	neutral	scharf, bitter, leicht salzig, leicht süss	Niere, Blase, Leber, Gallenblase, Magen, Milz, Lunge
237	**Petasites hybridus** Pestwurz, gemeine	warm	leicht bitter, süss	Lunge, Herz, Milz, Niere, Leber
271	**Sanguinaria canadensis** Blutwurz, kanadische	warm	bitter, scharf	Lunge, Herz, Leber
280	**Sinapis alba** Senf, gelb	heiss	scharf	Lunge, Magen
Wirkungspriorität: 2				
92	**Alpinia officinarum** Galgant	heiss	scharf	Milz, Magen, Herz, Lunge, Leber, Galleenblase
99	**Anisum stellatum** Sternanis	warm	scharf	Magen, Niere, Lunge
100	**Apium graveolens** Sellerie	kühl	scharf, aromatisch, etwas bitter	Niere, Blase, Herz, Lunge, Uterus, Milz
137	**Citrus aurantium** Bitterorange	warm	scharf, bitter, aromatisch	Milz, Magen, Gedärme, Lunge
204	**Leonurus cardiaca** Herzgespann	neutral, kühl	sauer, bitter	Herz, Uterus, Niere, Blase, Lunge
206	**Levisticum officinale** Liebstöckel	warm	süss, scharf, leicht bitter, aromatisch	Leber, Niere, Blase, Lunge, Magen, Milz, Gedärme
223	**Myrica cerifera** Wachsmyrte	warm	scharf, adstringierend, bitter	Magen, Gedärme, Leber, Gallenblase, Herz, Lunge, Uterus
227	**Ocimum basilicum** Basilikum	warm	scharf, leicht bitter, leicht süss	Herz, Lunge, Milz, Magen, Leber, Gallenblase, Niere
230	**Origanum majorana** Majoran	warm	scharf, etwas bitter, aromatisch	Lunge, Gedärme, Leber, Magen, Milz, Herz, Chong Mai
239	**Phytolacca americana** Kermesbeere	kühl	scharf, leicht bitter	Lunge, Leber, Gallenblase
247	**Polygala senega** Schlangenwurzel, virginische	warm	bitter, scharf	Herz, Lunge, Leber, Gedärme
288	**Syzygium aromaticum** Gewürznelke	warm	aromatisch, scharf	Niere, Milz, Magen
293	**Thymus vulgaris** Thymian	warm, neutral, kühl	aromatisch, scharf, leicht bitter	Lunge, Niere, Herz, Milz, Magen, Gedärme, Uterus
315	**Zingiber officinalis** Ingwer	getrocknet: heiss, frisch: warm	scharf, aromatisch	Lunge, Milz, Magen, Herz, Uterus, Gedärme

Wirkungspriorität: 3				
141	**Commiphora molmol** Myrrhe	warm	bitter, scharf	Magen, Gedärme, Lunge, Uterus, Herz
232	**Origanum vulgare** Oregano	warm	scharf, leicht bitter, aromatisch	Lunge, Gedärme, Magen, Milz, Herz, Chong Mai
241	**Pimpinella anisum** Anis	warm	aromatisch, leicht süss, leicht scharf	Magen, Milz, Leber, Gallenblase, Lunge, Gedärme, Herz, Uterus
261	**Rosmarinus officinalis** Rosmarin	warm	aromatisch, bitter, scharf	Herz, Leber, Milz, Magen, Niere, Gedärme
265	**Ruta graveolens** Feldraute	warm, neutral, kühl	bitter, leicht aromatisch, leicht scharf	Niere, Leber, Herz, Uterus, Milz, Gedärme, Lunge, Chong Mai
294	**Tilia platyphyllos** Linde	neutral, kühl	leicht scharf, leicht süss	Lunge, Herz, Perikard, Leber, Milz, Niere

Schleim-Hitze auflösen				
Wirkungspriorität: 1				
165	**Eucalyptus globulus** Eucalyptus	warm	aromatisch, leicht bitter, leicht adstrin- gierend, leicht sauer, leicht scharf	Lunge, Blase, Leber
167	**Euphorbia cyparissias** Zypressenwolfsmilch	warm	scharf, bitter	Lunge, Gedärme, Milz
175	**Geranium robertianum** Storchenschnabel, stinkender	neutral	bitter, adstrin- gierend	Milz, Magen, Lunge, Gedärme, Niere, Blase, Uterus
182	**Hedera helix** Efeu	neutral	bitter	Lunge, Herz, Leber, Gallenblase, Niere
188	**Hydrastis canadensis** Gelbwurzel, kanadische	kühl	bitter	Leber, Gallenblase, Magen, Gedärme, Lunge, Blase, Milz, Uterus
200	**Lamium album** Taubnessel	neutral	adstringierend, scharf	Uterus, Lunge, Niere, Blase, Gedärme
216	**Marrubium vulgare** Andorn, gemeiner	neutral	bitter	Lunge, Milz, Leber, Herz
255	**Pulmonaria officinalis** Lungenkraut	kühl	süss, leicht bitter, adstringierend	Lunge, Gedärme
286	**Stellaria media** Vogelmiere	kühl	leicht süss	Lunge, Magen, Gedärme, Leber, Herz, Niere
298	**Tussilago farfara** Huflattich	neutral	bitter, süss	Lunge, Milz, Magen, Gedärme
304	**Verbascum densiflorum** Königskerze, grosse	kühl	bitter, adstrin- gierend	Lunge, Herz, Leber, Milz

►

◄	**Schleim-Hitze auflösen** (Fortsetzung)			
Wirkungspriorität: 2				
85	**Aesculus hippocastanum** Rosskastanie	neutral	bitter, adstringierend	Milz, Uterus, Herz, Leber
101	**Arctium lappa** Klette, grosse	kühl	Wurzel: leicht scharf, leicht bitter; Samen: scharf, leicht bitter	Lunge, Gedärme, Gallenblase, Niere, Blase, Magen, Leber
150	**Cynara scolymus** Artischocke	kühl	bitter, leicht salzig	Leber, Gallenblase, Magen, Milz
156	**Echinacea purpurea** Sonnenhut, roter	kühl	scharf, bitter, leicht süss	Lunge, Niere, Blase, Milz
168	**Euphrasia rostkoviana** Augentrost	neutral, kühl	scharf, sauer, adstringierend, bitter	Lunge, Leber, Gallenblase, Milz
270	**Sambucus nigra** Holunder, schwarzer	kühl	scharf, leicht bitter	Lunge, Niere, Blase
274	**Scrophularia nodosa** Braunwurz, knotige	kühl	leicht bitter	Lunge, Leber, Niere
282	**Solanum dulcamara** Nachtschatten, bittersüsser	kalt	bitter, süss	Leber, Lunge, Magen
283	**Solidago virgaurea** Goldrute	kühl	bitter, adstringierend, leicht scharf	Niere, Blase, Lunge, Leber
285	**Stachys officinalis** Heilziest	kalt	süss, bitter	Leber, Herz, Lunge
287	**Symphytum officinale** Beinwell	kühl	süss, bitter	Lunge, Magen, Niere
292	**Thuja occidentalis** Lebensbaum	warm, neutral, kühl	scharf, aromatisch, bitter	Lunge, Herz, Blase, Uterus
309	**Viola tricolor** Stiefmütterchen	kühl	sauer, süss, bitter	Lunge, Blase, Herz
Wirkungspriorität: 3				
127	**Caulophyllum thalictroides** Frauenwurz	neutral	bitter, scharf	Uterus
169	**Filipendula ulmaria** Mädesüss	kühl	adstringierend, bitter	Magen, Blase, Gedärme, Gallenblase, Lunge, Niere
173	**Galium aparine** Klettenlabkraut	kühl	sauer, leicht bitter	Lunge, Blase, Gedärme
253	**Prunella vulgaris** Braunelle, gemeine	kalt	bitter, scharf	Leber, Magen, Gedärme
268	**Salvia officinalis** Salbei	warm, neutral, kühl	aromatisch, bitter, scharf	Lunge, Herz, Leber, Uterus, Gallenblase, Niere, Gedärme
290	**Taraxacum officinale** Löwenzahn	kühl, kalt	bitter	Leber, Gallenblase, Magen, Gedärme, Niere, Blase, Milz

Shen/Geist beruhigen				
Wirkungspriorität: 1				
112	**Avena sativa** Hafer	neutral	süss, leicht bitter, leicht adstringierend, sauer	Milz, Herz, Niere
129	**Centella asiatica** Wassernabel, asiatischer	kühl	bitter, süss	Herz, Leber, Magen
138	**Citrus aurantium** Blüte Orangenblüte	neutral	süss	Herz
142	**Convallaria majalis** Maiglöckchen	neutral	bitter, leicht süss	Herz, Niere, Blase, Perikard
164	**Eschscholzia californica** Goldmohn	kühl	bitter	Herz, Leber
185	**Humulus lupulus** Hopfen	kalt	bitter	Herz, Leber, Gedärme, Niere, Gallenblase, Magen, Uterus
189	**Hypericum perforatum** Johanniskraut	neutral	adstringierend, bitter, sauer, leicht süss	Herz, Niere, Milz, Magen, Perikard, Leber, Gallenblase
202	**Lavandula angustifolia** Lavendel	warm	aromatisch, bitter, leicht scharf	Herz, Leber, Gedärme, Lunge, Milz, Niere, Chong Mai, Ren Mai, Perikard,
204	**Leonurus cardiaca** Herzgespann	neutral, kühl	sauer, bitter	Herz, Uterus, Niere, Blase, Lunge
217	**Matricaria recutita** Kamille	kühl	leicht bitter, süss, aromatisch	Leber, Magen, Lunge, Gedärme, Herz
220	**Melissa officinalis** Zitronenmelisse	warm	aromatisch, bitter, leicht scharf	Herz, Leber, Magen, Milz, Lunge, Gedärme
236	**Passiflora incarnata** Passionsblume	neutral, kühl	leicht bitter	Herz, Leber, Lunge, Niere
243	**Piscidia piscipula** Fischrinde	kalt	bitter	Herz, Leber, Niere, Uterus
247	**Polygala senega** Schlangenwurzel, virginische	warm	bitter, scharf	Herz, Lunge, Leber, Gedärme
256	**Pulsatilla vulgaris** Küchenschelle, kleine	kalt	bitter	Herz, Niere, Leber, Magen, Gedärme
265	**Ruta graveolens** Feldraute	warm, neutral, kühl	bitter, leicht aromatisch, leicht scharf	Niere, Leber, Herz, Uterus, Milz, Gedärme, Lunge, Chong Mai
275	**Scutellaria lateriflora** Helmkraut	neutral, kühl	bitter	Herz, Leber, Niere
276	**Selenicereus grandiflorus** Königin der Nacht	warm	bitter	Herz, Perikard, Niere
285	**Stachys officinalis** Heilziest	kalt	süss, bitter	Leber, Herz, Lunge

►

◄	**Shen/Geist beruhigen** (Fortsetzung, Wirkungspriorität 1)			
303	**Valeriana officinalis** Baldrian	kühl	bitter, süss	Herz, Leber, Magen, Gedärme, Milz, Lunge
304	**Verbascum densiflorum** Königskerze, grosse	kühl	bitter, adstringierend	Lunge, Herz, Leber, Milz
Wirkungspriorität: 2				
83	**Acorus calamus** Kalmus	warm	scharf, aromatisch, bitter	Herz, Leber, Gallenblase, Milz, Magen, Lunge, Niere, Gedärme
96	**Anethum graveolens** Dill	warm	Samen: süss, scharf, aromatisch, Kraut: süss, aromatisch	Magen, Milz, Leber, Niere
176	**Ginkgo biloba** Ginkgo	neutral	bitter, leicht süss, adstringierend	Herz, Lunge, Niere
222	**Mentha pulegium** Polei-Minze	warm	aromatisch, scharf	Herz, Uterus, Lunge, Niere, Leber
227	**Ocimum basilicum** Basilikum	warm	scharf, leicht bitter, leicht süss	Herz, Lunge, Milz, Magen, Leber, Gallenblase, Niere
230	**Origanum majorana** Majoran	warm	scharf, etwas bitter, aromatisch	Lunge, Gedärme, Leber, Magen, Milz, Herz, Chong Mai
232	**Origanum vulgare** Oregano	warm	scharf, leicht bitter, aromatisch	Lunge, Gedärme, Magen, Milz, Herz, Chong Mai
235	**Panax ginseng** Ginseng	warm	bitter, süss	Niere, Herz, Milz, Lunge, Perikard
241	**Pimpinella anisum** Anis	warm	aromatisch, leicht süss, leicht scharf	Magen, Milz, Leber, Gallenblase, Lunge, Gedärme, Herz, Uterus
252	**Primula veris** Schlüsselblume	neutral	Blüten: süss, leicht scharf, Wurzel: scharf, bitter	Lunge, Herz, Leber
267	**Salix nigra** Weide, schwarze	kalt	bitter, adstringierend	Leber, Niere, Herz, Lunge
292	**Thuja occidentalis** Lebensbaum	warm, neutral, kühl	scharf, aromatisch, bitter	Lunge, Herz, Blase, Uterus
294	**Tilia platyphyllos** Linde	neutral, kühl	leicht scharf, leicht süss	Lunge, Herz, Perikard, Leber, Milz, Niere
Wirkungspriorität: 3				
147	**Curcuma xanthorrhiza** Kurkuma	warm	scharf, leicht bitter, aromatisch	Leber, Gallenblase, Herz, Gedärme, Milz, Magen, Uterus, Lunge
201	**Laurus nobilis** Lorbeer	warm	scharf, leicht süss	Milz, Herz

293	**Thymus vulgaris** Thymian	warm, neutral, kühl	aromatisch, scharf, leicht bitter	Lunge, Niere, Herz, Milz, Magen, Gedärı Uterus
305	**Verbena officinalis** Eisenkraut	neutral	bitter	Lunge, Leber, Herz, Niere

Inneren Wind unterdrücken				
Wirkungspriorität: 1				
111	**Atropa belladonna** Tollkirsche	warm, kalt	bitter	Leber
124	**Cardiospermum halicacabum** Ballonrebe	kühl	bitter	Lunge, Leber
153	**Datura stramonium** Stechapfel, gemeiner	warm	bitter	Leber
202	**Lavandula angustifolia** Lavendel	warm	aromatisch, bitter, leicht scharf	Herz, Leber, Gedärme, Lunge, Milz, Niere, Chong Mai, Ren Mai, Perikard,
210	**Lobelia inflata** Lobelie	warm, neutral, kühl	scharf	Lunge, Gedärme, Uterus, Leber, Herz
217	**Matricaria recutita** Kamille	kühl	leicht bitter, süss, aromatisch	Leber, Magen, Lunge, Gedärme, Herz
236	**Passiflora incarnata** Passionsblume	neutral, kühl	leicht bitter	Herz, Leber, Lunge, Niere
237	**Petasites hybridus** Pestwurz, gemeine	warm	leicht bitter, süss	Lunge, Herz, Milz, Niere, Leber
243	**Piscidia piscipula** Fischrinde	kalt	bitter	Herz, Leber, Niere, Uterus
285	**Stachys officinalis** Heilziest	kalt	süss, bitter	Leber, Herz, Lunge
303	**Valeriana officinalis** Baldrian	kühl	bitter, süss	Herz, Leber, Magen, Gedärme, Milz, Lunge
304	**Verbascum densiflorum** Königskerze, grosse	kühl	bitter, adstringierend	Lunge, Herz, Leber, Milz
307	**Viburnum prunifolium** Schneeball, kirschblättriger	neutral	leicht adstringierend, leicht sauer, leicht bitter	Leber, Uterus, Lunge, Herz
Wirkungspriorität: 2				
82	**Aconitum napellus** Eisenhut	heiss, kalt	scharf, süss	Herz, Perikard, Milz, Niere
142	**Convallaria majalis** Maiglöckchen	neutral	bitter, leicht süss	Herz, Niere, Blase, Perikard
155	**Dioscorea villosa** Yamswurzel	warm	bitter, süss	Niere, Leber, Milz, Magen
185	**Humulus lupulus** Hopfen	kalt	bitter	Herz, Leber, Gedärme, Niere, Gallenblase, Magen, Uterus

▶

◄	**Inneren Wind unterdrücken** (Fortsetzung, Wirkungspriorität 2)			
192	**Imperatoria ostruthium** Meisterwurz	warm	scharf, aromatisch, etwas bitter,	Lunge, Gedärme, Magen, Milz, Leber, Gallenblase, Niere
230	**Origanum majorana** Majoran	warm	scharf, etwas bitter, aromatisch	Lunge, Gedärme, Leber, Magen, Milz, Herz, Chong Mai
232	**Origanum vulgare** Oregano	warm	scharf, leicht bitter, aromatisch	Lunge, Gedärme, Magen, Milz, Herz, Chong Mai
288	**Syzygium aromaticum** Gewürznelke	warm	aromatisch, scharf	Niere, Milz, Magen
289	**Tanacetum parthenium** Mutterkraut	kühl	bitter	Leber, Gallenblase, Lunge
294	**Tilia platyphyllos** Linde	neutral, kühl	leicht scharf, leicht süss	Lunge, Herz, Perikard, Leber, Milz, Niere
305	**Verbena officinalis** Eisenkraut	neutral	bitter	Lunge, Leber, Herz, Niere
Wirkungspriorität: 3				
126	**Carum carvi** Kümmel	warm	scharf, süss	Magen, Milz, Gedärme, Lunge, Niere
133	**Cimicifuga racemosa** Traubensilberkerze	kühl	scharf, leicht bitter, leicht süss	Niere, Leber, Uterus
252	**Primula veris** Schlüsselblume	neutral	Blüten: süss, leicht scharf, Wurzel: scharf, bitter	Lunge, Herz, Leber

Sinnesorgane öffnen				
Wirkungspriorität: 1				
83	**Acorus calamus** Kalmus	warm	scharf, aromatisch, bitter	Herz, Leber, Gallenblase, Milz, Magen, Lunge, Niere, Gedärme
247	**Polygala senega** Schlangenwurzel, virginische	warm	bitter, scharf	Herz, Lunge, Leber, Gedärme
Wirkungspriorität: 2				
92	**Alpinia officinarum** Galgant	heiss	scharf	Milz, Magen, Herz, Lunge, Leber, Galleenblase

Qi tonisieren				
Wirkungspriorität: 1				
90	**Alchemilla xanthochlora** Frauenmantel, gelbgrüner	neutral	bitter, adstringierend	Milz, Niere, Uterus, Blase, Leber, Magen
92	**Alpinia officinarum** Galgant	heiss	scharf	Milz, Magen, Herz, Lunge, Leber, Galleenblase
95	**Anacyclus pyrethrum** Bertram	warm	scharf, adstringierend	Milz

96	**Anethum graveolens** Dill	warm	Samen: süss, scharf, aromatisch, Kraut: süss, aromatisch	Magen, Milz, Leber, Niere
97	**Angelica archangelica** Engelwurz	warm	aromatisch, bitter, scharf	Lunge, Milz, Magen, Herz, Gedärme, Leber, Gallenblase
106	**Artemisia absinthium** Wermut	warm, neutral, kühl	bitter, aromatisch	Milz, Leber, Gallenblase, Uterus, Magen
125	**Carduus benedictus** Benediktenkraut	warm	bitter	Leber, Galle, Lunge, Gedärme, Herz
126	**Carum carvi** Kümmel	warm	scharf, süss	Magen, Milz, Gedärme, Lunge, Niere
128	**Centaurium erythraea** Tausendgüldenkraut	neutral, kühl	bitter	Milz, Magen, Gedärme, Leber, Gallenblase
135	**Cinchona pubescens** Chinarindenbaum	kühl	bitter	Herz, Milz
142	**Convallaria majalis** Maiglöckchen	neutral	bitter, leicht süss	Herz, Niere, Blase, Perikard
144	**Crataegus laevigata** Weissdorn	Früchte: leicht warm, Blüten und Blätter: kühl	Früchte: sauer, leicht süss, Blü- ten und Blätter: leicht süss, leicht bitter	Herz, Milz, Magen, Leber, Gedärme
146	**Cuminum cyminum** Kreuzkümmel	neutral	scharf	Leber, Milz, Lunge
147	**Curcuma xanthorrhiza** Kurkuma	warm	scharf, leicht bitter, aromatisch	Leber, Gallenblase, Herz, Gedärme, Milz, Magen, Uterus, Lunge
155	**Dioscorea villosa** Yamswurzel	warm	bitter, süss	Niere, Leber, Milz, Magen
159	**Eleutherococcus senticosus** Taigawurzel	warm	scharf, bitter, süss	Lunge, Leber, Niere, Milz, Herz
174	**Gentiana lutea** Enzian, gelber	neutral, kühl	bitter	Magen, Leber, Gallenblase, Gedärme, Milz
177	**Glycyrrhiza glabra** Süssholz	neutral, kühl	süss	alle 12 Meridiane, Magen, Milz, Lunge, Herz, Gedärme, Niere, Uterus
192	**Imperatoria ostruthium** Meisterwurz	warm	scharf, aromatisch, etwas bitter,	Lunge, Gedärme, Magen, Milz, Leber, Gallenblase, Niere
194	**Inula helenium** Alant, echter	warm	scharf, süss, leicht bitter, aromatisch	Milz, Lunge, Magen, Leber, Herz, Niere
197	**Juglans regia** Walnussbaum, gemeiner	kühl, neutral	adstringierend, bitter, scharf	Magen, Gedärme, Niere, Herz, Milz, Leber
198	**Juniperus communis** Wacholder	warm	aromatisch, scharf, sauer, süss, bitter	Niere, Blase, Milz, Magen, Gedärme, Lunge, Leber, Herz

▶

◄	**Qi tonisieren** (Fortsetzung, Wirkungspriorität 1)			
201	**Laurus nobilis** Lorbeer	warm	scharf, leicht süss	Milz, Herz
206	**Levisticum officinale** Liebstöckel	warm	süss, scharf, leicht bitter, aromatisch	Leber, Niere, Blase, Lunge, Magen, Milz, Gedärme
223	**Myrica cerifera** Wachsmyrte	warm	scharf, adstrin- gierend, bitter	Magen, Gedärme, Leber, Gallenblase, Herz, Lunge, Uterus
225	**Nasturtium officinale** Brunnenkresse	neutral	scharf, bitter, leicht salzig, leicht süss	Niere, Blase, Leber, Gallenblase, Magen, Milz, Lunge
227	**Ocimum basilicum** Basilikum	warm	scharf, leicht bitter, leicht süss	Herz, Lunge, Milz, Magen, Leber, Gallenblase, Niere
235	**Panax ginseng** Ginseng	warm	bitter, süss	Niere, Herz, Milz, Lunge, Perikard
248	**Polygonatum multiflorum** Salomonsiegel	neutral	süss, bitter, adstringierend	Lunge, Milz, Niere, Herz
261	**Rosmarinus officinalis** Rosmarin	warm	aromatisch, bitter, scharf	Herz, Leber, Milz, Magen, Niere, Gedärme
299	**Urtica urens** Brennessel, kleine	warm, neutral, kühl	scharf	Blase, Lunge, Gedärme, Uterus, Niere, Leber, Milz, Chong Mai
Wirkungspriorität: 2				
80	**Achillea millefolium** Schafgarbe	warm, neutral, kühl	scharf, bitter, aromatisch	Lunge, Leber, Milz, Magen, Uterus, Niere, Blase, Herz
87	**Agrimonia eupatoria** Odermennig, gemeiner	neutral	sauer, leicht bitter, adstringierend	Lunge, Gedärme, Blase, Niere, Uterus, Leber, Gallenblase
100	**Apium graveolens** Sellerie	kühl	scharf, aromatisch, etwas bitter	Niere, Blase, Herz, Lunge, Uterus, Milz
104	**Arnica montana** Arnika	warm	leicht bitter, leicht scharf	Herz, Lunge, Perikard
112	**Avena sativa** Hafer	neutral	süss, leicht bitter, leicht adstrin- gierend, sauer	Milz, Herz, Niere
114	**Barosma betulina** Bukkostrauch	warm	scharf, süss	Blase, Niere, Milz
115	**Berberis vulgaris** Berberitze	kühl	bitter	Leber, Gallenblase, Magen, Lunge, Gedärme, Herz, Uterus, Milz, Niere, Blase
120	**Calendula officinalis** Ringelblume	kühl	bitter	Magen, Gedärme, Lunge, Uterus, Leber, Herz, Milz
141	**Commiphora molmol** Myrrhe	warm	bitter, scharf	Magen, Gedärme, Lunge, Uterus, Herz
143	**Coriandrum sativum** Koriander	Kraut: neutral, Samen: warm	scharf, süss	Blase, Magen, Leber

154	**Daucus carota** Karotte	warm	süss, scharf	Milz, Niere, Blase, Magen
156	**Echinacea purpurea** Sonnenhut, roter	kühl	scharf, bitter, leicht süss	Lunge, Niere, Blase, Milz
158	**Elettaria cardamomum** Kardamon	warm	scharf, aromatisch, leicht bitter	Magen, Milz, Gedärme, Lunge, Perikard, Niere
181	**Harpagophytum procumbens** Teufelskralle	kühl	bitter	Milz, Magen, Leber, Gallenblase, Niere
183	**Helonias dioica** Sternwurzel	neutral	bitter, adstringierend	Niere, Milz, Uterus
200	**Lamium album** Taubnessel	neutral	adstringierend, scharf	Uterus, Lunge, Niere, Blase, Gedärme
202	**Lavandula angustifolia** Lavendel	warm	aromatisch, bitter, leicht scharf	Herz, Leber, Gedärme, Lunge, Milz, Niere, Chong Mai, Ren Mai, Perikard,
204	**Leonurus cardiaca** Herzgespann	neutral, kühl	sauer, bitter	Herz, Uterus, Niere, Blase, Lunge
216	**Marrubium vulgare** Andorn, gemeiner	neutral	bitter	Lunge, Milz, Leber, Herz
217	**Matricaria recutita** Kamille	kühl	leicht bitter, süss, aromatisch	Leber, Magen, Lunge, Gedärme, Herz
220	**Melissa officinalis** Zitronenmelisse	warm	aromatisch, bitter, leicht scharf	Herz, Leber, Magen, Milz, Lunge, Gedärme
221	**Mentha piperita** Pfefferminze	kühl, neutral, warm	aromatisch, scharf	Lunge, Milz, Gedärme, Magen, Leber, Gallenblase, Niere, Blase, Uterus
222	**Mentha pulegium** Polei-Minze	warm	aromatisch, scharf	Herz, Uterus, Lunge, Niere, Leber
224	**Myristica fragrans** Muskatnuss	warm	scharf, adstringierend	Milz, Magen, Gallenblase, Gedärme, Herz
250	**Populus alba** Silberpappel	neutral, kühl	bitter, adstringierend	Milz, Magen, Leber, Gedärme, Blase
251	**Potentilla erecta** Blutwurz	kühl, neutral	adstringierend, bitter	Gedärme, Blase, Magen, Milz, Lunge
265	**Ruta graveolens** Feldraute	warm, neutral, kühl	bitter, leicht aromatisch, leicht scharf	Niere, Leber, Herz, Uterus, Milz, Gedärme, Lunge, Chong Mai
279	**Silybum marianum** Mariendistel	neutral	bitter	Leber, Gallenblase, Milz, Magen
283	**Solidago virgaurea** Goldrute	kühl	bitter, adstringierend, leicht scharf	Niere, Blase, Lunge, Leber
293	**Thymus vulgaris** Thymian	warm, neutral, kühl	aromatisch, scharf, leicht bitter	Lunge, Niere, Herz, Milz, Magen, Gedärme, Uterus

▶

◄	**Qi tonisieren** (Fortsetzung, Wirkungspriorität 2)			
295	**Trifolium pratense** Wiesenklee, roter	kühl	süss, salzig	Leber, Herz, Lunge, Niere, Blase, Magen
315	**Zingiber officinalis** Ingwer	getrocknet: heiss, frisch: warm	scharf, aromatisch	Lunge, Milz, Magen, Herz, Uterus, Gedärme
Wirkungspriorität: 3				
150	**Cynara scolymus** Artischocke	kühl	bitter, leicht salzig	Leber, Gallenblase, Magen, Milz
162	**Equisetum arvense** Schachtelhalm	kühl	leicht bitter, leicht süss	Blase, Lunge, Niere, Gedärme
168	**Euphrasia rostkoviana** Augentrost	neutral, kühl	scharf, sauer, adstringierend, bitter	Lunge, Leber, Gallenblase, Milz
185	**Humulus lupulus** Hopfen	kalt	bitter	Herz, Leber, Gedärme, Niere, Gallenblase, Magen, Uterus
189	**Hypericum perforatum** Johanniskraut	neutral	adstringierend, bitter, sauer, leicht süss	Herz, Niere, Milz, Magen, Perikard, Leber, Gallenblase
191	**Hyssopus officinalis** Ysop	warm, neutral, kühl	scharf, aromatisch, leicht bitter	Lunge, Milz, Gedärme, Herz
238	**Petroselinum crispum** Petersilie	warm, neutral, kühl	scharf, aromatisch	Niere, Blase, Gedärme, Uterus, Leber, Milz, Magen
252	**Primula veris** Schlüsselblume	neutral	Blüten: süss, leicht scharf, Wurzel: scharf, bitter	Lunge, Herz, Leber
268	**Salvia officinalis** Salbei	warm, neutral, kühl	aromatisch, bitter, scharf	Lunge, Herz, Leber, Uterus, Gallenblase, Niere, Gedärme
270	**Sambucus nigra** Holunder, schwarzer	kühl	scharf, leicht bitter	Lunge, Niere, Blase
290	**Taraxacum officinale** Löwenzahn	kühl, kalt	bitter	Leber, Gallenblase, Magen, Gedärme, Niere, Blase, Milz
292	**Thuja occidentalis** Lebensbaum	warm, neutral, kühl	scharf, aromatisch, bitter	Lunge, Herz, Blase, Uterus
294	**Tilia platyphyllos** Linde	neutral, kühl	leicht scharf, leicht süss	Lunge, Herz, Perikard, Leber, Milz, Niere
298	**Tussilago farfara** Huflattich	neutral	bitter, süss	Lunge, Milz, Magen, Gedärme
304	**Verbascum densiflorum** Königskerze, grosse	kühl	bitter, adstringierend	Lunge, Herz, Leber, Milz

Yang tonisieren				
Wirkungspriorität: 1				
82	**Aconitum napellus** Eisenhut	heiss, kalt	scharf, süss	Herz, Perikard, Milz, Niere
126	**Carum carvi** Kümmel	warm	scharf, süss	Magen, Milz, Gedärme, Lunge, Niere

136	**Cinnamomum verum** Zimt	heiss	scharf, süss, aromatisch	Milz, Magen, Gedärme, Herz, Niere, Uterus, Lunge
149	**Cuscuta europaea** Hopfenseide	neutral	süss	Niere, Leber
183	**Helonias dioica** Sternwurzel	neutral	bitter, adstringierend	Niere, Milz, Uterus
197	**Juglans regia** Walnussbaum, gemeiner	kühl, neutral	adstringierend, bitter, scharf	Magen, Gedärme, Niere, Herz, Milz, Leber
227	**Ocimum basilicum** Basilikum	warm	scharf, leicht bitter, leicht süss	Herz, Lunge, Milz, Magen, Leber, Gallenblase, Niere
261	**Rosmarinus officinalis** Rosmarin	warm	aromatisch, bitter, scharf	Herz, Leber, Milz, Magen, Niere, Gedärme
276	**Selenicereus grandiflorus** Königin der Nacht	warm	bitter	Herz, Perikard, Niere
288	**Syzygium aromaticum** Gewürznelke	warm	aromatisch, scharf	Niere, Milz, Magen
296	**Trigonella foenum-graecum** Bockshornklee	warm	bitter, leicht scharf, leicht aromatisch, leicht süss	Niere, Magen, Lunge, Leber, Gedärme, Milz
297	**Turnera diffusa** Damiana	warm	bitter, aromatisch, scharf	Niere, Milz, Blase, Lunge, Milz, Magen, Gedärme
299	**Urtica urens** Brennessel, kleine	warm, neutral, kühl	scharf	Blase, Lunge, Gedärme, Uterus, Niere, Leber, Milz, Chong Mai
310	**Vitex agnus-castus** Mönchspfeffer	neutral	bitter, leicht scharf	Leber, Uterus, Chong Mai, Niere
Wirkungspriorität: 2				
155	**Dioscorea villosa** Yamswurzel	warm	bitter, süss	Niere, Leber, Milz, Magen
198	**Juniperus communis** Wacholder	warm	aromatisch, scharf, sauer, süss, bitter	Niere, Blase, Milz, Magen, Gedärme, Lunge, Leber, Herz
273	**Satureja hortensis** Bohnenkraut	warm	scharf, leicht bitter	Lunge, Magen, Leber, Niere
278	**Serenoa repens** Sägepalme	neutral	süss, etwas sauer	Niere, Blase, Milz, Lunge
Wirkungspriorität: 3				
123	**Capsicum annuum** Chili	heiss	scharf	Perikard, Herz, Lunge, Magen, Gedärme, Milz

Blut tonisieren				
Wirkungspriorität: 1				
112	**Avena sativa** Hafer	neutral	süss, leicht bitter, leicht adstringierend, sauer	Milz, Herz, Niere
212	**Lycium chinensis** Bocksdorn, gemeiner	neutral	süss, leicht sauer	Niere, Leber

►

◄	**Blut tonisieren** (Fortsetzung, Wirkungspriorität 1)			
234	**Paeonia officinalis** Pfingstrose	kühl	sauer, bitter	Herz, Leber, Niere
264	**Rumex crispus** Ampfer, krauser	kühl	adstringierend, leicht bitter	Leber, Gedärme
296	**Trigonella foenum-graecum** Bockshornklee	warm	bitter, leicht scharf, leicht aromatisch, leicht süss	Niere, Magen, Lunge, Leber, Gedärme, Milz
299	**Urtica urens** Brennessel, kleine	warm, neutral, kühl	scharf	Blase, Lunge, Gedärme, Uterus, Niere, Leber, Milz, Chong Mai
301	**Vaccinium myrtillus** Heidelbeere	kühl	süss, sauer, adstringierend	Leber, Niere, Magen, Gedärme
Wirkungspriorität: 2				
95	**Anacyclus pyrethrum** Bertram	warm	scharf, adstringierend	Milz
130	**Cetraria islandica** Isländischmoos	kühl	leicht süss, leicht bitter	Lunge, Magen, Gedärme, Niere
145	**Crocus sativus** Safran	neutral	bitter, scharf, süss	Milz, Leber, Niere
149	**Cuscuta europaea** Hopfenseide	neutral	süss	Niere, Leber
189	**Hypericum perforatum** Johanniskraut	neutral	adstringierend, bitter, sauer, leicht süss	Herz, Niere, Milz, Magen, Perikard, Leber, Gallenblase
215	**Mahonia aquifolium** Mahonienwurzel	kühl	bitter	Leber, Gallenblase, Gedärme
216	**Marrubium vulgare** Andorn, gemeiner	neutral	bitter	Lunge, Milz, Leber, Herz
248	**Polygonatum multiflorum** Salomonsiegel	neutral	süss, bitter, adstringierend	Lunge, Milz, Niere, Herz
286	**Stellaria media** Vogelmiere	kühl	leicht süss	Lunge, Magen, Gedärme, Leber, Herz, Niere
Wirkungspriorität: 3				
225	**Nasturtium officinale** Brunnenkresse	neutral	scharf, bitter, leicht salzig, leicht süss	Niere, Blase, Leber, Gallenblase, Magen, Milz, Lunge

Yin tonisieren				
Wirkungspriorität: 1				
90	**Alchemilla xanthochlora** Frauenmantel, gelbgrüner	neutral	bitter, adstringierend	Milz, Niere, Uterus, Blase, Leber, Magen
91	**Aloe vera** Aloe	kalt	bitter	Leber, Herz, Milz
93	**Althaea officinalis** Eibisch	kühl	süss, leicht bitter	Lunge, Magen, Niere, Blase, Gedärme
110	**Asparagus officinalis** Spargel	kalt	süss, bitter	Lunge, Niere

112	**Avena sativa** Hafer	neutral	süss, leicht bitter, leicht adstringierend, sauer	Milz, Herz, Niere
117	**Borago officinalis** Boretsch	kühl	bitter, süss, leicht salzig	Lunge, Gedärme, Herz, Niere, Blase
130	**Cetraria islandica** Isländischmoos	kühl	leicht süss, leicht bitter	Lunge, Magen, Gedärme, Niere
133	**Cimicifuga racemosa** Traubensilberkerze	kühl	scharf, leicht bitter, leicht süss	Niere, Leber, Uterus
149	**Cuscuta europaea** Hopfenseide	neutral	süss	Niere, Leber
155	**Dioscorea villosa** Yamswurzel	warm	bitter, süss	Niere, Leber, Milz, Magen
162	**Equisetum arvense** Schachtelhalm	kühl	leicht bitter, leicht süss	Blase, Lunge, Niere, Gedärme
177	**Glycyrrhiza glabra** Süssholz	neutral, kühl	süss	alle 12 Meridiane, Magen, Milz, Lunge, Herz, Gedärme, Niere, Uterus
212	**Lycium chinensis** Bocksdorn, gemeiner	neutral	süss, leicht sauer	Niere, Leber
248	**Polygonatum multiflorum** Salomonsiegel	neutral	süss, bitter, adstringierend	Lunge, Milz, Niere, Herz
279	**Silybum marianum** Mariendistel	neutral	bitter	Leber, Gallenblase, Milz, Magen
286	**Stellaria media** Vogelmiere	kühl	leicht süss	Lunge, Magen, Gedärme, Leber, Herz, Niere
287	**Symphytum officinale** Beinwell	kühl	süss, bitter	Lunge, Magen, Niere
295	**Trifolium pratense** Wiesenklee, roter	kühl	süss, salzig	Leber, Herz, Lunge, Niere, Blase, Magen
299	**Urtica urens** Brennessel, kleine	warm, neutral, kühl	scharf	Blase, Lunge, Gedärme, Uterus, Niere, Leber, Milz, Chong Mai
301	**Vaccinium myrtillus** Heidelbeere	kühl	süss, sauer, adstringierend	Leber, Niere, Magen, Gedärme
308	**Viola odorata** Veilchen, wohlriechendes	kühl	süss, bitter	Lunge, Leber, Herz, Blase
310	**Vitex agnus-castus** Mönchspfeffer	neutral	bitter, leicht scharf	Leber, Uterus, Chong Mai, Niere
Wirkungspriorität: 2				
83	**Acorus calamus** Kalmus	warm	scharf, aromatisch, bitter	Herz, Leber, Gallenblase, Milz, Magen, Lunge, Niere, Gedärme
144	**Crataegus laevigata** Weissdorn	Früchte: leicht warm, Blüten und Blätter: kühl	Früchte: sauer, leicht süss, Blüten und Blätter: leicht süss, leicht bitter	Herz, Milz, Magen, Leber, Gedärme

▶

◄	**Yin tonisieren** (Fortsetzung, Wirkungspriorität 2)			
194	**Inula helenium** Alant, echter	warm	scharf, süss, leicht bitter, aromatisch	Milz, Lunge, Magen, Leber, Herz, Niere
234	**Paeonia officinalis** Pfingstrose	kühl	sauer, bitter	Herz, Leber, Niere
255	**Pulmonaria officinalis** Lungenkraut	kühl	süss, leicht bitter, adstringierend	Lunge, Gedärme
257	**Quercus robur** Stieleiche	neutral, kühl	adstringierend, leicht bitter	Magen, Gedärme, Milz, Lunge, Niere
274	**Scrophularia nodosa** Braunwurz, knotige	kühl	leicht bitter	Lunge, Leber, Niere
278	**Serenoa repens** Sägepalme	neutral	süss, etwas sauer	Niere, Blase, Milz, Lunge
Wirkungspriorität: 3				
150	**Cynara scolymus** Artischocke	kühl	bitter, leicht salzig	Leber, Gallenblase, Magen, Milz
204	**Leonurus cardiaca** Herzgespann	neutral, kühl	sauer, bitter	Herz, Uterus, Niere, Blase, Lunge

Adstringieren				
Wirkungspriorität: 1				
85	**Aesculus hippocastanum** Rosskastanie	neutral	bitter, adstringierend	Milz, Uterus, Herz, Leber
87	**Agrimonia eupatoria** Odermennig, gemeiner	neutral	sauer, leicht bitter, adstringierend	Lunge, Gedärme, Blase, Niere, Uterus, Leber, Gallenblase
95	**Anacyclus pyrethrum** Bertram	warm	scharf, adstringierend	Milz
175	**Geranium robertianum** Storchenschnabel, stinkender	neutral	bitter, adstringierend	Milz, Magen, Lunge, Gedärme, Niere, Blase, Uterus
180	**Hamamelis virginiana** Zaubernuss	neutral, kühl	adstringierend, leicht bitter	Milz, Gedärme, Magen, Uterus
248	**Polygonatum multiflorum** Salomonsiegel	neutral	süss, bitter, adstringierend	Lunge, Milz, Niere, Herz
257	**Quercus robur** Stieleiche	neutral, kühl	adstringierend, leicht bitter	Magen, Gedärme, Milz, Lunge, Niere
260	**Rhus aromatica / coriaria L. / glabra** Essigbaum	kalt	sauer, adstringierend	Niere, Leber, Gedärme, Uterus
263	**Rubus idaeus** Himbeere	neutral	bitter, adstringierend	Gedärme, Uterus
268	**Salvia officinalis** Salbei	warm, neutral, kühl	aromatisch, bitter, scharf	Lunge, Herz, Leber, Uterus, Gallenblase, Niere, Gedärme
299	**Urtica urens** Brennessel, kleine	warm, neutral, kühl	scharf	Blase, Lunge, Gedärme, Uterus, Niere, Leber, Milz, Chong Mai

302	**Vaccinium vitis-ideae** Preiselbeere	kühl	sauer, süss, adstringierend	Blase, Niere
312	**Vitis vinifera** Weinrebe	neutral	adstrigierend	Milz, Niere
Wirkungspriorität: 2				
90	**Alchemilla xanthochlora** Frauenmantel, gelbgrüner	neutral	bitter, adstrin-gierend	Milz, Niere, Uterus, Blase, Leber, Magen
162	**Equisetum arvense** Schachtelhalm	kühl	leicht bitter, leicht süss	Blase, Lunge, Niere, Gedärme
176	**Ginkgo biloba** Ginkgo	neutral	bitter, leicht süss, adstringierend	Herz, Lunge, Niere
197	**Juglans regia** Walnussbaum, gemeiner	kühl, neutral	adstringierend, bitter, scharf	Magen, Gedärme, Niere, Herz, Milz, Leber
212	**Lycium chinensis** Bocksdorn, gemeiner	neutral	süss, leicht sauer	Niere, Leber
223	**Myrica cerifera** Wachsmyrte	warm	scharf, adstrin-gierend, bitter	Magen, Gedärme, Leber, Gallenblase, Herz, Lunge, Uterus
301	**Vaccinium myrtillus** Heidelbeere	kühl	süss, sauer, adstringierend	Leber, Niere, Magen, Gedärme
307	**Viburnum prunifolium** Schneeball, kirschblättriger	neutral	leicht adstrin-gierend, leicht sauer, leicht bitter	Leber, Uterus, Lunge, Herz
Wirkungspriorität: 3				
141	**Commiphora molmol** Myrrhe	warm	bitter, scharf	Magen, Gedärme, Lunge, Uterus, Herz
283	**Solidago virgaurea** Goldrute	kühl	bitter, adstringierend, leicht scharf	Niere, Blase, Lunge, Leber

Parasiten eliminieren				
Wirkungspriorität: 2				
154	**Daucus carota** Karotte	warm	süss, scharf	Milz, Niere, Blase, Magen
Wirkungspriorität: 3				
91	**Aloe vera** Aloe	kalt	bitter	Leber, Herz, Milz
106	**Artemisia absinthium** Wermut	warm, neutral, kühl	bitter, aromatisch	Milz, Leber, Gallenblase, Uterus, Magen
107	**Artemisia vulgaris** Beifuss	warm, neutral, kühl	bitter, etwas scharf	Leber, Gallenblase, Milz, Uterus, Magen, Niere, Blase

Pflanzenmonografien

Achillea millefolium

Schafgarbe

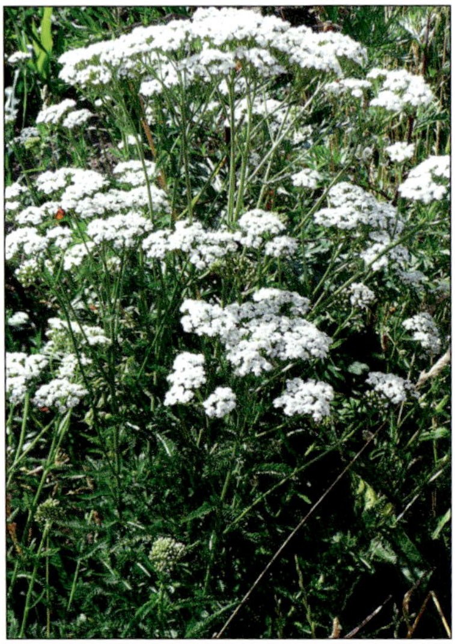

Familie: Asteraceae, Korbblütengewächse

Herkunft: Heimisch in Zentral- und Südosteuropa

Pflanzenteile: oberirdische Teile

Temperatur: warm, neutral, kühl

Geschmack: scharf, bitter, aromatisch

Funktionskreis: Lunge, Leber, Milz, Magen, Uterus, Niere, Blase, Herz

Eigenschaften: spasmolytisch / krampflösend, antiinflammatorisch / entzündungshemmend, diuretisch / harntreibend, diaphoretisch / schweisstreibend, carminativ / blähungs- und gärungswidrig, cholagog / galletreibend, blutreinigend, Progesteron- und Gestagenbildung anregend, unterstützt die Yi Seele

Inhaltsstoffe: Ätherisches Öl wechselnder Zusammensetzung, abhängig z. B. von der Herkunft der Pflanze oder dem Erntezeitpunkt. Etwa 100 Verbindungen wurden bisher identifiziert: Pinen, Sabinen, Cineol u. a. Monoterpene; Chamazulen bzw. Vorstufen (Proazulene wie Achillicin) u. a. Sesquiterpenlactone; Flavonoide, Cumarine, Polyine, Salicylsäure-Derivate, Gerbstoffe

Wirkung

1 Blut bewegen

Dysmenorrhö, Menstruationsblutung schmerzhaft, Endometriose, Palpitationen, Angina pectoris, Claudicatio intermittens, Durchblutungsstörungen peripher, Blutzirkulation vermindert, Hypertonie, Bluthochdruck, Varizen, Krampfadern, Thrombophlebitis, Phlebitis, Venenentzündung mit thrombischem Verschluss, Hämorrhoiden, Verletzung, Verstauchung

2 Wind-Kälte eliminieren

Erkältung, Husten, Rhinitis, Nasenschleimhautentzündung, Schnupfen

2 Wind-Hitze eliminieren

Erkältung, Sinusitis, Rhinitis, Nasenschleimhautentzündung, Grippe, Fieber, Malaria, Bronchitis, Asthma

2 Qi regulieren und bewegen

Leber-Qi Stagnation, Depressionen, Launenhaftigkeit, Melancholie, Mutlosigkeit, Darmkrämpfe, Magenkrämpfe, Morbus Raynaud, PMS, Prämenstruelles Syndrom, Dysmenorrhö, Menstruationsblutung schmerzhaft mit Rückenschmerzen, Kopfschmerzen, Amenorrhö, Menstruationsblutung ausbleibend, Zervizitis, Endometriose, Endometritis (innerlich und Sitzbad), Wadenkrämpfe, Spannungsgefühl im Epigastrium

2 **Blutungen stillen und regulieren**

Uterusblutung, Zwischenblutung, Lungenblutung, Darmblutung, Nierenblutung, Magenblutung, Epistaxis, Nasenbluten, Geburtsblutung, Blutung nach der Geburt, Abtreibungsblutung, Fehlgeburt, Wunde blutend, Hämorrhoiden, Endometriose

2 **Nässe/Feuchtigkeit auflösen/transformieren**

Toxine, Hauterkrankungen, Hautulzera, Fisteln, Akne, Haut unrein, Seborrhö, Haut fettig, Sinusitis, Narbenbildung schlecht, Schwellung, Fluor vaginalis, Ausfluss

2 **Qi tonisieren**

tonisiert Milz-Qi, tonisiert Magen-Qi, Verdauungsschwäche daraus entstehender Blutmangel, Anorexie, Magersucht, Gastritis, Magenschleimhautentzündung, Appetitlosigkeit, Dyspeptische Beschwerden, Flatulenz, Blähungen, Völlegefühl, Harninkontinenz, Blasenschwäche

Vorsicht: Nicht während der Schwangerschaft anwenden.

Aconitum napellus
Eisenhut

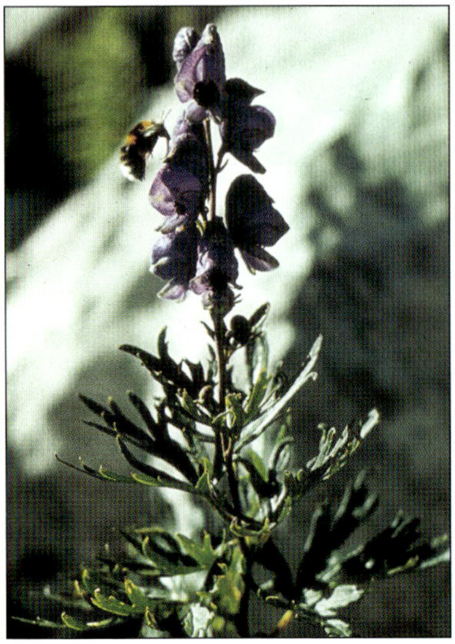

Familie: Ranunculaceae, Hahnenfussgewächse

Herkunft: Heimisch in den Alpen und den Karpaten und in den gebirgigen Regionen Europas

Pflanzenteile: Wurzel

Temperatur: heiss, kalt

Geschmack: scharf, süss

Funktionskreis: Herz, Perikard, Milz, Niere

Eigenschaften: toxisch, stimulierend, herzstärkend, analgetisch / schmerzstillend, Anregung des Wärmeorganismus und Integration von Stoffwechselprozessen, das beste Umwandlungsstimulans

Inhaltsstoffe: Aconitin und weitere Diterpenalkaloide wie Mesaconotin und Hypaconitin

Wirkung

1 Inneres/Li erwärmen

Umwandlungsstörungen, Stoffwechselschwäche, Kältegefühl, Extremitäten kalt, Diarrhö, Durchfall, Impotenz, Ödeme, Urinieren häufig, Kälte innere

1 Yang tonisieren

Herzmuskelschwäche, Schock, Angst

1 **Wind-Kälte/Hitze-Nässe eliminieren (Rheuma/Bi-Syndrom)**

Gelenkschmerzen, Muskelrheuma, Gelenkrheuma, Gelenkentzündung, Gelenkerkrankungen

2 **Inneren Wind unterdrücken**

Schmerzen, Migräne, Neuralgie, Trigeminusneuralgie, Interkostalneuralgie, Myalgie, Muskelschmerzen

2 **Hitze eliminieren und Feuer reduzieren**

Pleuritis, Brustfellentzündung, Rippenfellentzündung, Pericarditis sicca, Herzbeutelentzündung, Fieber, Erkrankungen fieberhafte, Entzündung, Wunde, Infekt, Schnupfen, Bronchialkatarrh, Angina, Laryngitis, Schleimhautentzündung

Vorsicht: Wegen der toxischen Eigenschaft wird Aconitum napellus nur in prozessierter Form, z.B. spagyrisch, verabreicht. Bei Yin-Mangel. Nicht während der Schwangerschaft anwenden.

Acorus calamus

Kalmus

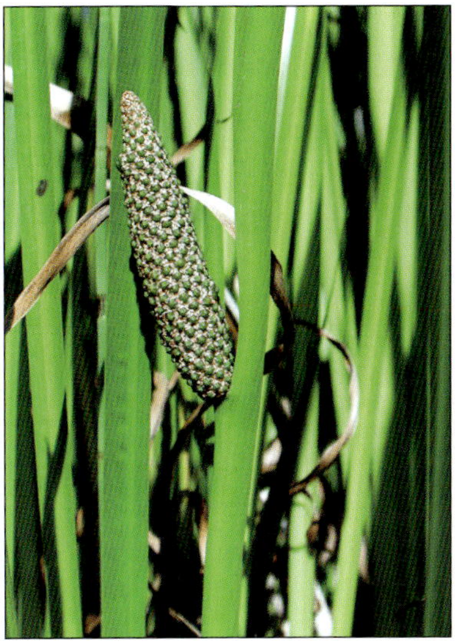

Familie: Araceae, Aronstabgewächse

Herkunft: Heimisch wahrscheinlich in Nordamerika und Indien, heutzutage auf der ganzen Welt verbreitet

Pflanzenteile: Wurzelstock

Temperatur: warm

Geschmack: scharf, aromatisch, bitter

Funktionskreis: Herz, Leber, Gallenblase, Milz, Magen, Lunge, Niere, Gedärme

Eigenschaften: stimulierend, carminativ / blähungs- und gärungswidrig, sekretolytisch / schleimlösend, expectorierend / auswurffördernd, emetisch / brechreizfördernd, adstringierend / zusammenziehend, anregend, trocknend

Inhaltsstoffe: Ätherisches Öl mit den Phenylpropanen Beta-Asaron (cis-Isoasaron) und Isoeugenolmethylether; Monoterpene wie Decadienal (geruchsbestimmend) und Sesquiterpene wie Acoron (bitter), ebenfalls bitter das Glykosid Acorin; Gerbstoffe. Die verschiedenen Herkünfte der Drogen unterscheiden sich ausser in ihrer Chromosomenzahl auch in der Zusammensetzung des ätherischen Öles. So ist das Öl der amerikanischen Sippe frei von Beta-Asaron, die asiatische hat einen hohen Gehalt, die europäische etwas weniger

Wirkung

1 Sinnesorgane öffnen

Konzentrationsstörungen, Gedächtnisschwäche, Vergesslichkeit, Autismus, Bewusstseinstrübung, Wahnvorstellung, Sprachstörungen, Aphasie nach einem Hirnschlag, Depressionen, Schock, Koma, Hörschwäche, Schwindel, Sinne getrübt, Sorgen

1 Schleim-Kälte auflösen

Lungenschleim, Hustenkrampf, Atem oberflächlich, Knochenfistel, Räusperzwang, Nierengries, Nephrolithiasis, Nierensteine, Zystitis, Blasenentzündung

1 Inneres/Li erwärmen

Verdauungsschwäche, Dyspeptische Beschwerden, Verdauungsenzym vermindert, Fermentationsmangel gastrointestinal, Spannungsgefühl im Epigastrium, Bauchkolik, Bauchkrämpfe, Qi-Mangel, Appetitlosigkeit, Magensäuremangel, Anorexie, Magersucht, Schwäche chronisch

2 Yin tonisieren

Knochenbrüche, Knochenschwäche, Osteoporose-Prophylaxe, Knochenschwund-Prophylaxe, Wachstumsschmerzen, Rachitis, Haarausfall

▶

◀

2 **Wind-Kälte/Hitze-Nässe eliminieren (Rheuma/Bi-Syndrom)**

Rheuma, Gicht, Säure-Basen-Haushalt-Störungen, Übersäuerung des Körpers

2 **Shen/Geist beruhigen**

Nervosität, Spannung nervlich bedingt, Wahnvorstellung, Suchtneigung, Nikotinsucht, Rauchen

Vorsicht: Bei Trockenheit. Bei Magen-Feuer.

Aesculus hippocastanum

Rosskastanie

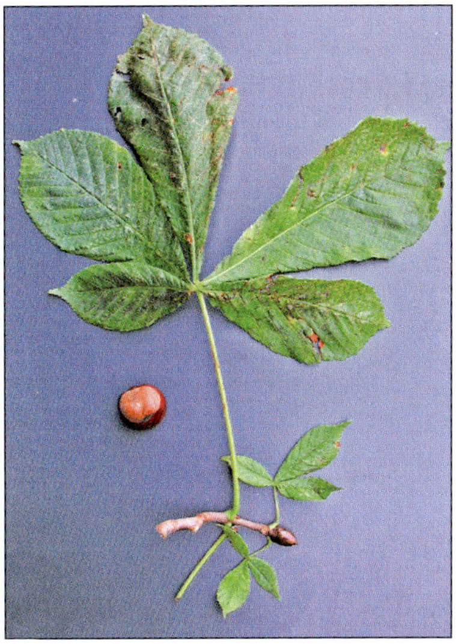

Familie: Hippocastanaceae, Rosskastaniengewächse

Herkunft: Heimisch in den Bergen Griechenlands, Bulgarien, Kaukasus, Nordiran und Himalaya, kultiviert in ganz Europa

Pflanzenteile: Samen und Rinde

Temperatur: neutral

Geschmack: bitter, adstringierend

Funktionskreis: Milz, Uterus, Herz, Leber

Eigenschaften: adstringierend / zusammenziehend, vasokonstriktiv / gefässverengend, venentonisierend, blutungsstillend, antiödematös, antithrombotisch, hyperämisierend / durchblutungsfördernd, antiinflammatorisch / entzündungshemmend, granulationsfördernd / wundheilend, sekretolytisch / schleimlösend, expectorierend / auswurffördernd, spasmolytisch / krampflösend

Inhaltsstoffe: Komplex aus Triterpensaponin-Glykosiden (Aescin), Flavonoide, Proanthodyanidine, Catechingerbstoffe. In den Blättern und der Rinde auch Oxycumaringlykoside wie Aesculin, Fraxin und Scopolin

Wirkung

1 Adstringieren

Varizen, Krampfadern, Hämorrhoiden, Rektumprobleme, Analprolaps, Uterusprolaps, Organsenkungen, Diarrhö, Durchfall, Dysenterie, Enteritis, Colitis, Darmentzündung, Blutung, Leukorrhö

1 Blutungen stillen und regulieren

Metrorrhagie, Zwischenblutung, Menstruationsblutung verfrüht, Menorrhagie, Menstruationsblutung stark und lang, Blutungsneigung, Blutungsneigung der Tracheavarizen, Blutung innere und äussere, Blutung subkutan

1 Blut bewegen

Varizen, Krampfadern, Ödeme, Hämorrhoiden, Pfortaderstau, Wadenkrämpfe, Beine schwere, Beinschmerzen, Thrombose, venöse Stauung im kleinen Becken, Claudicatio intermittens, Gangrän, Phlebitis, Venenentzündung, Beingeschwür, Ulkus cruris, Beine offene

2 Schleim-Hitze auflösen

Lungenschleim, Husten chronisch, Bronchitis chronisch, Nasenkatarrh, Rachenkatarrh, Bronchitis

2 Nässe/Feuchtigkeit auflösen/transformieren

Cellulite, Prostataadenom, Prostatahyperplasie, Prostatahypertrophie, Prostatavergrösserung, Harnverhalten, Gastritis, Magenschleimhautentzündung

▶

◄

2 **Wind-Kälte/Hitze-Nässe eliminieren (Rheuma/Bi-Syndrom)**
Rheuma, Neuralgie, Gicht, Gelenkrheuma der kleinen Gelenke

3 **Qi regulieren und bewegen**
Krämpfe, Kopfschmerzen, Migräne, Gallenflussstau

Vorsicht: Bei Magenerkrankungen. Bei Nierenfunktionsstörungen.

Agrimonia eupatoria

Odermennig, gemeiner

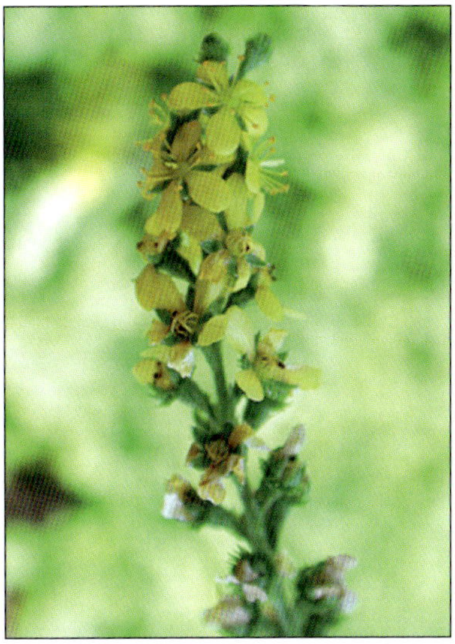

Familie: Rosaceae, Rosengewächse

Herkunft: Heimisch in Mittel- und Nordeuropa, in den gemässigten Regionen Asiens und Nordamerika

Pflanzenteile: oberirdische Teile

Temperatur: neutral

Geschmack: sauer, leicht bitter, adstringierend

Funktionskreis: Lunge, Gedärme, Blase, Niere, Uterus, Leber, Gallenblase

Eigenschaften: blutungsstillend, adstringierend / zusammenziehend, antiinflammatorisch / entzündungshemmend, analgetisch / schmerzstillend, trocknend, reinigend

Inhaltsstoffe: Catechingerbstoffe, Triterpene, Flavonoide, ätherisches Öl in Spuren

Wirkung

1 **Blutungen stillen und regulieren**

Blutung jeglicher Körperteile, Hitze-Blutung, Kälte-Blutung, Nierenblutung, Vaginalblutung, Hämorrhoiden blutend, Hämoptyse, Bluthusten, Epistaxis, Nasenbluten, Zahnfleischbluten, Hämaturie, Blut im Urin, Blutung im oberen Verdauungstrakt, Hämatemesis, Bluterbrechen

1 **Adstringieren**

Diarrhö, Durchfall, Shigellen, Salmonelleninfektion, Harninkontinenz, Fluor vaginalis, Ausfluss, Leukorrhö

2 **Qi regulieren und bewegen**

Gallenflussstau, Gallenkolik akut, Nierenkolik, Appetitlosigkeit

2 **Hitze eliminieren und Feuer reduzieren**

Gingivitis, Zahnfleischentzündung, Pharyngitis, Rachenentzündung, Aphte, Mundfäule, Zungengeschwür, Stimmpflege für Sänger und Redner (als Gurgelmittel), Wutausbruch, Ärger, Migräne, Konjunktivitis, Bindehautentzündung, Varizen offen, Krampfadern offen

2 **Nässe/Feuchtigkeit und Hitze ausleiten**

Diarrhö, Durchfall, Morbus Crohn, Ulkus ventriculi, Magengeschwür, Darmgeschwür, Darmmykosen, Vaginalmykosen, Fluor vaginalis, Candida albicans, Pilzerkrankungen, Gallensteine, Gallengries, Cholezystitis, Gallenblasenentzündung, Ikterus, Gelbsucht, Gallenkolik, Nephrolithiasis, Nierensteine, Harnwegsinfekt, Zystitis, Blasenentzündung, Wut, Ärger, Katarakt, Grauer Star, Augenlinsentrübung

▶

◄

2 **Qi tonisieren**

tonisiert Milz-Qi, Stuhl weich, Flatulenz, Blähungen, Völlegefühl, Appetitlosigkeit, Absorptionschwäche, Diabetes mellitus, Milzschwellung, Milzleiden, Gedächtnisschwäche, Vergesslichkeit, Grübeln, Gedanken quälende, Mattigkeit, Schweregefühl

Agropyron repens
Quecke, gemeine

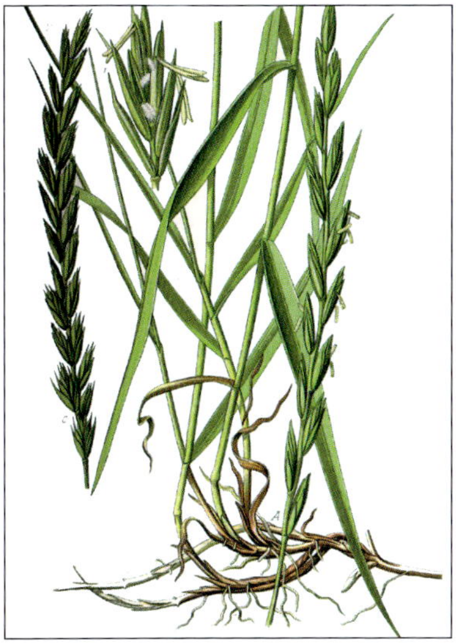

Familie: Poaceae / Gramineae, Gräser

Herkunft: Heimisch in der ganzen nördlichen Erdhälfte, eingeschleppt in Grönland, Südamerika, Australien und Neuseeland

Pflanzenteile: unterirdische Teile

Temperatur: neutral

Geschmack: neutral, leicht süss

Funktionskreis: Blase, Niere, Leber, Gallenblase

Eigenschaften: diuretisch / harntreibend, schleimhautreizungsmildernd, antiinflammatorisch / entzündungshemmend

Inhaltsstoffe: Schleimstoffe Triticin; Zuckeralkohole; Kieselsäure; ätherisches Öl; p-Hydroxyalkylzimtsäurealkylester

Wirkung

1 **Nässe ausleiten und Diurese fördern**

Harnwegsinfekt, Zystitis, Blasenentzündung, Nephritis, Nierenentzündung, Urethritis, Harnröhrenentzündung, Nephrolithiasis, Nierensteine, Nierengries

1 **Nässe/Feuchtigkeit und Hitze ausleiten**

Feuchte-Hitze im unteren Erwärmer, Prostatitis, Prostataentzündung, Harnwegsinfekt, Zystitis, Blasenentzündung, Nephritis, Nierenentzündung, Urethritis, Cholelithiasis, Gallensteine, Ikterus, Gelbsucht, Hauterkrankungen chronisch

2 **Wind-Kälte/Hitze-Nässe eliminieren (Rheuma/Bi-Syndrom)**

Gicht, Rheuma, Schmerzen rheumatische

Alchemilla xanthochlora

Frauenmantel, gelbgrüner

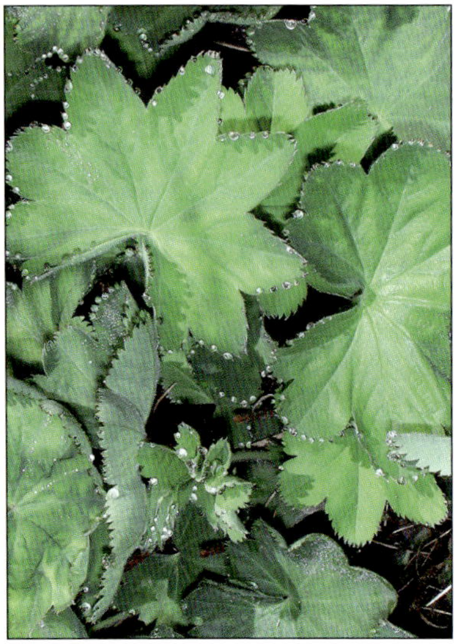

Familie: Rosaceae, Rosengewächse

Herkunft: Heimisch in der gesamten nördlichen Hemisphäre von Nordamerika, Europa, Grönland über Kaukasus, Himalaya bis Sibirien

Pflanzenteile: oberirdische Teile

Temperatur: neutral

Geschmack: bitter, adstringierend

Funktionskreis: Milz, Niere, Uterus, Blase, Leber, Magen

Eigenschaften: adstringierend / zusammenziehend, antipyretisch / fiebersenkend, reinigend, trocknend, blutungsstillend, antiinflammatorisch / entzündungshemmend, sedierend / beruhigend, granulationsfördernd / wundheilend, obstipierend / durchfallhemmend, Progesteron- und Gestagenbildung anregend

Inhaltsstoffe: Gerbstoffe, darunter Ellagitannine wie Agrimoniin und Laevigatin F; Flavonoide. Wirkstoffe noch unbekannt

Wirkung

1 **Nässe/Feuchtigkeit und Hitze ausleiten**

Leukorrhö, Fluor vaginalis, Ausfluss, Entzündung im Becken, Zervizitis, Endometriose, Eileiterentzündung, Adnexitis, Eierstockentzündung, Zystitis, Blasenentzündung, Enteritis, Colitis, Diarrhö, Durchfall, Ausschlag, Dermatitis, Ekzem nässend, Karbunkel, Furunkel, Abszess

1 **Yin tonisieren**

Menopausensyndrom, Wechseljahrbeschwerden, Klimakterium, Insomnia, Schlaflosigkeit, Hitzewallungen, Unruhe nervlich bedingt, Reizbarkeit, Kopfschmerzen

1 **Qi tonisieren**

Prolaps, Organsenkungen, Uterusprolaps, Analprolaps, Hernie, Bänderschwäche, Bindegewebeschwäche, Unterleibserschlaffung

2 **Qi regulieren und bewegen**

Dysmenorrhö, Menstruationsblutung schmerzhaft, Menstruationsblutung unregelmässig, Appetitlosigkeit, Magenleiden, Rheuma

2 **Adstringieren**

Diarrhö, Durchfall, Enteritis, Colitis, Darmentzündung, Leukorrhö, Wechseljahrbeschwerden, Klimakterium, Menopausensyndrom, Hitzewallungen

2 **Blutungen stillen und regulieren**

Hypermenorrhö, Menstruationsblutung stark, Menorrhagie, Menstruationsblutung stark und lang, Metrorrhagie, Zwischenblutung, Hämaturie, Blut im Urin, Zahnfleischbluten, Wunde blutend, Traumata im Genitalbereich, Fehlgeburt, Abtreibungsblutung, Operation

Vorsicht: Nicht während der Schwangerschaft anwenden.

Aloe vera

Aloe

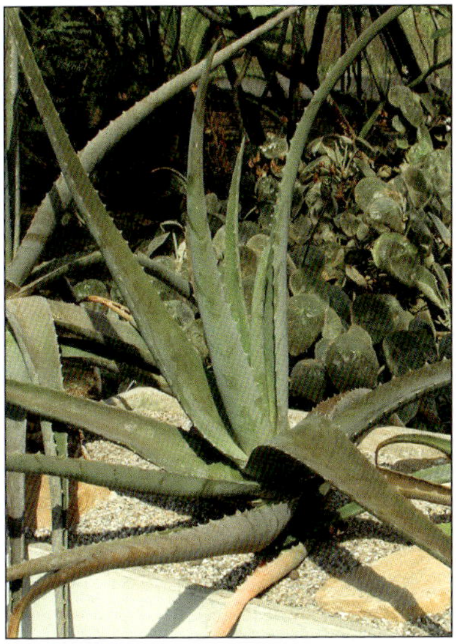

Familie: Xanthorrhoeaceae, Grasbaumgewächse

Herkunft: Herkunft: Sudan
Kultiviert: Südliches Mittelmeergebiet, Naher Osten, Asien und Nordafrika

Pflanzenteile: oberirdische Teile

Temperatur: kalt

Geschmack: bitter

Funktionskreis: Leber, Herz, Milz

Eigenschaften: laxierend / abführend, cholagog / galletreibend, antiinflammatorisch / entzündungshemmend, antimikrobiell, vermizid / wurmabtötend, anregend, tonisierend, granulationsfördernd / wundheilend

Inhaltsstoffe: Anthracenderivate; 2-Alkylchromone; Flavonoide

Wirkung

1 **Darm befeuchten**

Obstipation, Verstopfung chronisch, Verstopfung trocken, Colitis ulcerosa, Enteritis, Darmentzündung

1 **Yin tonisieren**

äusserlich: Verbrennung, Sonnenbrand, Wundheilung schlecht, innerlich: Diabetes mellitus

2 **Qi regulieren und bewegen**

Leber-Qi Stagnation, Oligomenorrhö, Menstruationsblutung verspätet, Amenorrhö chronisch, Menstruationsblutung ausbleibend, Appetitlosigkeit, Verdauung schmerzhaft, Verdauungsschwäche, Tumore, Krebs

3 **Parasiten eliminieren**

Parasiten, Candida albicans, Pilzerkrankungen

3 **Nässe/Feuchtigkeit auflösen/transformieren**

Blutfettwert erhöht

Vorsicht: Nicht während der Schwangerschaft anwenden. Bei Darmverschluss, akut-entzündlichen Erkrankungen des Darmes, Appendizitis und bei Kindern unter 12 Jahren sollte die Droge nicht angewendet werden. Droge nicht zu lange anwenden.

Alpinia officinarum
Galgant

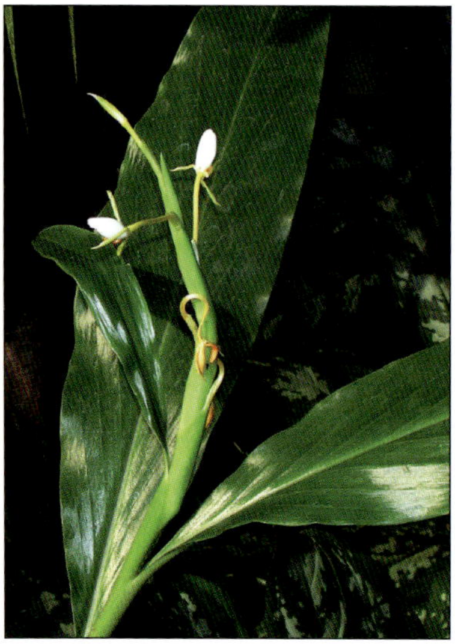

Familie: Zingiberaceae, Ingwergewächse

Herkunft: Indien, Thailand, Südchina

Pflanzenteile: Wurzelstock

Temperatur: heiss

Geschmack: scharf

Funktionskreis: Milz, Magen, Herz, Lunge, Leber, Gallenblase

Eigenschaften: carminativ / blähungs- und gärungswidrig, magenstärkend, stimulierend, entschleimend, erwärmend, trocknend, spasmolytisch / krampflösend, analgetisch / schmerzstillend, antibakteriell, antiinflammatorisch / entzündungshemmend, emmenagog / menstruationsfördernd, antithrombotisch, antikoagulativ / gerinnungshemmend, hyperämisierend / durchblutungsfördernd

Inhaltsstoffe: ätherisches Öl; Diarylheptanoide; Gingerole; Stärke; Gerbstoffe; Flavonoide

Wirkung

1 **Inneres/Li erwärmen**

Appetitlosigkeit, Dyspeptische Beschwerden, Oberbauchschmerzen, Römheld Syndrom, Verdauungsschwäche, Gastralgie, Magenschmerzen, Enteritis, Colitis, Darmentzündung, Erbrechen, Kälte im Epigastrium, Magenkrämpfe, Gallenflussstau

1 **Qi tonisieren**

tonisiert Herz-Qi, tonisiert Lungen-Qi, tonisiert Wei-Qi, tonisiert Milz-Qi, Kreislaufschwäche, Herzinsuffizienz, Obstipation, Verstopfung durch Lungen-Qi-Mangel, Abwehrschwäche, Infektanfälligkeit, Immunschwäche, Konzentrationsstörungen, Mangel an Gegenwärtigkeit, Ablenkbarkeit, Verdauungsschwäche, Flatulenz, Blähungen, Appetitlosigkeit, Magenschwäche, Verdauungssäftemangel, Perniziöse Anämie, Anämie aus Vitamin B 12- Mangel, Pankreasentzündung chronisch, Schweregefühl, Schlaf-Wach-Rhythmus gestört

1 **Blut bewegen**

Thrombose, Kreislaufschwäche, Herzbeschwerden funktionelle, Thoraxenge, Angina pectoris, Angst die am Herz verspürt wird, Arterienverengung, Morbus Raynaud, Schwäche nervlich bedingt

2 **Sinnesorgane öffnen**

Schleim benebelt den Kopf, Schwindel, Konzentrationsstörungen, Kopfschmerzen

2 **Schleim-Kälte auflösen**

Atemwege verschleimt, Asthma bronchiale, Bronchitis spastisch, Cholesterinwert erhöht, Hyperlipidämie

Vorsicht: Bei Yin-Mangel. Bei Feuer- und Hitze-Symptomatiken.

Althaea officinalis

Eibisch

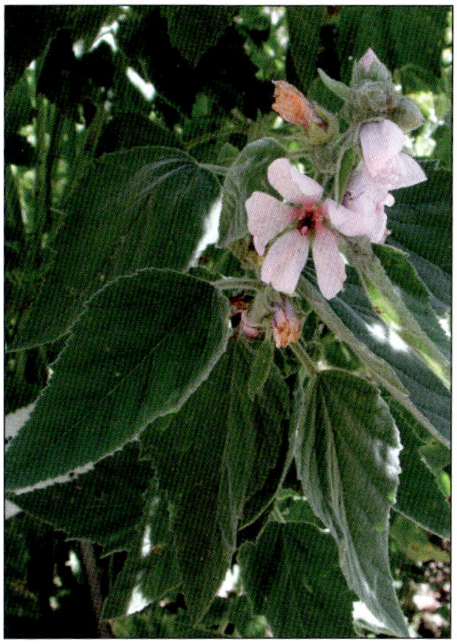

Familie: Malvaceae, Malvengewächse

Herkunft: Heimisch in Asien und Südosteuropa

Pflanzenteile: Wurzel

Temperatur: kühl

Geschmack: süss, leicht bitter

Funktionskreis: Lunge, Magen, Niere, Blase, Gedärme

Eigenschaften: nährend, befeuchtend, stoffwechselanregend, diuretisch / harntreibend, schleimhautreizungsmildernd, granulationsfördernd / wundheilend, laxierend / abführend

Inhaltsstoffe: Schleimstoffe (Mukopolysaccharide) vor allem aus Galacturonorhammanen und Arabinogalactanen; in den Wurzeln auch Pektine und Stärke

Wirkung

1 Yin tonisieren

tonisiert Magen-Yin, tonisiert Lungen-Yin, Mundtrockenheit, Rachentrockenheit, Husten trocken, Schleimhautreizung (Wurzel kauen), Durst, Gastritis chronisch atrophisch, Magenschleimhautentzündung, Zungenbrennen, TBC, Tuberkulose, Diabetes mellitus, Nachmittagsfieber, Hiatushernie, Zwerchfellbruch, Stuhltrockenheit, Krankheit zehrend (Für die Yin tonisierende Wirkung möglichst Mazerat/Kaltauszug verwenden)

1 Darm befeuchten

Stuhltrockenheit , Obstipation, Verstopfung

2 Hitze eliminieren und Blut kühlen

Hämaturie, Blut im Urin, Darmblutung, Epistaxis, Nasenbluten, Hämatemesis, Bluterbrechen, Blut im Sputum, Akne, Karbunkel, Furunkel

2 Hitze eliminieren, die durch Yin-Mangel verursacht wird

Mundtrockenheit, Rachentrockenheit, Schleimhautreizung, Aphte, Heiserkeit, Durst, Husten unproduktiv, Husten trocken (Mazerat/Kaltauszug), Husten mit zähem Schleim, TBC, Tuberkulose, Hämoptyse, Bluthusten, Reizhusten, Pertussis, Keuchhusten, Bronchitis, Asthma bronchiale, Pneumonie, Lungenentzündung, Laryngitis, Pharyngitis, Pleuritis, Brustfellentzündung, Rippenfellentzündung

◀

2 Nässe/Feuchtigkeit und Hitze ausleiten

Entzündung des Urogenitaltraktes, Zystitis, Blasenentzündung, Urethritis, Harnröhrenentzündung, Strangurie, Harndrang schmerzhaft, Dysurie, Urinieren erschwert, Harnverhalten, Urinieren schmerzhaft, Nephrolithiasis, Nierensteine, Nierenkolik, Stomatitis, Mundschleimhautentzündung, Gingivitis, Zahnfleischentzündung, Mundulzeration, Mundinfekt chronisch, Pharyngitis, Rachenentzündung, Ösophagitis, Speiseröhrenschleimhautentzündung, Gastritis, Magenschleimhautentzündung, Ulkus ventriculi, Ulkus duodeni, Diarrhö, Durchfall, Enteritis, Colitis, Darmentzündung, Dysenterie, Morbus Crohn, Colitis ulcerosa, Reizdarm, Konjunktivitis, Bindehautentzündung (Kompressen)

3 Hitze eliminieren und Toxine ausleiten

Pneumonie, Lungenentzündung, Gangrän, Sepsis, Blutvergiftung, Geschwür, Urtikaria, Nesselfieber, Aphte, Insektenstich

Anacyclus pyrethrum

Bertram

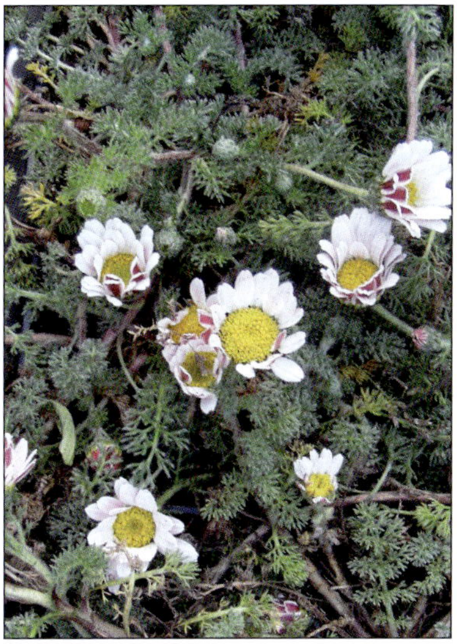

Familie: Asteraceae, Korbblütengewächse

Herkunft: Heimisch im Mittelmeerraum, Arabien und dem Kaukasus. In Mitteleuropa wird Bertram angebaut

Pflanzenteile: Wurzel

Temperatur: warm

Geschmack: scharf, adstringierend

Funktionskreis: Milz

Eigenschaften: adstringierend / zusammenziehend, verdauungsfördernd, hautreizend, nervenstärkend, sekretolytisch / schleimlösend

Inhaltsstoffe: Pellitorin, Pyrethrin, ätherische Öle, Inulin, Gerbstoffe, abwehrsteigernde Zuckerverbindung

Wirkung

1 Qi tonisieren

tonisiert Milz-Qi, tonisiert Herz-Qi, tonisiert Lungen-Qi, Konzentrationsstörungen, Lernschwierigkeit, Dyspeptische Beschwerden, Verdauungssäftemangel, Verdauungsschwäche, Rekonvaleszenz, Anorexie, Magersucht, Appetitlosigkeit, Diabetes mellitus, Herzschwäche, Lungenschwäche, Lungenschleim

1 Adstringieren

Diarrhö, Durchfall, Bettnässen

2 Blut tonisieren

Anämie, Blutmangel, Perniziöse Anämie, Anämie aus Vitamin B 12-Mangel, Eisenmangel, Angst, Schreckhaftigkeit, Müdigkeit, Abgeschlagenheit, Energiemangel, Erschöpfung

Anethum graveolens

Dill

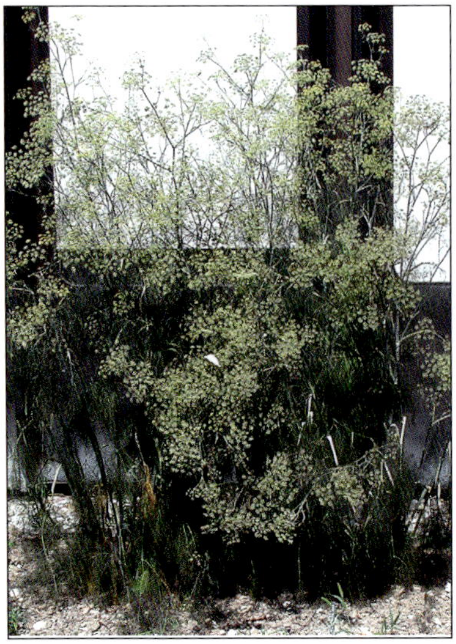

Familie: Apiaceae, Doldenblütengewächse

Herkunft: Heimisch in Südrussland und im Mittelmeerraum. Kultiviert in ganz Europa, sowie in Nord- und Südamerika

Pflanzenteile: Samen, Kraut

Temperatur: warm

Geschmack: Samen: süss, scharf, aromatisch, Kraut: süss, aromatisch

Funktionskreis: Magen, Milz, Leber, Niere

Eigenschaften: carminativ / blähungs- und gärungswidrig, spasmolytisch / krampflösend, analgetisch / schmerzstillend, sedierend / beruhigend, magenstärkend, emmenagog / menstruationsfördernd, diuretisch / harntreibend, galaktagog / milchflussfördernd

Inhaltsstoffe: Ätherisches Öl mit Carvon als Hauptbestandteil, Limonen, Dillapiol; Furocumarine und Hydroxycumarine

Wirkung

1 Nässe/Feuchtigkeit auflösen/transformieren

Gastralgie, Magenschmerzen, Kolik, Flatulenz, Blähungen, Verdauungsschwäche, Magenkrämpfe, Darmkrämpfe, Darmbakterien pathogene, Dysbakterie, Darmflorastörungen, Lebererkrankungen, Gallenblasenerkrankungen

1 Qi tonisieren

tonisiert Milz-Qi, Flatulenz, Blähungen, Verdauungsschwäche, Laktationsmangel, Milchbildungsmangel (Tee der Früchte)

2 Shen/Geist beruhigen

Insomnia, Schlaflosigkeit, Unruhe, Schlafstörungen durch Verdauungsschwäche, Neidgefühl, Gedanken verkrampfte, Gedankenflut, Gefühle negative, Eifersuchtsgefühle (homöopathisch)

3 Blut bewegen

Kolik, Magenkrämpfe, Darmkrämpfe, Herzkreislauf-Prophylaxe, Infarkt-Prophylaxe

Angelica archangelica

Engelwurz

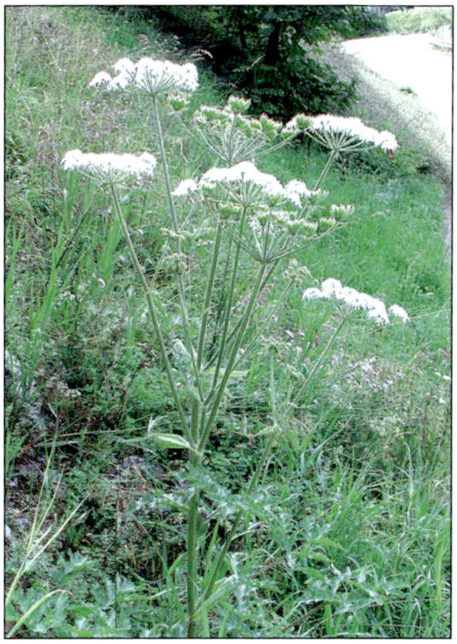

Familie: Apiaceae, Doldenblütengewächse

Herkunft: Heimisch in Nordeuropa und Asien, ansonsten Anbau

Pflanzenteile: Wurzel

Temperatur: warm

Geschmack: aromatisch, bitter, scharf

Funktionskreis: Lunge, Milz, Magen, Herz, Gedärme, Leber, Gallenblase

Eigenschaften: carminativ / blähungs- und gärungswidrig, stimulierend, emmenagog / menstruationsfördernd, diaphoretisch / schweisstreibend, expectorierend / auswurffördernd, bewegend, spasmolytisch / krampflösend, harmonisierend, antipyretisch / fiebersenkend, Östrogenbildung anregend (Östriol, Östrol, Östradiol, in den Ovarien gebildet) unterstützt die Yi-Seele

Inhaltsstoffe: Ätherisches Öl mit Phellandren, Pinen u.a. Monoterpenen; bitter schmeckende Sesquiterpene, macrocyclische Lactone (geruchsbestimmend), Cumarine, reichlich Furocumarine

Wirkung

1 Qi tonisieren

tonisiert Lungen-Qi, tonisiert Milz-Qi, tonisiert Wei-Qi, Krankheit chronisch, Schwäche, Kältegefühl, Schweregefühl, Müdigkeit, Abgeschlagenheit, Energiemangel, Erschöpfung, Kraftlosigkeit, Urvertrauen vermindert, Sorgen, Kummer

1 Inneres/Li erwärmen

Verdauungsschwäche, Flatulenz, Blähungen, Darmgurgeln, Borborygmus, Bauchgurgeln, Kälteschmerzen im Epigastrium, Kolik, Abdominalschmerzen, Bauchschmerzen, Gastritis chronisch, Magenschleimhautentzündung, Appetitlosigkeit, Stuhl lose, Stuhl verschleimt, Diarrhö, Durchfall, Enteritis chronisch, Colitis chronisch, Darmentzündung chronisch, Pankreasentzündung chronisch, Kältegefühl, Schweregefühl des Körpers, Kopf schwer

1 Schleim-Kälte auflösen

Husten mit weissem Schleim, Husten mit zähem Schleim, Keuchen, Bronchitis, Asthma bronchiale spastisch, Gallenflussstau, Cholesterinwert erhöht, Schweregefühl, Kopf schwer

2 Wind-Kälte eliminieren

Erkältung, Grippe, Fieber

►

◀

2 **Wind-Kälte/Hitze-Nässe eliminieren (Rheuma/Bi-Syndrom)**

rheumatische Erkrankungen, Rheuma, Neuralgie, Gicht, Rückenschmerzen, Zahnschmerzen neuralgisch, Kopfschmerzen

3 **Blut bewegen**

Angina pectoris, Herzrhythmusstörungen, Blutzirkulation vermindert, Durchblutungsstörungen des Gehirns, Apoplexie-Prophylaxe, Schlaganfall-Prophylaxe, Durchblutungsstörungen des Beckens, Plazentaretention, Festhalten der Plazenta, Nachgeburt austreibend

3 **Qi regulieren und bewegen**

Leber-Qi Stagnation, Dysmenorrhö, Menstruationsblutung schmerzhaft, Amenorrhö, Menstruationsblutung ausbleibend, PMS, Prämenstruelles Syndrom, Reizbarkeit, Depressionen, Geburt verlangsamt (präventiv und kurativ), Plazentaretention, Festhalten der Plazenta, Nachgeburt austreibend, Östrogenbildung vermindert, Cor nervosum, vegetative Dystonie mit Neigung zu kalten Extremitäten, Anorexie, Magersucht

Vorsicht: Bei Magen- und Darmgeschwüren.

Anisum stellatum

Sternanis

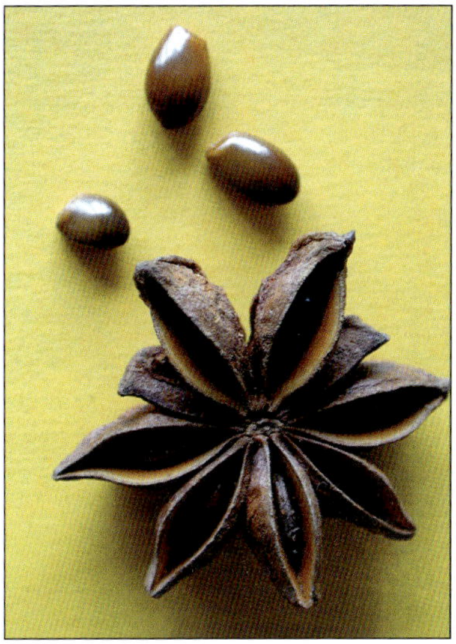

Familie: Illiciaceae, Anisgewächse

Herkunft: kultiviert in Südeuropa, Türkei, Asien und Südamerika

Pflanzenteile: Frucht

Temperatur: warm

Geschmack: scharf

Funktionskreis: Magen, Niere, Lunge

Eigenschaften: stimulierend, carminativ / blähungs- und gärungswidrig, analgetisch / schmerzstillend, reizlindernd, sekretolytisch / schleimlösend

Inhaltsstoffe: Anethol, Anisaldehyd, Methychavicol, Anisic, Acid, Anisyl Aceton, Phellandren, Pinen, Cineol, Limonen, Safrol

Wirkung

1 **Inneres/Li erwärmen**

tonisiert Magen-Yang, tonisiert Nieren-Yang, kalter Bauch , Kälteschmerzen im Abdomen, Flatulenz, Blähungen, Übelkeit, Rülpsen, Abdominalschmerzen, Bauchschmerzen, Magenschwäche, Hernie, Eingeweidebruch

2 **Nässe auflösen und Yang wärmen**

Nephrolithiasis, Nierensteine, Unfruchtbarkeit, Schwindel, Gesicht geschwollen, Kopf dumpf

2 **Schleim-Kälte auflösen**

Husten, Bronchitis

Apium graveolens
Sellerie

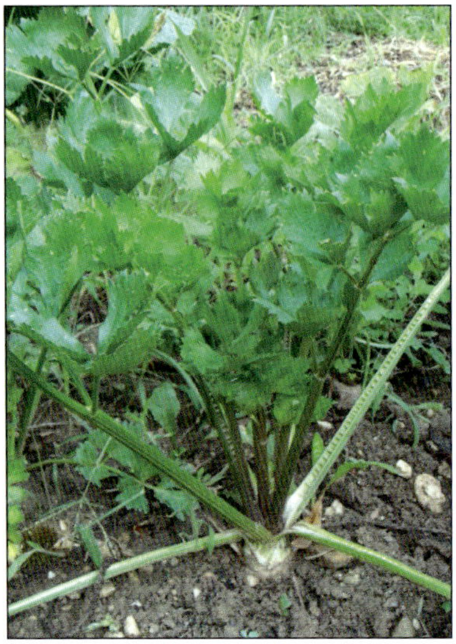

Familie: Apiaceae, Doldenblütengewächse

Herkunft: Heimisch in Europa von England und Lappland bis Südrussland, Westasien bis Ostindien, Südamerika sowie Nord- und Südafrika. In Nordamerika, Mexico und Argentinien angebaut und verwildert

Pflanzenteile: Samen

Temperatur: kühl

Geschmack: scharf, aromatisch, etwas bitter

Funktionskreis: Niere, Blase, Herz, Lunge, Uterus, Milz

Eigenschaften: stimulierend, phototoxisch, emmenagog / menstruationsfördernd, antirheumatisch, diuretisch / harntreibend, carminativ / blähungs- und gärungswidrig

Inhaltsstoffe: Besonders reichlich in den Früchten ätherisches Öl mit Limonen, Selinen und Alkylphthaliden wie Sedanonsäureanhydrid als Geruchsträger; Furocumarine wie Bergapten, Xanthotoxin, Isoimperatorin; Flavonoide, noch unbekannte Alkaloide; in den Wurzeln auch Polyine wie Falcarinol

Wirkung

1 **Nässe ausleiten und Diurese fördern**

Niereninsuffizienz chronisch, Nierenfunktion vermindert, Blasenschwäche chronisch, Aszites, Bauchwassersucht, Ödeme

2 **Schleim-Kälte auflösen**

Lungenkatarrh, Bronchitis

2 **Qi tonisieren**

Adipositas, Übergewicht, Flatulenz, Blähungen, Impotenz, Frigidität

2 **Wind-Kälte/Hitze-Nässe eliminieren (Rheuma/Bi-Syndrom)**

Rheuma, Gicht, Arthritis

3 **Blut bewegen**

Niereninsuffizienz chronisch, Nierenfunktion vermindert, Blasenschwäche chronisch, Aszites, Bauchwassersucht, Ödeme

Vorsicht: Nicht während der Schwangerschaft anwenden, da stark abortiv.

Arctium lappa

Klette, grosse

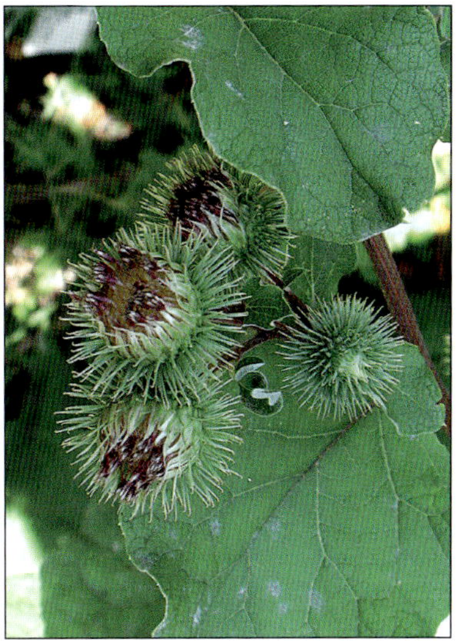

Familie: Asteraceae, Korbblütengewächse

Herkunft: Heimisch in Europa, Asien und Nordamerika

Pflanzenteile: Wurzel

Temperatur: kühl

Geschmack: Wurzel: leicht scharf, leicht bitter; Samen: scharf, leicht bitter

Funktionskreis: Lunge, Gedärme, Gallenblase, Niere, Blase, Magen, Leber

Eigenschaften: diaphoretisch / schweisstreibend, diuretisch / harntreibend, antipyretisch / fiebersenkend, sekretolytisch / schleimlösend, expectorierend / auswurffördernd, antiinflammatorisch / entzündungshemmend, antimikrobiell, entgiftend, blutreinigend

Inhaltsstoffe: Bis zu 45% Inulin, Schleimstoffe, in Spuren ätherisches Öl komplexer Zusammensetzung, als Bitterstoffe Sesquiterpenlactone; Polyine, Kaffeesäurederivate, Triterpene

Wirkung

1 Hitze eliminieren und Toxine ausleiten

Ekzem allergisches, Ausschlag, Akne, Karbunkel, Geschwür, Hautrötung, Ulkus cruris, Beine offene, Ichthyosis, Verhornung, Psoriasis, Schuppenflechte, Seborrhö der Kopfhaut, Kopfhaut fettig, Seborrhö, Haut fettig, Lymphadenitis, Lymphdrüsenschwellung entzündlich, Hepatitis akut, Hepatitis chronisch, Schwermetallbelastung, Mundulzeration, Mundbläschen, Aphte, Chemotherapie-Begleitung, Streptokokkeninfekt, Staphylokokkeninfekt, Pneumokokkeninfekt, Infekt bakteriell, Infekt viral

1 Wind-Hitze eliminieren

Halsentzündung, Pneumonie, Lungenentzündung, Scharlach, Masern, Pocken, Syphilis

2 Nässe/Feuchtigkeit und Hitze ausleiten

Ekzem, Dermatitis, Ausschlag, Psoriasis, Schuppenflechte, Strangurie, Harndrang schmerzhaft, Dysurie, Urinieren erschwert, Zystitis, Blasenentzündung, Prostatitis, Prostataentzündung, Nachtröpfeln, Ödeme, Nephrolithiasis, Nierensteine, Genitalentzündung chronisch

2 Wind-Kälte/Hitze-Nässe eliminieren (Rheuma/Bi-Syndrom)

Gicht, Rheuma, Lumbago, Arthrose, Arthritis, Gelenkerkrankungen degenerative

2 Schleim-Hitze auflösen

Bronchitis, Pneumonie, Lungenentzündung, Pneumokokkeninfekt, Husten mit Schleim

Arctostaphylos uva-ursi

Bärentraube

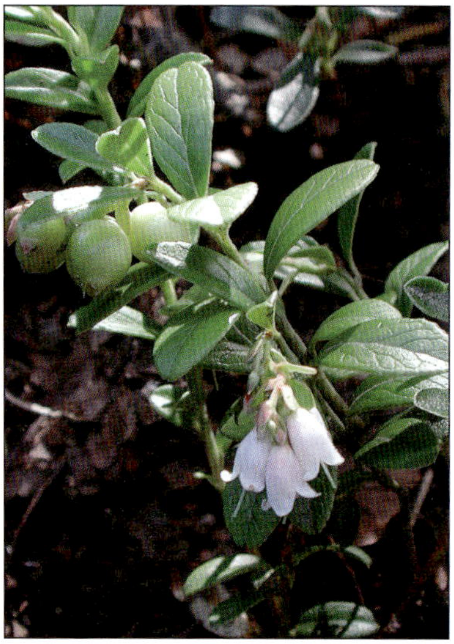

Familie: Ericaceae, Heidekrautgewächse

Herkunft: Heimisch in Mitteleuropa, Skandinavien und Sibirien

Pflanzenteile: Blätter, junge Zweigspitzen

Temperatur: kühl

Geschmack: adstringierend, bitter

Funktionskreis: Niere, Blase

Eigenschaften: diuretisch / harntreibend, adstringierend / zusammenziehend, antiseptisch / desinifzierend / keimtötend, trocknend, kühlend

Inhaltsstoffe: Phenolglykoside Arbutin und Methylarbutin (5-16%); Gerbstoffe, Flavonoide, Iridoide

Wirkung

1 **Hitze eliminieren und Nässe trocknen**

Harnwegsinfekt, Zystitis, Blasenentzündung, Hämaturie, Blut im Urin, Niereninfekt, Pyelitis, Nierenbeckenentzündung, Pyelonephritis, Nephritis, Nierenentzündung, Leukorrhö, Infekt nach der Geburt, Geburtsinfekt-Prophylaxe, Urin eitrig, Urin trüb, Candida albicans, Pilzerkrankungen, Gonorrhö, Enuresis nocturna, Nykturie, nächtliches Urinieren speziell bei Kindern

3 **Blutungen stillen und regulieren**

Uterusblutung abnormale, Hämaturie, Blut im Urin, Hämaturie mit Schleim

Vorsicht: Nicht einnehmen während der Schwangerschaft, Stillzeit und Kinder unter 12 Jahren. Nicht länger als 7 Tage anwenden.

Armoracia rusticana

Meerrettich

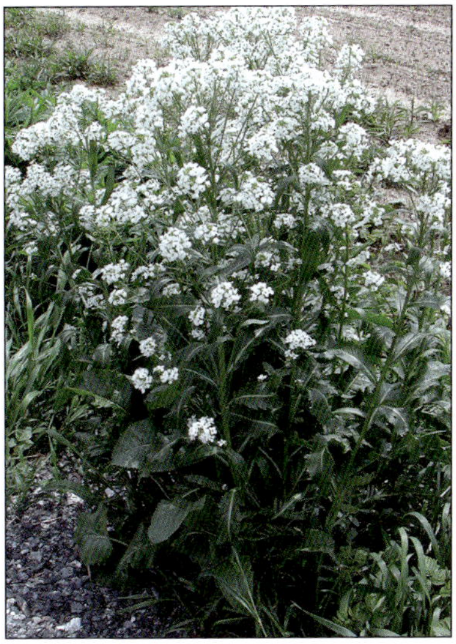

Familie: Brassicaceae / Cruciferae, Kreuzblütengewächse

Herkunft: Im Wolga-Donau Gebiet heimisch, aber in ganz Europa verwildert und eingebürgert

Pflanzenteile: Wurzel

Temperatur: heiss

Geschmack: scharf

Funktionskreis: Lunge, Magen, Gedärme, Blase

Eigenschaften: stimulierend, hyperämisierend / durchblutungsfördernd, diuretisch / harntreibend, laxierend / abführend, sekretolytisch / schleimlösend, antibiotisch

Inhaltsstoffe: Glucosinolate (Senfölglykoside) Sinigrin und Gluconasturtiin, Allylsenföl und Phenylethylsenföl freisetzend; Vitamine

Wirkung

1 **Inneres/Li erwärmen**

Verdauungsschwäche, Appetitlosigkeit, Magensäuremangel, Diarrhö, Durchfall, Colitis, Enteritis, Darmentzündung, Abdominalspasmen, Bauchkrämpfe, Gastritis, Magenschleimhautentzündung, Kältegefühl, Müdigkeit, Abgeschlagenheit, Energiemangel, Erschöpfung

1 **Nässe auflösen und Yang wärmen**

Asthma bronchiale, Bronchitis mit weissem Schleim (Merrettich mit Honig), kalter unterer Erwärmer, Feuchtigkeit im unteren Erwärmer, Leukorrhö, Zystitis, Blasenentzündung

2 **Wind-Kälte eliminieren**

grippaler Infekt, Schwitzen ausbleibend, Atemwegserkrankungen (Meerrettich mit Honig), Erkältung, Bronchitis, Lungenschleim, Sinusitis, Asthma bronchiale mit weissem Schleim

2 **Nässe ausleiten und Diurese fördern**

Zystitis, Blasenentzündung, Harnwegsinfekt (Merrettich mit Honig), Lymphflussstau

2 **Wind-Kälte/Hitze-Nässe eliminieren (Rheuma/Bi-Syndrom)**

Gicht, Rheuma, Neuralgie, Frostbeule (äusserlich als Wickel und Bad)

Vorsicht: Bei Senfölempfindlichkeit.

Arnica montana
Arnika

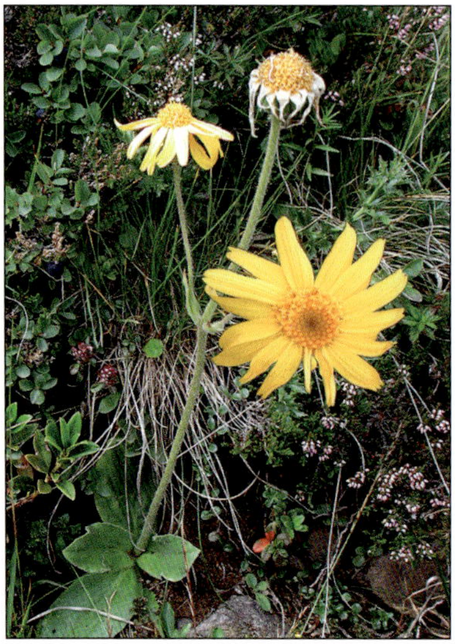

Familie: Asteraceae, Korbblütengewächse

Herkunft: Heimisch von Skandinavien bis Südeuropa, Südrussland und Mittelasien

Pflanzenteile: Blüten, Wurzel, ganze Pflanze

Temperatur: warm

Geschmack: leicht bitter, leicht scharf

Funktionskreis: Herz, Lunge, Perikard

Eigenschaften: zytotoxisch, stimulierend, entspannend, aufbauend, erwärmend, adstringierend / zusammenziehend, bewegend, trocknend, hyperämisierend / durchblutungsfördernd, antiseptisch / desinifzierend / keimtötend, antimykotisch / wirksam gegen Pilzinfektionen, analgetisch / schmerzstillend, antiinflammatorisch / entzündungshemmend

Inhaltsstoffe: Sesquiterpenlactone, besonders Helenalin und Dihydrohelenalin sowie deren Ester; ätherisches Öl, Flavonoide, Cumarine, Phenolcarbonsäuren

Wirkung

1 Blut bewegen

innerlich spagyrisch: Angina pectoris, Herzerkrankungen koronar, Arteriosklerose, Kreislaufschwäche, Blutzirkulation vermindert, Durchblutungsstörungen zerebral, Hemiplegie nach Apoplexie, Hämatom im Körperinneren (spagyrisch einnehmen und gurgeln), äusserlich Tinktur: Kehlkopfentzündung, Angina tonsillaris, Tonsillitis, Mandelentzündung, Stomatitis, Mundschleimhautentzündung, Pharyngitis, Rachenentzündung, Heiserkeit, Unfallfolgen, Verletzung stumpf, Verstauchung, Zerrung, Prellung, Quetschung, Distorsion, Verrenkung, Knochenbrüche, Bluterguss, Hämatom, Gehirnerschütterung (Umschläge auf Nacken und Kopf und innerliche Einnahme), Frakturödeme, Bursitis, Schleimbeutelentzündung, Periostitis, Knochenhautentzündung, Sehnenscheidenentzündung, Wundheilung schlecht, Insektenstich, Ulkus cruris, Beine offene, Phlebitis, Venenentzündung, Furunkel, Karbunkel, Abszess, Eiterung, Herpes labialis, Verbrennung leicht, Gelenkentzündung, Schulterschmerzen, Epicondylitis, Tennisellbogen, Paralyse, Lähmung, Thrombophlebitis, Phlebitis, Venenentzündung mit thrombischem Verschluss, kalte Füsse, Tinnitus (getränkter Wattebausch in Gehörgang)

1 Wind-Kälte/Hitze-Nässe eliminieren (Rheuma/Bi-Syndrom)

äusserlich Tinktur: rheumatische Arthritis, Gicht, Myalgie, Muskelschmerzen, Gelenkschmerzen, Lumbago, Ischias, Rheuma

2 Qi regulieren und bewegen

innerlich spagyrisch: Brustenge, Bronchialasthma, Pertussis, Keuchhusten, Lungenemphysem, Blutdruckstörungen, Hypertonie, Bluthochdruck, Hypotonie, Bluttiefdruck

2 **Qi tonisieren**

innerlich spagyrisch: tonisiert Herz-Qi, Herzinsuffizienz, Kreislaufschwäche, Hypotonie, Bluttiefdruck, Bradykardie, Herzschlag verlangsamt, Palpitationen, Herzklopfen, Müdigkeit, Abgeschlagenheit, Energiemangel, Schwächeanfall, Erschöpfung, Föhnempfindlichkeit

3 **Sommerhitze eliminieren**

äusserlich: Sonnenbrand

Vorsicht: Nicht während der Schwangerschaft anwenden. Vorsicht bei Herzinfarkt und Angina pectoris, kann Herzrythmusstörungen auslösen.

Artemisia absinthium
Wermut

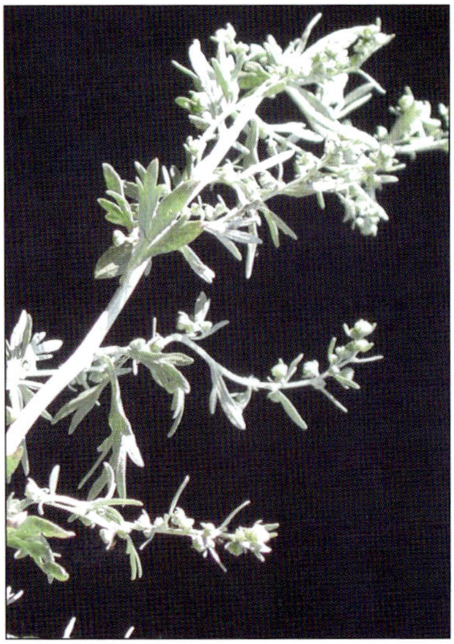

Familie: Asteraceae, Korbblütengewächse

Herkunft: Heimisch in Europa, Nordafrika, Teile Asiens, Nord- und Südamerika

Pflanzenteile: Blätter

Temperatur: warm, neutral, kühl

Geschmack: bitter, aromatisch

Funktionskreis: Milz, Leber, Gallenblase, Uterus, Magen

Eigenschaften: stoffwechselanregend, antimikrobiell, cholagog / galletreibend, choleretisch / lebergallefördernd, emmenagog / menstruationsfördernd, adstringierend / zusammenziehend, anthelminthisch / gegen Würmer

Inhaltsstoffe: Ätherisches Öl mit bis zu 80% Thujon und wechselnden Mengen Chamazulen, das sich bei der Wasserdampfdestillation aus Vorstufen bildet; bittere Sesquiterpenlactone wie Absinthin, Artabsin und Matricin; Flavonoide

Wirkung

1 **Qi tonisieren**

Appetitlosigkeit, Flatulenz, Blähungen, Verdauungsschwäche, Magenerschlaffung, Darmerschlaffung, Nahrungsmittelunverträglichkeit, Medikamentunverträglichkeit

1 **Nässe/Feuchtigkeit und Hitze ausleiten**

Ikterus, Gelbsucht, Gallenflussstau, Cholelithiasis, Gallensteine, Fluor vaginalis, Ausfluss, Leukorrhö, Mykosen chronisch, Candida albicans, Gebärmutterentzündung chronisch, Zystitis chronisch, Blasenentzündung, Gicht, Fibromyalgie, CFS, Chronic Fatigue Syndrom

2 **Qi regulieren und bewegen**

Leberschmerzen, Magenkrämpfe, Gallenkolik, Gallenflussstau, Menstruationsblutung unregelmässig, Menstruationsblutung schwach, PMS, Prämenstruelles Syndrom, Reizbarkeit, Depressionen, Kopfschmerzen

3 **Parasiten eliminieren**

Helminthen, Spulwürmer, Madenwürmer, Candida albicans, Pilzerkrankungen

Vorsicht: Nicht während der Schwangerschaft anwenden.

Artemisia vulgaris
Beifuss

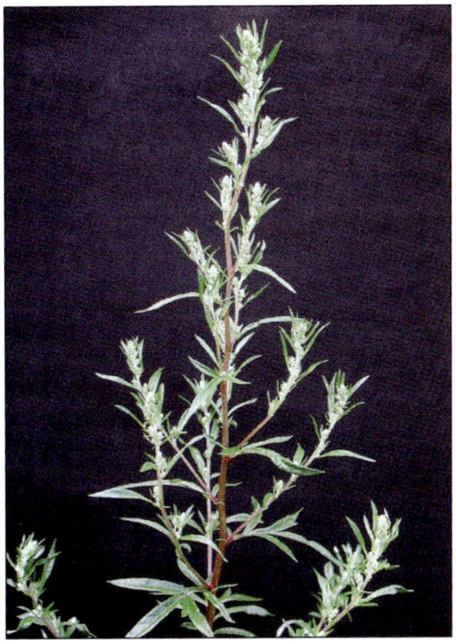

Familie: Asteraceae, Korbblütengewächse

Herkunft: Heimisch in Mittel- und Nordeuropa, Asien und Nordamerika

Pflanzenteile: Wurzel, oberirdische Teile

Temperatur: warm, neutral, kühl

Geschmack: bitter, etwas scharf

Funktionskreis: Leber, Gallenblase, Milz, Uterus, Magen, Niere, Blase

Eigenschaften: cholagog / galletreibend, choleretisch / lebergallefördernd, Progesteron- und Gestagenbildung anregend, Östrogenhaushalt und Gestagenhaushalt ausgleichend

Inhaltsstoffe: Ätherisches Öl mit Cineol, Campher und etwas Thujon, je nach Herkunft; bittere Sesquiterpenlactone, Flavonoide, Cumarine

Wirkung

1 **Blutungen stillen und regulieren**

Hypermenorrhö, Menstruationsblutung stark, Hämorrhoiden blutend (Fussbad)

2 **Inneres/Li erwärmen**

kalter Uterus, Fetus unruhiger, Fehlgeburtneigung, Infertilität, Appetitlosigkeit, Flatulenz, Blähungen, Abdominalschmerzen, Bauchschmerzen, Magenfunktionsschwäche durch Pepsinbildungsmangel, Gastritis, Magenschleimhautentzündung, Mundgeruch, Pankreasenzymproduktion vermindert, Darmentzündung, Colitis, Enteritis, Darmentzündung, Diarrhö, Durchfall, Schwäche mit Kopfschmerzen und Übelkeit, Schwäche der Extremitäten, mentale Schwäche, Unklarheit, Nervosität

2 **Wind-Kälte eliminieren**

Infekt, Husten

3 **Parasiten eliminieren**

Parasiten, Würmer, Parasiten-Prophylaxe

3 **Qi regulieren und bewegen**

Ikterus, Gelbsucht, Gallenflussstau, Cholelithiasis, Gallensteine, Gallenflussstau, Nahrungsmittelunverträglichkeit, Gicht, Fluor vaginalis, Ausfluss, Mykosen chronisch, Gebärmutterentzündung chronisch, Zystitis chronisch, Blasenentzündung, Fieber, Malaria, Wechselfieber

3 **Hitze eliminieren und Nässe trocknen**

Spasmen, Gallenflussstau, Dysmenorrhö, Menstruationsblutung schmerzhaft, Amenorrhö, Menstruationsblutung ausbleibend, Geburtseinleitung, Geburtsvorbereitung, Austreibung der Nachgeburt

Vorsicht: Während der Stillzeit. Wärend der Schwangerschaft niedere Dosis verabreichen.

Asarum europaeum
Haselwurz

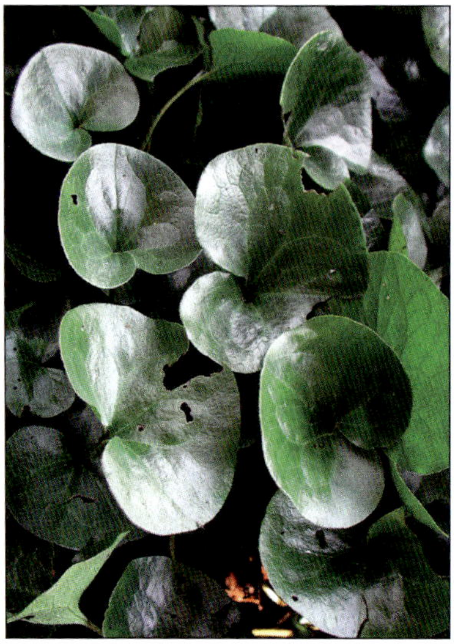

Familie: Aristolochiaceae, Osterluzeigewächse

Herkunft: Heimisch im nördlichen Südeuropa, zentralen und östlichen Mitteleuropa bis hin zur Krim und westlichen Sibirien, kultiviert in der USA

Pflanzenteile: unterirdische Teile

Temperatur: warm

Geschmack: scharf, bitter

Funktionskreis: Leber, Herz, Lunge

Eigenschaften: toxisch, emmenagog / menstruationsfördernd, stimulierend, diuretisch / harntreibend, carminativ / blähungs- und gärungswidrig, diaphoretisch / schweisstreibend, abortiv / schwangerschatfsabbrechend, emetisch / brechreizfördernd, Östrogenbildung anregend

Inhaltsstoffe: Ätherisches Öl mit den Phenylpropanderivaten trans-Isoasaron (Haselwurzkampfer) und trans-Isoeugenolmethylether; Flavonoide

Wirkung

1 **Blut bewegen**

Menstruationsprobleme, Blutzirkulation vermindert, Durchblutungsstörungen

2 **Wind-Kälte eliminieren**

Erkältung, Grippe, Husten, Kopfschmerzen, Fazialisneuralgie, Sinusitis, Asthma bronchiale

2 **Qi regulieren und bewegen**

Qi-Zirkulationsmangel, Bronchialspasmen, Verdauungsschwäche, Flatulenz, Blähungen, Diarrhö, Durchfall, Erschöpfung geistig, Qi-Stagnation in den Meridianen

Vorsicht: Wegen der toxischen Eigenschaft sollte Asarum europaeum in prozessierter Form, z.B. spagyrisch, verabreicht werden. Nicht während der Schwangerschaft anwenden.

Asclepias tuberosa

Seidenpflanze, knollige

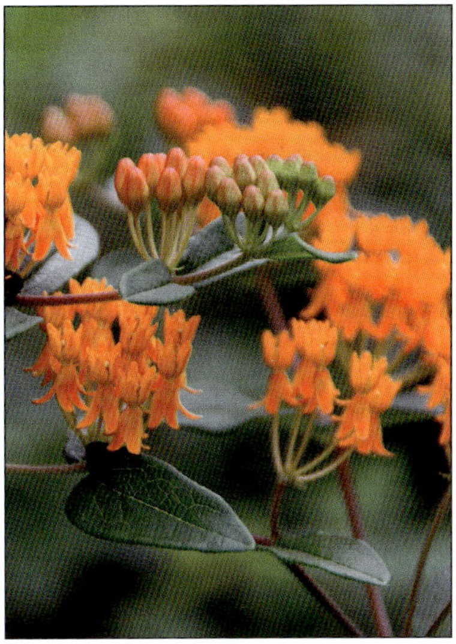

Familie: Asclepiadaceae, Schwalbenwurzgewächse

Herkunft: Heimisch in den USA und in Kanada

Pflanzenteile: Wurzel

Temperatur: kalt

Geschmack: bitter

Funktionskreis: Lunge

Eigenschaften: toxisch, diaphoretisch / schweisstreibend, diuretisch / harntreibend, sekretolytisch / schleimlösend, expectorierend / auswurffördernd

Inhaltsstoffe: herzwirksame Steroide wie Asclepiadin, Frugosid, Glucofrugosid, Coriglaucigenin (Aglykon)

Wirkung

1 **Wind-Hitze eliminieren**

Erkältung, Grippe, Fieber, Pleuritis, Rippenfellentzündung, Brustfellentzündung, Pneumonie, Lungenentzündung, Bronchitis, TBC, Tuberkulose

2 **Hitze eliminieren und Nässe trocknen**

Pneumonie, Lungenentzündung, Bronchitis

Vorsicht: Wegen der toxischen Eigenschaft sollte Asclepias tuberosa in prozessierter Form, z.B. spagyrisch, verabreicht werden. Nicht während der Schwangerschaft anwenden.

Asparagus officinalis
Spargel

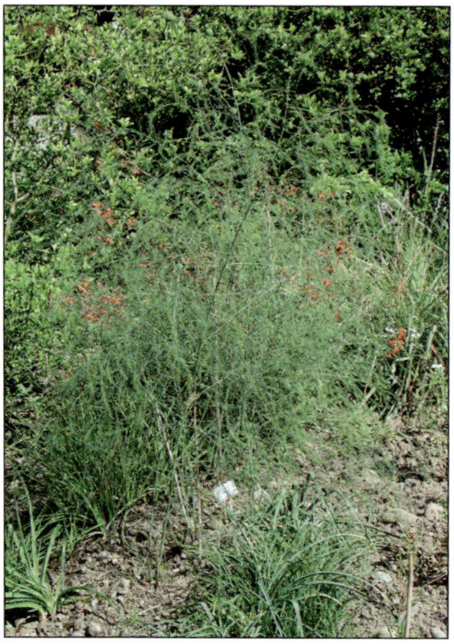

Familie: Asparagaceae, Spargelgewächse

Herkunft: Heimisch in Mittel- und Südeuropa, Vorderasien, Sibirien und Nordafrika, kultiviert in zahlreichen Ländern

Pflanzenteile: unterirdische Teile

Temperatur: kalt

Geschmack: süss, bitter

Funktionskreis: Lunge, Niere

Eigenschaften: nährend, diuretisch / harntreibend, sekretolytisch / schleimlösend, expectorierend / auswurffördernd, schleimhautreizungsmildernd, Östrogenbildung anregend

Inhaltsstoffe: Steroidsaponine (Asparagoside), Aminosäuren wie Asparagin, reichlich Kaliumsalze

Wirkung

1 Yin tonisieren

Fieber, Hauterkrankungen, Ekzem, Dermatitis, Ausschlag, Haut rissig, Hypertonie, Bluthochdruck, Angst, Nervosität, Kopfschmerzen mit Hitze, Sicht verschwommen, Augenrötung, Konjunktivitis, Bindehautentzündung, Stomatitis, Mundschleimhautentzündung, Pharyngitis, Rachenentzündung, Pleuritis, Brustfellentzündung, Rippenfellentzündung, Epilepsie bei Kindern, Zystitis akut, Blasenentzündung, Otitis media, Mittelohrentzündung, Alkoholabusus

2 Hitze eliminieren und Toxine ausleiten

Milchschorf, Herpes zoster, Gürtelrose, Erysipel, Wundrose, Furunkel, Geschwür, Scharlach, Masern, Polio, Mumps, Malaria

Vorsicht: Bei Kälte-Nässe-Durchfall. Bei Nierenerkrankungen.

Atropa belladonna
Tollkirsche

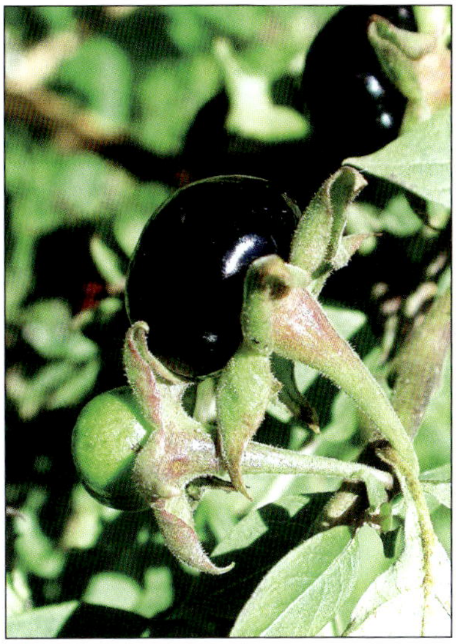

Familie: Solanaceae, Nachtschattengewächse

Herkunft: West- und Südeuropa, Balkan, Kleinasien, Skandinavien, Nordarika, Iran

Pflanzenteile: ganze Pflanze

Temperatur: warm, kalt

Geschmack: bitter

Funktionskreis: Leber

Eigenschaften: toxisch, spasmolytisch / krampflösend, sedierend / beruhigend, diuretisch / harntreibend, narkotisierend

Inhaltsstoffe: In den oberirdischen Teilen Tropanalkaloide, vor allem Hyoscyamin, wenig Scopolamin; Gerbstoffe, Cumarine, Flavonoide. Atropin (DL-Hyoscyamin) entsteht zunehmend während der Trocknung und Aufarbeitung. In den Wurzeln neben Hyoscamin Cuskhygrin, keine Flavonoide

Wirkung

1 **Inneren Wind unterdrücken**

Schmerzen mit hohem Fieber, Infekt, Entzündung, Angina tonsillaris, Tonsillitis, Mandelentzündung, Hautentzündung, Enzephalitis, Hirnhautentzündung, Harnwegsentzündung, Zystitis, Blasenentzündung, Gebärmutterentzündung, Colitis, Enteritis, Darmentzündung, Nierenschmerzen, Nervosität, Tic, Epilepsie, Parkinson, Gallenkolik, Magenkrämpfe, Hyperhidrosis, Schwitzen übermässig, Asthma bronchiale

Vorsicht: Wegen der toxischen Eigenschaft wird Atropa belladonna nur in prozessierter Form, z.B. spagyrisch, verabreicht.

Avena sativa

Hafer

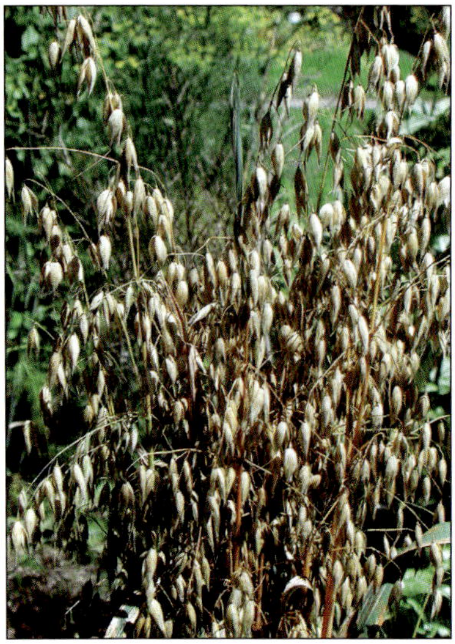

Familie: Poaceae / Gramineae, Süßgräser

Herkunft: Diese Pflanze wird weltweit kultiviert

Pflanzenteile: oberirdische Teile

Temperatur: neutral

Geschmack: süss, leicht bitter, leicht adstringierend, sauer

Funktionskreis: Milz, Herz, Niere

Eigenschaften: entspannend, nährend, stimulierend, trocknend, nervenstärkend, Thyroxinbildung anregend, Insulinbildung anregend, Östrogenbildung anregend (Östriol, Östrol, Östradiol, in den Ovarien gebildet), Androgenbildung anregend, Testosteronbildung anregend

Inhaltsstoffe: In den Früchten Stärke, lösliche Polysaccharide, Eiweiss, Sterole, Steroidsaponine wie Avenacosid A und B. In den grünen Pflanzenteilen lösliche Silikate, Flavonoide, Steroidsaponine

Wirkung

1 Yin tonisieren

Nervosität, Stress, Palpitationen, Hypertonie, Bluthochdruck, Hyperthyreose, Schilddrüsenüberfunktion, Osteoporose, Knochenschwund, Samenerguss nächtlicher, Kachexie, Abmagerung, Gewichtsverlust, Untergewicht, Anorexie, Magersucht, Bulimie, Ess- Brechsucht, Magenschleimhautreizung, Darmschleimhautreizung

1 Blut tonisieren

Herz-Blutmangel, Insomnia, Schlaflosigkeit, Einschlafstörungen, Müdigkeit, Abgeschlagenheit, Energiemangel, Erschöpfung, Angst, Ausschlag, Ekzem chronisch, Dermatitis

1 Shen/Geist beruhigen

Insomnia, Schlaflosigkeit, Einschlafstörungen, Anspannung, Nervosität, Unruhe innere, Sorgen, Drogenentwöhnung, Aufmerksamkeits-Defizit-Hyperaktivitäts-Störungen, ADHS, Psycho-Organisches-Syndrom, POS

2 Qi tonisieren

Müdigkeit, Abgeschlagenheit, Energiemangel, Erschöpfung, Entwicklung physisch verlangsamt, Entwicklung mental verlangsamt, Hypotonie, Bluttiefdruck, Herzmuskelschwäche, Kreislaufschwäche, Leistungssteigerung im Sport, Impotenz, Lernschwierigkeit, Konzentrationsstörungen

2 Wind-Kälte/Hitze-Nässe eliminieren (Rheuma/Bi-Syndrom)

Harnsäurewert erhöht, Gicht, Rheuma

Baptisia tinctoria
Färberhülse

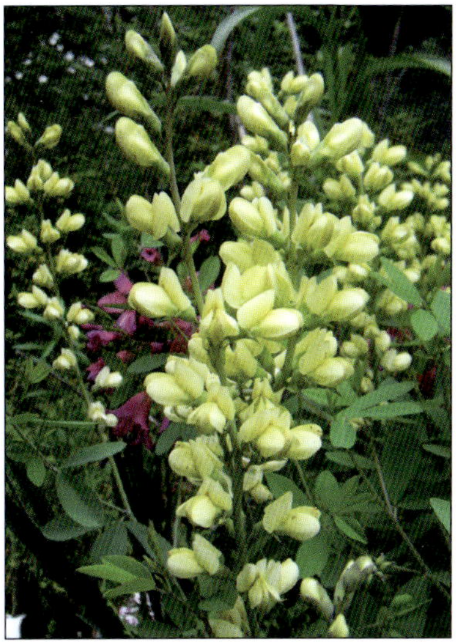

Familie: Fabaceae, Schmetterlingsblütengewächse

Herkunft: Heimisch im östlichen sowie nordöstilichen Nordamerika und Südkanada

Pflanzenteile: unterirdische Teile

Temperatur: kalt

Geschmack: bitter, scharf

Funktionskreis: Lunge

Eigenschaften: Immunsystem stärkend, antibiotisch, antiseptisch / desinfizierend / keimtötend

Inhaltsstoffe: wasserlösliche Polysaccharide; Glykoproteine; Chinolizidinalkaloide; Isoflavonoide: u.a. Baptigenin, Pseudobaptigenin, (-)-Maackiain, Formononetin und deren Glykoside Baptisin (6%), Pseudobaptisin (1%), Trifolirhizin; Hydroxycumarine: u.a. Scopoletin

Wirkung

1 **Hitze eliminieren und Toxine ausleiten**

Entzündung, Lymphdrüsenentzündung, Sepsis, Blutvergiftung, Ulzera faulend, Geschwür, Geschwür maligne, Tumore, Hautentzündung, Furunkulose, Brustnippel wund, Brustnippelentzündung, Erysipel, Wundrose, Skrofula, Hauttuberkulose, Stomatitis, Mundschleimhautentzündung, Mundgeschwür, Halsentzündung, Angina tonsillaris, Tonsillitis, Angina tonsillaris, Tonsillitis, Mandelentzündung, Diphtherie, Scharlach, Pneumonie, Lungenentzündung, Cerebro Spinal Meningitis, Hirnhautentzündung, Typhus, Zervixgeschwür, Fluor vaginalis, Leukorrhö, Ausfluss gelb faulig riechend

1 **Wind-Hitze eliminieren**

Infekt, Erkältung, Halsentzündung, Fieber, Husten, Pharyngitis, Rachenentzündung, Scharlach

2 **Blut bewegen**

Prellung, Bluterguss, Hämatom, Wunde (Waschungen)

Barosma betulina
Bukkostrauch

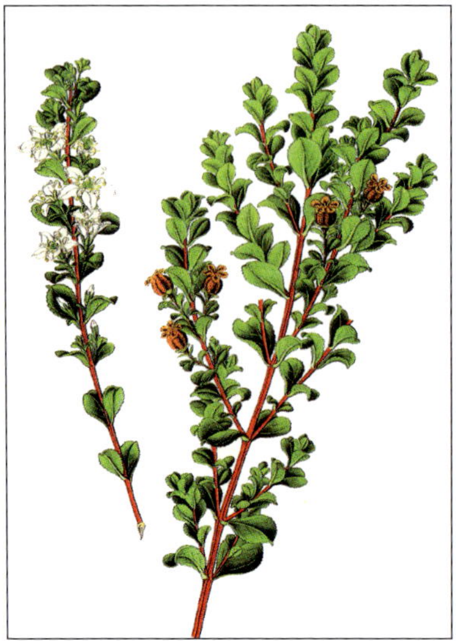

Familie: Rutaceae, Rautengewächse

Herkunft: Heimisch in Südafrika, Kap-Region

Pflanzenteile: Blätter

Temperatur: warm

Geschmack: scharf, süss

Funktionskreis: Blase, Niere, Milz

Eigenschaften: diuretisch / harntreibend, carminativ / blähungs- und gärungswidrig, stimulierend, antiinflammatorisch / entzündungshemmend, antibiotisch, antiseptisch / desinfizierend / keimtötend

Inhaltsstoffe: ätherisches Öl wie Buccokampfer, Pulegon, Isomenthon, Menthon, Limonen, Cassisaroma, Flavonoide wie Rutin, Diosmin

Wirkung

1 **Nässe auflösen und Yang wärmen**

Ödeme, Wasserretention, Reizblase, Harnwegsinfekt, Zystitis, Blasenentzündung, Schmerzen beim Wasserlassen, Urethritis, Harnröhrenentzündung, Blasengries, Prostataerkrankungen, Prostatitis, Prostataentzündung

2 **Qi tonisieren**

Verdauungsschwäche, Flatulenz, Blähungen, Schwäche

Vorsicht: Nicht während der Schwangerschaft und Stillzeit anwenden.

Berberis vulgaris

Berberitze

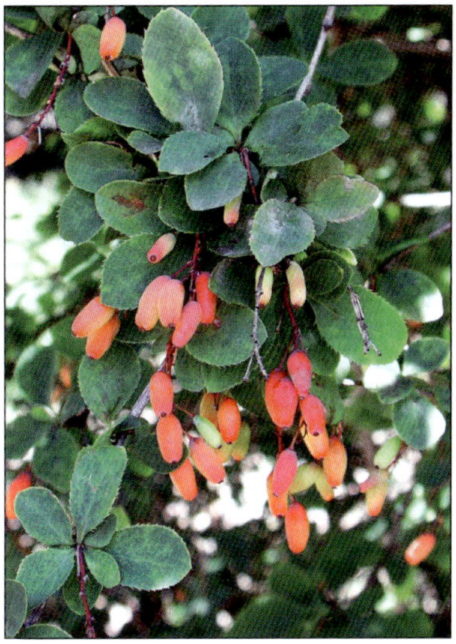

Familie: Berberidaceae, Sauerdorngewächse

Herkunft: Heimisch in Europa, Nordafrika, Teile Amerikas und Mittelasien

Pflanzenteile: unterirdische Teile, Früchte

Temperatur: kühl

Geschmack: ~~bitter~~ sauer

Funktionskreis: Leber, Gallenblase, Magen, Lunge, Gedärme, Herz, Uterus, Milz, Niere, Blase

Eigenschaften: stoffwechselanregend, Leber unterstützend, ausscheidend, reinigend, leicht adstringierend / zusammenziehend, trocknend, antiallergisch, unterstützt die Zhi Seele

Inhaltsstoffe: Früchte: Vitamin C, Fruchtsäuren, Carotinoide, Anthocyane, Zucker, Pektin. Wurzeln und Rinde: Isochinolinalkaloide wie Berberin, Berbamin, Oxyacanthin, Palmatin

Wirkung

1 **Hitze eliminieren und Nässe trocknen**

Ikterus, Gelbsucht, Hepatitis, Hauterkrankungen, Cholezystitis, Gallenblasenentzündung, Cholelithiasis, Gallensteine, Fettunverträglichkeit, Harnwegsinfekt, Nephrolithiasis, Nierensteine, Anurie, Harnverhalten, Oligurie, Urinieren vermindert, Fluor vaginalis, Ausfluss gelb, Endometritis, Konjunktivitis, Bindehautentzündung, Blepharitis, Augenlidentzündung

1 **Qi regulieren und bewegen**

Spasmen, Reizbarkeit, Zornausbruch, Kopfschmerzen

2 **Nässe/Feuchtigkeit auflösen/transformieren**

Ödeme, Adipositas, Übergewicht, Myom, Zyste, Arteriosklerose

2 **Qi tonisieren**

Stoffwechselschwäche, Eiweiss-Verdauungsschwäche, Kohlehydratstoffwechselschwäche, Diabetes mellitus, Appetitlosigkeit, Adipositas, Übergewicht, Varizen, Krampfadern, Hämorrhoiden, Bindegewebeschwäche, Kreislaufschwäche, Müdigkeit, Abgeschlagenheit, Energiemangel, Erschöpfung, Allergie, tonisiert Magen-Qi, Schwangerschaftserbrechen (Berberitzenmark), Hypoacidität, Magensäuremangel

3 **Wind-Kälte/Hitze-Nässe eliminieren (Rheuma/Bi-Syndrom)**

Rheuma, Arthritis, Gicht, Harnsäurewert erhöht

3 **Hitze eliminieren und Feuer reduzieren**

Magen-Hitze, Magen-Feuer, Aphte, Zahnfleischbluten, Zahnfleischentzündung, Gingivitis, Fieber

Vorsicht: Bei akuter Gallenkolik und Gallenstau.

Betula pendula

Birke

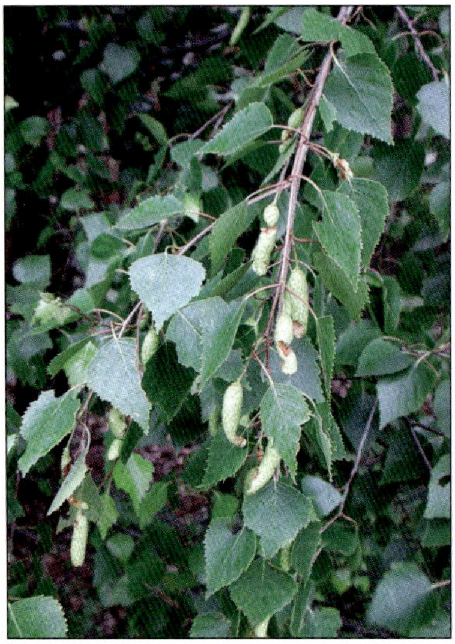

Familie: Betulaceae, Birkengewächse

Herkunft: Heimisch in Europa im nördlichen Mittelmeerraum und in Sibierien

Pflanzenteile: junge Blätter, Knospen

Temperatur: kühl

Geschmack: bitter, adstringierend

Funktionskreis: Niere, Blase, Leber, Gallenblase

Eigenschaften: diuretisch / harntreibend, antiinflammatorisch / entzündungshemmend, blutreinigend, entsäuernd, cholagog / galletreibend

Inhaltsstoffe: In den Blättern Flavonoide, vor allem Hyperosid und Quercitrin; in Spuren ätherisches Öl mit Sesquiterpenoxiden, Triterpenalkoholester mit saponinähnlicher Wirkung, Proanthocyanidine, Kaliumsalze, Ascorbinsäure. Im Birkenteer Guajakol, Kresol, Brenzcatechin u. a. Phenole

Wirkung

1 **Nässe ausleiten und Diurese fördern**

Harnwegserkrankungen, Zystitis, Blasenentzündung, Nephrolithiasis, Nierensteine, Nierengries, Ödeme, Lymphflussstau

1 **Wind-Kälte/Hitze-Nässe eliminieren (Rheuma/Bi-Syndrom)**

Rheuma, Arthritis, Gelenkschmerzen, Gicht, Harnsäurewert erhöht

2 **Hitze eliminieren und Toxine ausleiten**

Eiterung, Furunkel, Aphte, Mundfäule

2 Nässe/Feuchtigkeit und Hitze ausleiten

Ikterus, Gelbsucht, Hauterkrankungen, Ekzem, Dermatitis, Ausschlag, Konjunktivitis, Bindehautentzündung, Augenrötung

Vorsicht: Nicht bei Ödemen infolge eingeschränkter Herz- und/oder Nierenfunktion einsetzen.

Borago officinalis

Boretsch

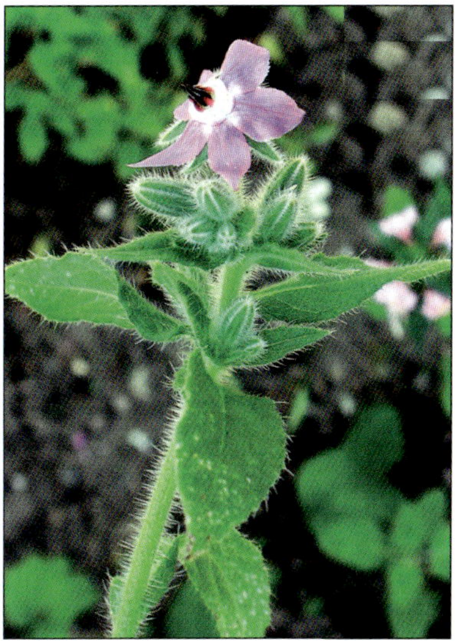

Familie: Boraginaceae, Raublattgewächse

Herkunft: Heimisch im Mittelmeergebiet, in Europa und USA

Pflanzenteile: Blätter

Temperatur: kühl

Geschmack: bitter, süss, leicht salzig

Funktionskreis: Lunge, Gedärme, Herz, Niere, Blase

Eigenschaften: hepatotoxisch / lebertoxisch, diaphoretisch / schweisstreibend, antipyretisch / fiebersenkend, laxierend / abführend, galaktagog / milchflussfördernd, blutreinigend, Östrogenbildung anregend (Östriol, Östrol, Östradiol, in den Ovarien gebildet), Androgenbildung anregend, Testosteronbildung anregend

Inhaltsstoffe: Schleimstoffe, Gerbstoffe, Flavonoide, in Spuren ätherisches Öl, toxische Pyrrolizidinalkaloide (auch in den Blüten). Im fetten Öl der Samen Gamma-Linolensäure (bis zu 25%)

Wirkung

1 **Yin tonisieren**

tonisiert Lungen-Yin, tonisiert Herz-Yin, Nachmittagsfieber, Husten trocken, Pertussis, Keuchhusten, Wechseljahrbeschwerden, Unruhe, Angst, Palpitationen

1 **Nässe/Feuchtigkeit und Hitze ausleiten**

Asthma, Lungenschleimhaut-Schwellung, Zystitis, Blasenentzündung, Nephritis, Nierenentzündung chronisch, Diarrhö, Durchfall, Hämorrhoiden

2 **Wind-Hitze eliminieren**

Erkältungsbeginn, Infekt mit Fieber, Halsschmerzen, Husten

2 **Hitze eliminieren und Toxine ausleiten**

Masern, Windpocken, Lungenabszess, Tracheitis, Luftröhrenentzündung, Laryngitis, Stomatitis, Mundschleimhautentzündung, Pleuritis, Brustfellentzündung, Rippenfellentzündung, Bauchfellentzündung

Vorsicht: Wegen der toxischen Eigenschaft sollte Borago officinalis in prozessierter Form, z.B. spagyrisch, verabreicht werden.

Boswellia sacra
Weihrauch

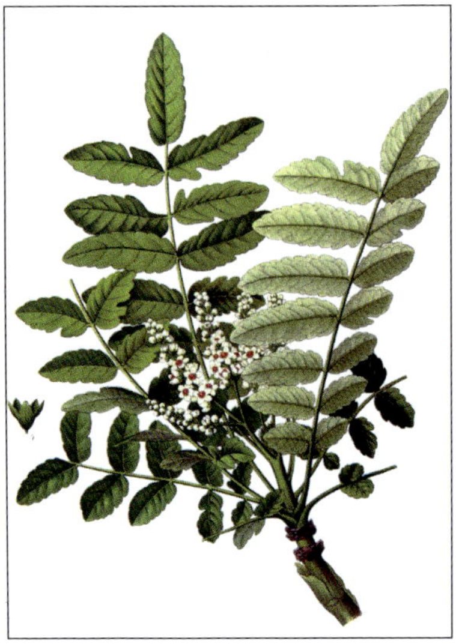

Familie: Bursaraceae, Balsambaumgewächse

Herkunft: Heimisch Somalia, Saudiarabien

Pflanzenteile: Harz

Temperatur: warm

Geschmack: scharf, bitter, adstringierend

Funktionskreis: Herz, Leber, Gallenblase, Lunge, Gedärme, Uterus

Eigenschaften: analgetisch / schmerzstillend, emmenagog / menstruationsfördernd, antiseptisch / desinifzierend / keimtötend, spasmolytisch / krampflösend, antipyretisch / fiebersenkend, sedierend / beruhigend, trocknend, expektorierend / auswurffördernd, cholagog / galletreibend

Inhaltsstoffe: ätherisches Öl; Harze (ca. 66%); Schleimstoffe (12 bis 20%)

Wirkung

1 **Blut bewegen**

Dysmenorrhö, Menstruationsblutung schmerzhaft, Palpitationen, äusserlich als Auflage bei: Verletzung, Wunde, Bluterguss, Hämatom, Schmerzen rheumatische, Hautblutung, Geschwür, Furunkel, Verhärtung, Schwellung, Drüsenschwellung

1 **Hitze eliminieren und Toxine ausleiten**

Gastritis mit Erbrechen, Magenschleimhautentzündung, Abszess durchbruchfördernd, Karbunkel Reifung, Furunkel Reifung

1 **Wind-Kälte/Hitze-Nässe eliminieren (Rheuma/Bi-Syndrom)**

Rheuma, Gicht, Arthritis, Muskelrheuma

1 **Qi regulieren und bewegen**

Verschlossenheit, Geschlagenheit, Unruhe, Konzentrationsstörungen (Räucherung), Obstipation, Verstopfung, Tumor-Prophylaxe, Krebstherapie-Begleitung

2 **Nässe/Feuchtigkeit und Hitze ausleiten**

Diarrhö, Durchfall, Darmblutung, Hämaturie, Blut im Urin, Enteritis, Darmentzündung, Colitis ulcerosa, Morbus Crohn, Darmmykosen, Lungenerkrankungen chronisch, Husten, Bronchitis, Asthma bronchiale, Laryngitis chronisch, Pharyngitis, Psoriasis, Schuppenflechte, Morbus Basedow, Hyperthyreose, Schilddrüsenüberfunktion

Vorsicht: Nicht während der Schwangerschaft anwenden.

Bryonia alba
Zaunrübe, weisse

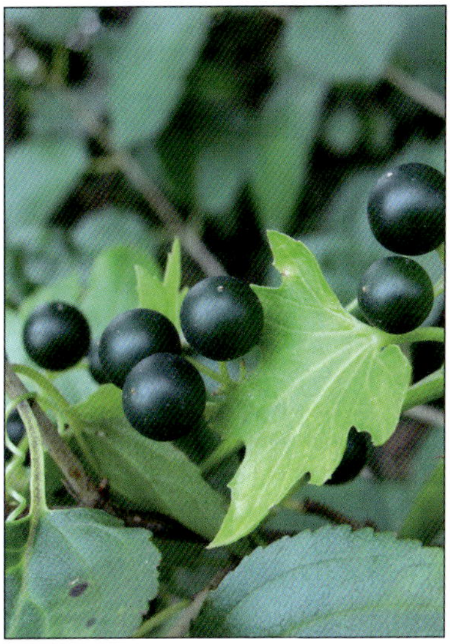

Familie: Cucurbitaceae, Kürbisgewächse

Herkunft: Im östlichen und Südöstlchen Europa bis Persien

Pflanzenteile: Wurzel

Temperatur: warm

Geschmack: bitter

Funktionskreis: Lunge, Leber

Eigenschaften: toxisch, antirheumatisch, analgetisch / schmerzstillend, Immunsystem stärkend

Inhaltsstoffe: Cucurbitacine, Triterpene wie Bryonolsäure; verschiedene Steroide; Lectine

Wirkung

1 **Wind-Kälte/Hitze-Nässe eliminieren (Rheuma/Bi-Syndrom)**

Rheuma, Muskelrheuma, Rheumaschmerzen im Brustkorb verursacht durch Nässeansammlungen und Husten, Schmerzen, Bindegewebeschmerzen

1 **Hitze eliminieren und Toxine ausleiten**

Infekt, Bronchitis, Pneumonie, Lungenentzündung, Pleuritis, Rippenfellentzündung, Brustfellentzündung, Drüsenschwellung, Drüsenentzündung, Bauchfellentzündung, Gelenkkapselentzündung, Stoffwechselstörungen, Lebererkrankungen

Vorsicht: Wegen der toxischen Eigenschaft wird Bryonia alba nur in prozessierter Form, z.B. spagyrisch, verabreicht.

Calendula officinalis

Ringelblume

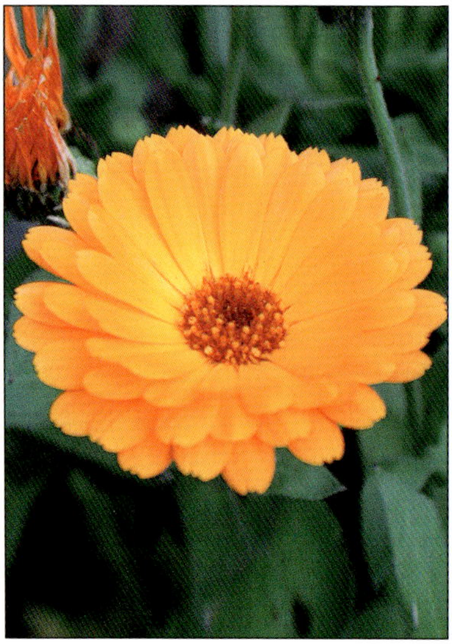

Familie: Asteraceae, Korbblütengewächse

Herkunft: Heimisch in Süd- und Mitteleuropa, Asien, Nordamerika

Pflanzenteile: oberirdische Teile

Temperatur: kühl

Geschmack: bitter

Funktionskreis: Magen, Gedärme, Lunge, Uterus, Leber, Herz, Milz

Eigenschaften: entgiftend, emmenagog / menstruationsfördernd, antiinflammatorisch / entzündungshemmend, granulationsfördernd / wundheilend, cholagog / galletreibend, anaphrodisiak /geschlechtstriebhemmend, Prolaktin hemmend, Hypothlamus-Hypophys- Corpus luteum wirksam, Progesteronbildung anregend, Östrogenbildung anregend (Östriol, Östrol, Östradiol, in den Ovarien gebildet)

Inhaltsstoffe: Triterpenalkohole wie Faradiol und Taraxasterol; Triterpensaponine (Oleanolsäureglykoside), ätherisches Öl mit Cadinol als Hauptbestandteil, Carotinoide, Flavonoide, Polysaccharide

Wirkung

1 Hitze eliminieren und Toxine ausleiten

äusserlich: Wundheilung schlecht, Ulkus cruris, Beine offene, Hautentzündung, Veneninsuffizienz, Varizen, Krampfadern, Analekzem, Ausschlag, Ekzem, Dermatitis, Haut rau, Pubertätsakne, Bienenstich, Frostbeule, Wunde, Proktitis, Mastdarmentzündung, Analentzündung, Konjunktivitis, Bindehautentzündung, innerlich: Toxine, Entzündung der inneren Organe, Gastritis, Magenschleimhautentzündung, Duodenitis, Colitis, Reizdarm, Diarrhö, Durchfall, Divertikulitis, Mastdarmentzündung, Pankreasentzündung, Magengeschwür, Darmgeschwür, Stomatitis, Mundschleimhautentzündung, Pharyngitis, Rachenentzündung, Lymphdrüsenentzündung, Angina tonsillaris, Tonsillitis, Mandelentzündung, Phlebitis, Venenentzündung, Genitalentzündung, Dysmenorrhö, Menstruationsblutung schmerzhaft, Fieber, Krebstherapie-Begleitung, Masern, Exanthembildung fördernd bei Masern, Pubertätsakne, Furunkel, Leberintoxikation

1 Nässe/Feuchtigkeit und Hitze ausleiten

Enteritis, Darmentzündung, Colitis ulcerosa, Pilzerkrankungen, Candida albicans, Darmmykosen, Endometritis, Diarrhö, Durchfall, Ovaritis, Eierstockentzündung, Fluor vaginalis, Ausfluss, Hämorrhoiden blutend, Lymphadenitis, Lymphdrüsenschwellung, Brustdrüsenverhärtung, Milchgangentzündung, Narbenverhärtung, Struma, Kropf

2 Blut bewegen

Oligomenorrhö, Menstruationsblutung verspätet, Blutzirkulation vermindert, Durchblutungsstörungen, Blutklumpen, Unterleibschmerzen, Verletzung, Angina pectoris

2 **Qi tonisieren**

Verdauungsschwäche, Appetitlosigkeit, Flatulenz, Blähungen, Übelkeit, Erbrechen, Stuhl weich, Diarrhö, Durchfall, Leberzirrhose, Hämorrhoiden, Varizen, Krampfadern, Palpitationen, Müdigkeit, Abgeschlagenheit, Energiemangel, Erschöpfung, Antriebslosigkeit, Lymphflussstau

2 **Qi regulieren und bewegen**

PMS, Prämenstruelles Syndrom, Reizbarkeit, Dysmenorrhö, Menstruationsblutung schmerzhaft, Gallenflussstau

Capsella bursa-pastoris
Hirtentäschel

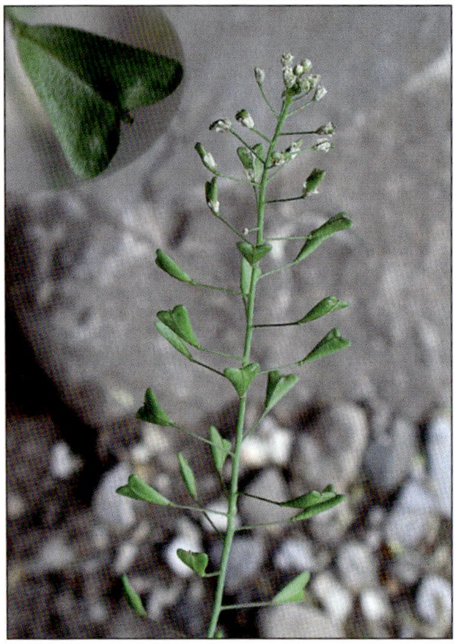

Familie: Brassicaceae / Cruciferae, Kreuzblütengewächse

Herkunft: Heimisch in Europa, heute aber in der ganzen Welt ausser in den Tropen verbreitet

Pflanzenteile: oberirdische Teile

Temperatur: neutral

Geschmack: adstringierend, scharf

Funktionskreis: Blase, Gedärme, Uterus, Magen, Niere, Leber

Eigenschaften: adstringierend / zusammenziehend, blutungsstillend, stoffwechselanregend, diuretisch / harntreibend, blutreinigend

Inhaltsstoffe: Flavonoide, organische Säuren, Senföl-Glykoside, ätherisches Öl; keine Gerbstoffe, woraus zu schliessen ist, dass die adstringierende Wirkung anders erklärt werden muss

Wirkung

1 **Blutungen stillen und regulieren**

Hypermenorrhö, Menstruationsblutung stark, Blutung nach der Geburt, Wochenbettblutung, Zwischenblutung, Uterusblutung im Klimakterium, Menstruationsblutung lange anhaltend, Myomblutung, Zystenblutung, Hämaturie, Blut im Urin, Nierenblutung, Darmblutung, Hämorrhoiden blutend, Epistaxis, Nasenbluten, Zahnfleischbluten, Magenblutung, Hämatemesis, Bluterbrechen, Lungenblutung, Augen blutunterlaufen

2 **Nässe/Feuchtigkeit und Hitze ausleiten**

Pruritus, Juckreiz, Candida albicans, Pilzerkrankungen, Nephritis, Nierenentzündung, Zystitis, Blasenentzündung, Endometritis, Zervizitis, Metritis, Uterusentzündung, Colitis, Enteritis, Darmentzündung, Stuhl wässrig, Diarrhö, Fluor vaginalis, Ausfluss gelb, Nephrolithiasis, Nierensteine

2 **Hitze eliminieren und Feuer reduzieren**

Gastritis, Magenschleimhautentzündung, Angina tonsillaris, Tonsillitis, Mandelentzündung, Konjunktivitis, Bindehautentzündung, Augenbindehautentzündung, Hypertonie, Bluthochdruck, Tachykardie, Herzrasen, Palpitationen, Erregbarkeit, Hyperthyreose, Schilddrüsenüberfunktion, Diabetes mellitus, Glaukom, Grüner Star

Vorsicht: Nicht während der Schwangerschaft anwenden. Bei Hypothyreose. Bei Obstipation.

Capsicum annuum
Chili

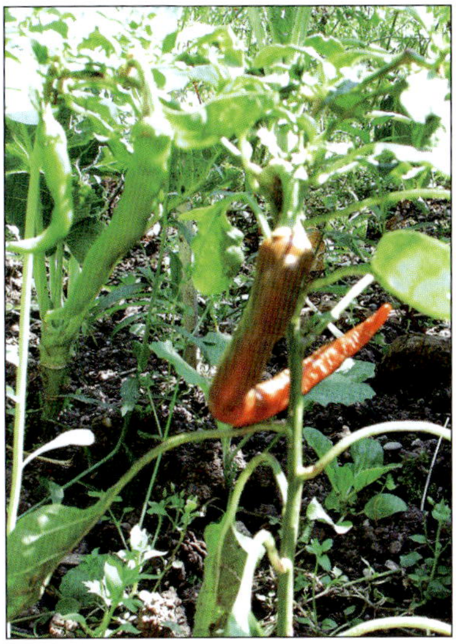

Familie: Solanaceae, Nachtschattengewächse

Herkunft: Heimisch in Mexico, Mittelamerika

Pflanzenteile: reife Früchte

Temperatur: heiss

Geschmack: scharf

Funktionskreis: Perikard, Herz, Lunge, Magen, Gedärme, Milz

Eigenschaften: stimulierend, Blutzirkulation regulierend, expectorierend / auswurffördernd, adstringierend / zusammenziehend, blutungsstillend

Inhaltsstoffe: Alkaloide, wie Capsaicin u.a. scharf schmeckende Capsaidinoide; Carotinoide, ätherisches Öl, Flavonoide, Vitamin C in den frischen Früchten. Capsaicinoide als wirksame Inhaltsstoffe kommen in weit höherer Konzerntration im Cayennepfeffer – Capsici fructus acer (DAB, Helv) vor, den Früchten von Capsicum frutescens L.s.l., einer Sippe aus dem tropischen S-Amerika. In Fertigpräparaten sind oft Zubereitungen dieser Art enthalten

Wirkung

1 **Qi regulieren und bewegen**

Qi-Stagnation, Depressionen, Hemmungen durch übermässige Anpassung, Unsicherheit, Versagensangst, Blutzirkulation vermindert peripher, Durchblutungsstörungen, Kreislaufschwäche, Seekrankheit

1 **Blut bewegen**

Blutzirkulation vermindert peripher, Durchblutungsstörungen, Arteriosklerose-Prophylaxe, Schlaganfall

1 **Wind-Kälte eliminieren**

Erkältung, Fieber, rheumatische Erkrankungen

2 **Blutungen stillen und regulieren**

Schnittwunde

3 **Inneres/Li erwärmen**

Verdauungsschwäche, Magenschmerzen, Gastralgie, Darmschmerzen

3 **Yang tonisieren**

tonisiert Nieren-Yang, Potenzschwäche

Cardiospermum halicacabum
Ballonrebe

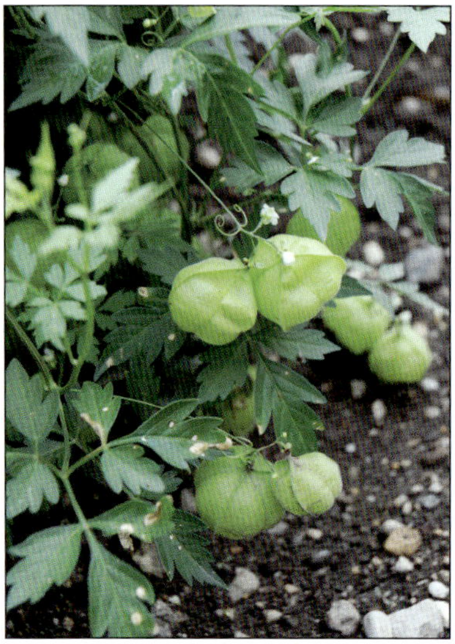

Familie: Sapindaceae, Seifenbaumgewächse

Herkunft: In den Tropischen Regionen heimisch

Pflanzenteile: oberirdische Teile

Temperatur: kühl

Geschmack: bitter

Funktionskreis: Lunge, Leber

Eigenschaften: antipruriginös / juckreizlindernd, antiinflammatorisch / entzündungshemmend, analgetisch / schmerzstillend

Inhaltsstoffe: Saponine (Triterpenglycoside), Tannine (hydrosilierbare Gerbstoffe), Spuren von Alkaloiden und Querbrachti (Zuckeralkohol), Flafonoide und pflanzliche Sterine (Phytosterole) dabei handelt es sich hauptsächlich um Sitosterin, Campesterin und Sigmasterin (=wirksam bei entzündlichen und juckenden Hautbeschwerden)

Wirkung

1 **Inneren Wind unterdrücken**

Hautentzündung juckend, Pruritus, Juckreiz, Insektenstich, Ekzem, Dermatitis, Ausschlag, Allergie, Neurodermitis, Psoriasis, Schuppenflechte, Akne, Urtikaria, Nesselfieber

Carduus benedictus

Benediktenkraut

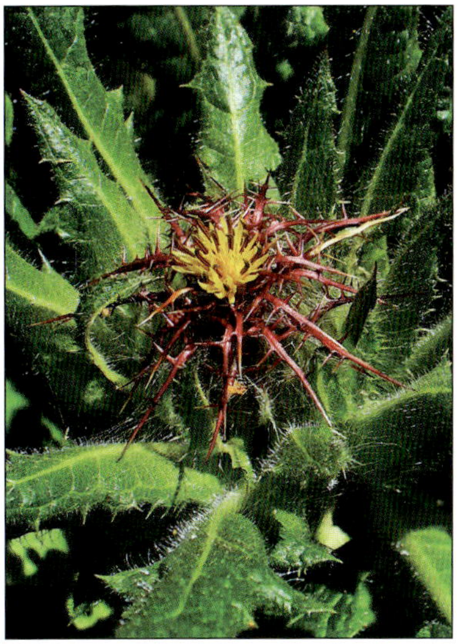

Familie: Asteraceae, Korbblütengewächse

Herkunft: Heimisch im Mittelmeergebiet, Kleinasien, Persien, Afghanistan, kultiviert in Europa

Pflanzenteile: Kraut

Temperatur: warm

Geschmack: bitter

Funktionskreis: Leber, Galle, Lunge, Gedärme, Herz

Eigenschaften: adstringierend / zusammenziehend, trocknend, cholagog / galletreibend

aInhaltsstoffe: Bitterstoffe vom Sesquiterpenlacton-Typ wie Cnicin und Artemisiifolin, ebenfalls bittere Lignanlactone, wenig ätherisches Öl, flavonoide, hoher Gehalt an Mineralstoffen, besonders Kalium- und Magnesiumsalze

Wirkung

1 **Schleim-Kälte auflösen**

Kopf schwer, Kopfschmerzen durch Fülle, Stirnkopfschmerzen, Schwindel, Magenschleim, Lungenschleim, Schleim im Verdauungstrakt, Verschleimung, Augeneiterung juckend

1 **Qi tonisieren**

tonisiert Magen-Qi, tonisiert Milz-Qi, Appetitlosigkeit, Flatulenz, Blähungen, Dyspeptische Beschwerden, Verdauungssäftemangel, Süssigkeitsverlangen, Laktationsmangel, Milchbildungsmangel, Herzschwäche, Herzinsuffizienz, Rekonvaleszenz, Neurasthenie, Nervenschwäche, Burnout

2 **Qi regulieren und bewegen**

Obstipation, Verstopfung, Seitenstechen, Gallenflussstau

2 **Nässe ausleiten und Diurese fördern**

Ikterus, Gelbsucht, Ödeme, Aszites, Bauchwassersucht

Vorsicht: Bei Allergie gegen Korbblütengewächse.

Carum carvi

Kümmel

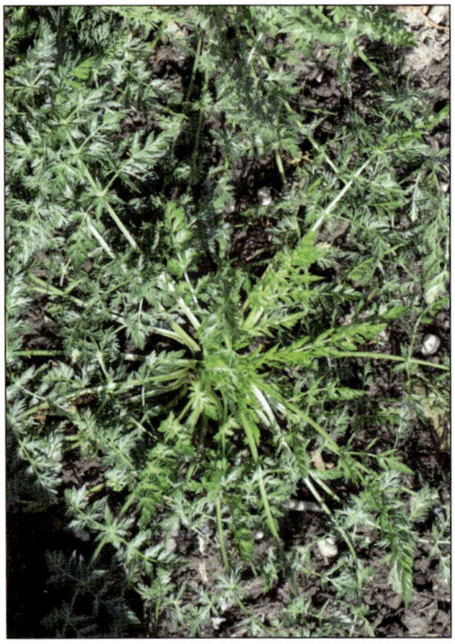

Familie: Apiaceae, Doldenblütengewächse

Herkunft: Heimisch in Europa, Vorderasien, Sibirien, im Himalaya, der Mongolei, in Marokko und Nordamerika

Pflanzenteile: Samen

Temperatur: warm

Geschmack: scharf, süss

Funktionskreis: Magen, Milz, Gedärme, Lunge, Niere

Eigenschaften: carminativ / blähungs- und gärungswidrig, spasmolytisch / krampflösend, magenstärkend, appetitanregend, sekretolytisch / schleimlösend, galaktagog / milchflussfördernd, emmenagog / menstruationsfördernd, cholagog / galletreibend, Östrogenbildung (Östriol, Östrol, Östradiol, aus den Ovarien) anregend

Inhaltsstoffe: Ätherisches Öl mit Carvon als Hauptbestandteil, Limonen und weiteren Terpenen

Wirkung

1 **Nahrungsretention auflösen**

Verdauungsschwäche, Flatulenz, Blähungen, Abdominalspasmen, Bauchkrämpfe, Kolik, Mundgeruch (Kümmel kauen und ausspucken)

1 **Nässe/Feuchtigkeit auflösen/transformieren**

Lungenschleim, Bronchitis

1 **Yang tonisieren**

tonisiert Milz-Yang, Nieren-Yang, Abdominalschmerzen, Bauchschmerzen, Flatulenz, Blähungen, Blähungskoliken, Dyspeptische Beschwerden, Römheld Syndrom, Enzym- Mangel, Nahrungsumwandlungsschwäche, Konzentrationsstörungen

1 **Qi tonisieren**

tonisiert Lungen-Qi, tonisiert Milz-Qi, Dyspnö, Atemnot, Husten, Keuchen, Bronchitis chronisch, Appetitlosigkeit, Laktationsmangel, Milchbildungsmangel

2 **Blut bewegen**

Dysmenorrhö, Menstruationsblutung schmerzhaft, Hypermenorrhö, Menstruationsblutung schwach, Oligomenorrhö, Menstruationsblutung verspätet

2 **Qi regulieren und bewegen**

Triebhaftigkeit, Ich-Wahrnehmung geschwächt, Esssucht, Trinksucht, Sexsucht, Suchtneigung, Verspannung, Hypochondrie, Hysterie, Hustenkrampf

3 **Inneren Wind unterdrücken**

Schlaganfall-Prophylaxe

Caulophyllum thalictroides
Frauenwurz

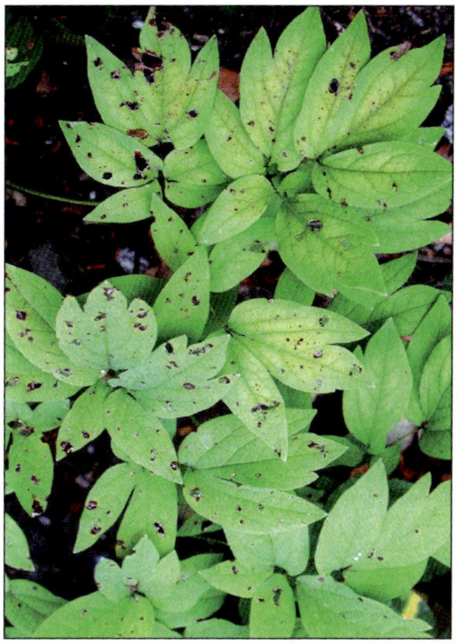

Familie: Berberidaceae, Sauerdorngewächse

Herkunft: Heimisch in Europa

Pflanzenteile: Wurzelstock mit Wurzel

Temperatur: neutral

Geschmack: bitter, scharf

Funktionskreis: Uterus

Eigenschaften: leicht toxisch, emmenagog / menstruationsfördernd, spasmolytisch / krampflösend, diuretisch / harntreibend, Östrogenbildung (Östriol, Östrol, Östradiol, aus den Ovarien) anregend

Inhaltsstoffe: Chinolizidinalkaloide und Isochinolinalkaloide; Triterpensaponine

Wirkung

1 **Blut bewegen**

Amenorrhö, Menstruationsblutung ausbleibend, Dysmenorrhö, Menstruationsblutung schmerzhaft, Menstruationsblutung unregelmässig, Uterusatonie, Uterusinfekt chronisch, Geburt verlangsamt

1 **Qi regulieren und bewegen**

PMS, Prämenstruelles Syndrom, Migräne, Wechseljahrbeschwerden, Klimakterium, Menopausensyndrom

2 **Wind-Kälte/Hitze-Nässe eliminieren (Rheuma/Bi-Syndrom)**

Rheuma, Ödeme, Rheuma der kleinen Gelenke

3 **Schleim-Hitze auflösen**

Epilepsie, Hysterie

Vorsicht: Nicht während der Schwangerschaft anwenden.

Centaurium erythraea
Tausendgüldenkraut

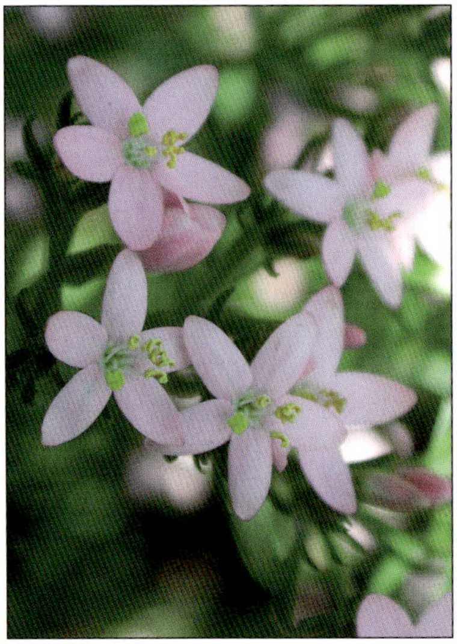

Familie: Gentianaceae, Enziangewächse

Herkunft: Heimisch in ganz Europa und Mittelmeerraum, kultiviert in den USA

Pflanzenteile: oberirdische Teile

Temperatur: neutral, kühl

Geschmack: bitter

Funktionskreis: Milz, Magen, Gedärme, Leber, Gallenblase

Eigenschaften: tonisierend, Insulinbildung anregend, Magenmittel, cholagog / galletreibend, choleretisch / lebergallefördernd, stoffwechselanregend, diuretisch / harntreibend, laxierend / abführend, blutreinigend

Inhaltsstoffe: Stark bitter schmeckende Secoiridoidglykoside wie Gentiopikrosid, Swertiamarin, Swerosid, Centaurosid und Centapikrin (gehört zu den bittersten Substanzen, ist aber in sehr geringer Menge nur in den Blüten enthalten); Flavonoide, Xanthonderivate

Wirkung

1 **Hitze eliminieren und Nässe trocknen**

Verdauungsschwäche mit Brennen in Richtung Herz, Flatulenz, Blähungen, Völlegefühl (vor dem Essen einnehmen), Gallensteine, Cholelithiasis, Gallenkolik-Prophylaxe, Migräne, Glaukom, Grüner Star, Konjunktivitis, Bindehautentzündung, Gicht

1 **Qi tonisieren**

Appetitlosigkeit, Magenschwäche, Hypoacidität, Magensäuremangel, Gastritis chronisch, Magenschleimhautentzündung, Reflux, Aufstossen, Übelkeit, Brechreiz, Flatulenz, Blähungen, Magenkrämpfe, Magenerschlaffung, Darmerschlaffung, Darmkrämpfe, Anorexie, Magersucht, Diabetes mellitus, Brechdurchfall, Diarrhö, Ödeme, Speichelfluss vermindert, Tumor-Prophylaxe, Abwehrschwäche, Infektanfälligkeit, Immunschwäche, tonisiert Wei-Qi, Müdigkeit, Abgeschlagenheit, Energiemangel, Erschöpfung

1 **Qi regulieren und bewegen**

Gallenflussstau, PMS, Prämenstruelles Syndrom, Amenorrhö, Menstruationsblutung ausbleibend, Oligomenorrhö, Menstruationsblutung verspätet, Reizbarkeit, Unruhe, Erschöpfung nervlich bedingt, Obstipation, Verstopfung, Flatulenz, Blähungen, kalte Hände, kalte Füsse

2 **Hitze eliminieren und Blut kühlen**

Ekzem, Ausschlag, Dermatitis

3 **Hitze eliminieren, die durch Yin-Mangel verursacht wird**

Nervosität, Anorexie, Magersucht, Fieber intermittierend

Vorsicht: Bei Magen- und Darmgeschwüren sollte die Droge wegen der sekretionssteigernden Wirkung nicht angewendet werden.

Centella asiatica

Wassernabel, asiatischer

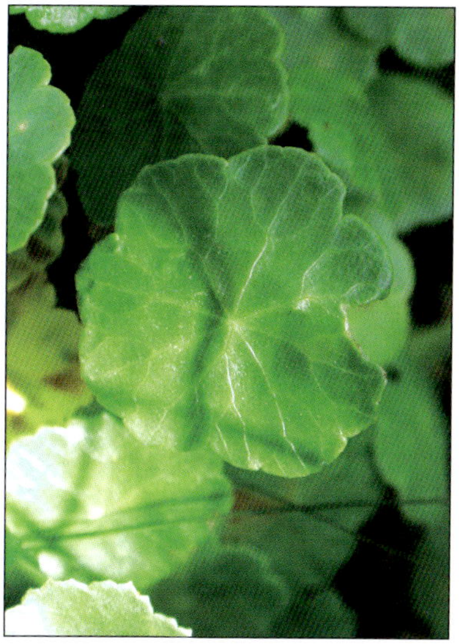

Familie: Apiaceae, Doldenblütengewächse

Herkunft: Heimisch in Südostasien, Indien, Sri Lanka, China, Südafrika, Südosten der USA, Südamerika und Mexico

Pflanzenteile: Wurzel

Temperatur: kühl

Geschmack: bitter, süss

Funktionskreis: Herz, Leber, Magen

Eigenschaften: stoffwechselanregend, antipyretisch / fiebersenkend, diuretisch / harntreibend, antibiotisch, spasmolytisch / krampflösend, sedierend / beruhigend, tonisierend

Inhaltsstoffe: Triterpene: Triterpensäuren, u.a. Asiatsäure, Madecass-Säure (6-Hydroxyasiatsäure), Terminolsäure; Triterpensäureester von Oligosacchariden (Pseudosaponine) wie Asiaticosid, Asiaticosid A, Asiaticosid B; ätherisches Öl (0,1%)

Wirkung

1 **Qi regulieren und bewegen**

Leber-Qi Stagnation, PMS, Prämenstruelles Syndrom, PMS-Wasserretention, Reizbarkeit, Stress emotional, Hypertonie, Bluthochdruck

1 **Shen/Geist beruhigen**

Insomnia, Schlaflosigkeit, Nervosität, Nervenkrankheit, Gedächtnisschwäche, Vergesslichkeit, Erschöpfung mental, Angst

2 **Hitze eliminieren und Feuer reduzieren**

Parodontose, Parodontitis, Zahnzerfall, Karies, Stomatitis, Mundschleimhautentzündung, Magengeschwür stressbedingt, Darmgeschwür stressbedingt

2 **Nässe/Feuchtigkeit auflösen/transformieren**

Krebs-Prophylaxe, Psoriasis, Schuppenflechte, Cellulite, Schwangerschaftsstreifen, Narbenbildung übermässig, Ödeme, Beine schwere, Arteriosklerose

2 **Hitze eliminieren und Toxine ausleiten**

Angina tonsillaris, Tonsillitis, Mandelentzündung, Halsentzündung, Augenentzündung (Augentropfen), Masern, Hepatitis, Zystitis, Blasenentzündung, Gebärmutterentzündung, Phlebitis, Venenentzündung, Hautgeschwür, Akne, Wundheilung schlecht, Lasertherapie- Begleitung, Radiotherapie begleitend, Nervenentzündung (Salben)

3 **Wind-Kälte/Hitze-Nässe eliminieren (Rheuma/Bi-Syndrom)**

Rheuma

Vorsicht: Bei Allergie auf Doldenblütengewächse.

Cetraria islandica
Isländischmoos

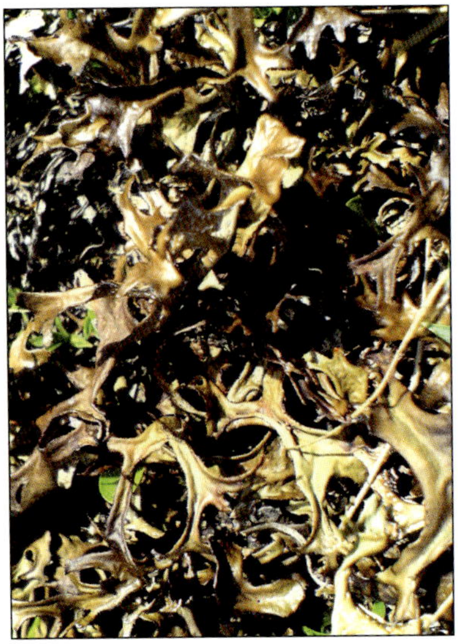

Familie: Lichenes / Parmeliaceae, Flechtengewächse

Herkunft: Heimisch in Nordeuropa, Nordamerika

Pflanzenteile: die ganze Pflanze

Temperatur: kühl

Geschmack: leicht süss, leicht bitter

Funktionskreis: Lunge, Magen, Gedärme, Niere

Eigenschaften: nährend, befeuchtend, schleimhautreizungsmildernd, antibiotisch, Thyroxinbildung anregend

Inhaltsstoffe: Schleimstoffe (Lichenin, Isolichenin), Flechtensäuren mit bitterem Geschmack wie Fumarprotocetrarsäure, Lichesterinsäure, Usninsäure

Wirkung

1 Yin tonisieren

tonisiert Lungen-Yin, tonisiert Magen-Yin, tonisiert Nieren-Yin, Halstrockenheit, Schleimhauttrockenheit, Haut trocken, Psoriasis, Schuppenflechte, Husten trocken, Lungenschwäche chronisch, Husten mit zähem Schleim, Kitzeln in der Kehle, Heiserkeit, TBC, Tuberkulose, Pseudokrupp, Pertussis, Keuchhusten, Lungenemphysem, Staublunge, Sinusitis, Bronchitis, Laryngitis, Verdauungsschwäche, Dysenterie, Mundtrockenheit, Mundschleimhautentzündung, Gingivitis, Zahnfleischentzündung, Pharyngitis, Rachenentzündung (gurgeln), Magenschmerzen, Gastralgie, Gastritis, Magenschleimhautentzündung, Ulkus duodeni, Zungenbrennen, Appetitlosigkeit, Nachtschweiss, Überaktivität sexuell, Nachmittagsfieber, Durst, Obstipation trocken, Obstipation, Verstopfung, Gelenksflüssigkeitsmangel

2 Blut tonisieren

Anämie, Blutmangel, rote Blutkörperchen vermindert, Erythrozytosemangel, Laktationsmangel, Milchbildungsmangel, Akne

3 Qi regulieren und bewegen

gegenläufiges Magen-Qi, Brechreiz, Schwangerschaftsübelkeit, Schwangerschaftserbrechen, Migräneübelkeit, Migräneerbrechen

Chelidonium majus
Schöllkraut

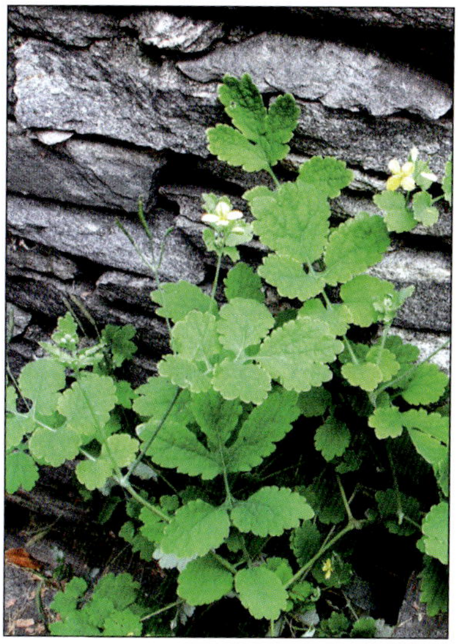

Familie: Papaveraceae, Mohngewächse

Herkunft: Heimisch in Europa und gemässigten subarktischen Regionen Asiens

Pflanzenteile: Kraut oder Wurzelstock

Temperatur: neutral

Geschmack: bitter, leicht scharf

Funktionskreis: Leber, Gallenblase, Gedärme, Magen, Lunge

Eigenschaften: leicht toxisch, stoffwechselanregend, diuretisch / harntreibend, laxierend / abführend, spasmolytisch / krampflösend, diaphoretisch / schweisstreibend, analgetisch / schmerzstillend, betäubend, entgiftend, cholagog / galletreibend, choleretisch / lebergallefördernd

Inhaltsstoffe: Über 30 Alkaloide, als Hauptalkaloid im Kraut Coptisin, in den unterirdischen Organen Chelidonin, daneben Chelerythrin, Sanguinarin, Berberin, Propotin; eiweissspaltende Enzyme
Herba: Isochinolinalkaloide (0,01 bis 1%): vom Protoberberintyp: u.a. Coptisin (Hauptalkaloid), Berberin; vom Benzophenanthridin Typ: u.a. Chelidonin, Sanguinarin, Chelerythrin; vom Protopin-Typ: u.a. Protopin, Cryptopin; Kaffeesäurederivate: u.a. 2-(-)-Caffeoyl-D-glycerinsäure, Caffeoyl-L-äpfelsäure Radix: Isochinolinalkaloide (0,8 bis 2%): vom Protoberberintyp: u.a. Coptisin (Hauptalkaloid), Berberin; vom Benzophenanthridin Typ: u.a. Chelidonin, Sanguinarin, Chelerythrin; vom Protopin-Typ: u.a. Protopin, Cryptopin; Kaffeesäurederivate, u.a. 2-(-)-Caffeoyl-D-glycerinsäure, Caffeoyl-L-äpfelsäure

Wirkung

1 Hitze eliminieren und Nässe trocknen

Lebererkrankungen, Hepatitis, Ikterus, Gelbsucht, Mundgeschmack bitter, Skleren gelb, Katarakt, Grauer Star, Augenlinsentrübung, Augenrötung, Augen tränend, Kopfschmerzen hinter den Augen, Kopfschmerzen rechts, Gesichtsrötung, Cholezystitis, Gallenblasenentzündung, Ekzem, Ausschlag, Dermatitis, Hauterkrankungen, Warzen, Krebs, Magenkrebs, Cholesterinwert erhöht, Bronchitis, Pertussis, Keuchhusten

2 Qi regulieren und bewegen

Krampfhusten chronisch, Asthma, Verspannung, Gallenblasenschmerzen, Cholelithiasis, Gallensteine, Gallenkolik, Magenkrämpfe, Darmkrämpfe, Obstipation, Verstopfung, Schulterschmerzen, Blutdruckstörungen, Hypertonie, Bluthochdruck, Hypotonie, Bluttiefdruck, Reizbarkeit, Depressionen, Zornausbruch, Wutausbruch, Albträume

Vorsicht: Wegen der toxischen Eigenschaft sollte Chelidonium majus in prozessierter Form, z.B. spagyrisch, verabreicht werden. Nicht während der Schwangerschaft anwenden. Nicht bei Uteruskontraktionen einsetzen. Die krampflösende Wirkung schliesst nicht den Uterus mit ein, sondern verursacht Uteruskontraktionen.

Chimaphila umbellata

Gichtkraut

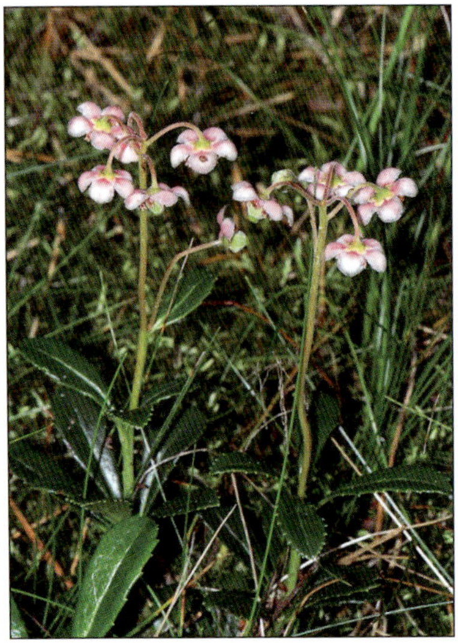

Familie: Pyrolaceae, Wintergrüngewächse

Herkunft: Heimisch in Europa, Asien, Sibirien, Nord- und Südamerika

Pflanzenteile: oberirdische Teile

Temperatur: kühl

Geschmack: bitter, adstringierend

Funktionskreis: Herz, Niere, Blase, Leber

Eigenschaften: diuretisch / harntreibend, stoffwechselanregend, entgiftend, adstringierend / zusammenziehend

Inhaltsstoffe: Hydrochinonglykoside wie Isohomoarbutin und Arbutin; Chimaphilin (Dimethylnaphthochinon), Flavonoide, Gerbstoffe

Wirkung

1 **Nässe/Feuchtigkeit und Hitze ausleiten**

Harnwegsinfekt, Zystitis, Blasenentzündung, Hämaturie, Blut im Urin, Nephritis, Niereninfekt, Prostatitis, Prostataentzündung, Mastitis, Brustdrüsenentzündung, Infekt nach der Geburt, Geburtsinfekt-Prophylaxe, Krebs-Prophylaxe, Tumore

1 Nässe ausleiten und Diurese fördern

Wasserretention, Ödeme, Herzödeme

2 **Hitze eliminieren und Toxine ausleiten**

Toxine, Lebergifte

3 **Wind-Kälte/Hitze-Nässe eliminieren (Rheuma/Bi-Syndrom)**

Rheuma, Arthritis

Cimicifuga racemosa
Traubensilberkerze

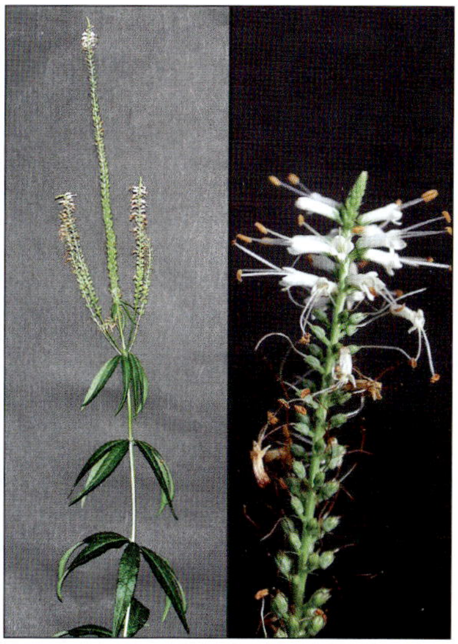

Familie: Ranunculaceae, Hahnenfussgewächse

Herkunft: Heimisch in den USA und Kanada, kultiviert in Europa

Pflanzenteile: Wurzel

Temperatur: kühl

Geschmack: scharf, leicht bitter, leicht süss

Funktionskreis: Niere, Leber, Uterus

Eigenschaften: spasmolytisch / krampflösend, sekretolytisch / schleimlösend, emmenagog / menstruationsfördernd, diaphoretisch / schweisstreibend, stoffwechselanregend, antiinflammatorisch / entzündungshemmend, Östrogenbildung anregend (Östriol, Östrol, Östradiol, in den Ovarien gebildet)

Inhaltsstoffe: Triterpene: Triterpenglykoside; Chinolizidinalkaloide; Phenylpropanderivate: Isoferulasäure

Wirkung

1 Hitze eliminieren, die durch Yin-Mangel verursacht wird

Menopausensyndrom, Wechseljahrbeschwerden, Klimakterium, Hitzewallungen, Kraftlosigkeit, Blutzirkulation vermindert, Durchblutungsstörungen, Dysmenorrhö, Menstruationsblutung schmerzhaft, Oligomenorrhö, Menstruationsblutung verspätet, Rastlosigkeit psychisch, Neuralgie, Ovarialneuralgie, Gesichtsneuralgie, Hinterkopfneuralgie, Otitis media, Mittelohrentzündung

1 Yin tonisieren

tonisiert Nieren-Yin, tonisiert Leber-Yin, Menstruationsprobleme durch herabgesetzten Östrogenspiegel und Progesteronspiegel, Amenorrhö, Menstruationsblutung ausbleibend, Menstruationsblutung unregelmässig, Dysmenorrhö, Menstruationsblutung schmerzhaft mit Kopfschmerzen und Muskelkrämpfen, Hypomenorrhö, Menstruationsblutung schwach, Schmerzen nach der Geburt, Geburt verlangsamt, Wehentätigkeit vermindert, Infertilität, Insomnia, Schlaflosigkeit, Herzprobleme nervlich bedingt im Klimakterium, Reizbarkeit nervlich bedingt, Unruhe nervlich bedingt, Urin spärlich, Ovaritis, Metritis, Endometritis, Kreuzbeinschmerzen, Otosklerose, Hyperthyreose, Schilddrüsenüberfunktion

2 Wind-Kälte/Hitze-Nässe eliminieren (Rheuma/Bi-Syndrom)

Weichteilrheuma, Arthritis, Myalgie, Muskelschmerzen örtlich oder diffus, Muskelrheuma, Rheuma, Lumbago, Bi-Syndrom bei Frauen mit ovarieller Dysfunktion im Klimakterium

2 Qi regulieren und bewegen

PMS, Prämenstruelles Syndrom, reguliert Qi im Uterus, Amenorrhö, Menstruationsblutung ausbleibend, Dysmenorrhö, Menstruationsblutung schmerzhaft, Schmerzen nach der Geburt, Migräne, Melancholie, Traurigkeit speziell bei Frauen, Antriebslosigkeit, Depressionen

▶

◄

3 **Inneren Wind unterdrücken**

Kopfschmerzen, Konvulsionen, Muskelkrämpfe, Tic, Tremor, Bewegungsstörungen, Muskelzuckung, Epilepsie, Tinnitus, Steifheit der Extremitäten

Vorsicht: Nicht während Schwangerschaft und Stillzeit anwenden.

Cinchona pubescens
Chinarindenbaum

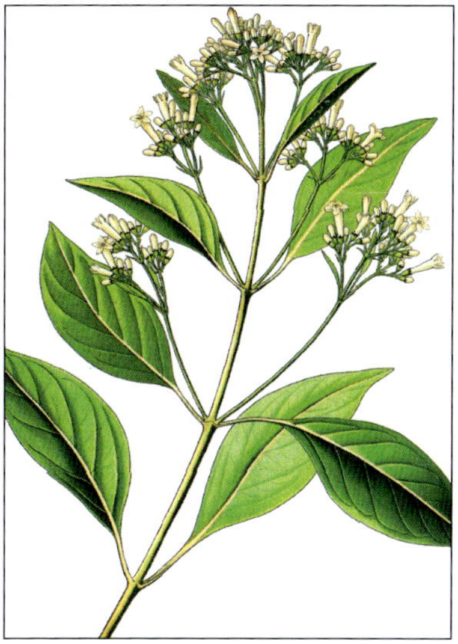

Familie: Rubiaceae, Rotgewächse

Herkunft: Heimisch in den tropischen Bergregionen Amerikas, kultiviert in Indien und Kongo

Pflanzenteile: Rinde

Temperatur: kühl

Geschmack: bitter

Funktionskreis: Herz, Milz

Eigenschaften: leicht toxisch, adstringierend / zusammenziehend, antiseptisch / desinfizierend / keimtötend, antipyretisch / fiebersenkend, antimikrobiell, carminativ / blähungs- und gärungswidrig, spasmolytisch / krampflösend, kardioregulatorisch / reguliert die Herztätigkeit

Inhaltsstoffe: Chinolinalkaloide, Chinin, Cinchonin, Cinchonidin; Triterpene; Catechingerbstoffe

Wirkung

1 **Hitze eliminieren und Feuer reduzieren**

Fieber, Fieber intermittierend, Fieber chronisch, Fieber niedrig mit Nachtschweiss, Malaria, Grippe, Entzündung, Typhus

1 **Qi tonisieren**

tonisiert Milz-Qi, tonisiert Herz-Qi, Appetitlosigkeit, Diarrhö, Durchfall, Dysenterie, Flatulenz, Blähungen, Völlegefühl, Dyspeptische Beschwerden, Anorexie, Magersucht, Magenschmerzen, Gastralgie, Schwäche, Herzrhythmusstörungen, Herzinsuffizienz, CFS, Chronic Fatigue Syndrom

2 **Wind-Kälte/Hitze-Nässe eliminieren (Rheuma/Bi-Syndrom)**

Fibromyalgie, Muskelschmerzen, Rheuma

Vorsicht: Wegen der toxischen Eigenschaft sollte Cinchona pubescens in prozessierter Form, z.B. spagyrisch, verabreicht werden. Nicht während der Schwangerschaft und Stillzeit anwenden. Bei Magen-Darmgeschwüren.

Cinnamomum verum

Zimt

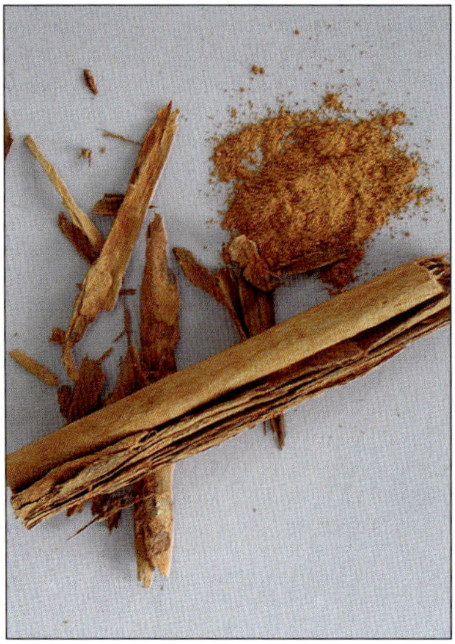

Familie: Lauraceae, Lorbeergewächse

Herkunft: Heimisch in Südindien, Srilanka

Pflanzenteile: Rinde

Temperatur: heiss

Geschmack: scharf, süss, aromatisch

Funktionskreis: Milz, Magen, Gedärme, Herz, Niere, Uterus, Lunge

Eigenschaften: stimulierend, analgetisch / schmerzstillend, adstringierend / zusammenziehend, carminativ / blähungs- und gärungswidrig, antibakteriell, antifungal, wärmt und stimuliert alle Vitalfunktionen des Körpers

Inhaltsstoffe: ätherisches Öl; Diterpene; Schleimstoffe

Wirkung

1 **Inneres/Li erwärmen**

tonisiert Milz-Yang, tonisiert Magen-Yang, Appetitlosigkeit, Abdominalschmerzen, Bauchschmerzen, Flatulenz, Blähungen, Diarrhö, Durchfall, Verdauungsschwäche, Übelkeit, Erbrechen

1 **Yang tonisieren**

tonisiert Nieren-Yang, tonisiert Herz-Yang, Vitalität vermindert, Ödeme, Oligurie, Urinieren vermindert, Strangurie, Harndrang schmerzhaft, Dysurie, Urinieren erschwert, Rückenschwäche, Kniegelenkschwäche, kalter Rücken, kalte Knie, kalte Extremitäten, Impotenz, Erschöpfung, Palpitationen mit Erschöpfung, Angina pectoris

2 **Blut bewegen**

Dysmenorrhö, Menstruationsblutung schmerzhaft, Amenorrhö, Menstruationsblutung ausbleibend, Angina pectoris

2 **Wind-Kälte eliminieren**

Erkältung, Grippe, grippaler Infekt

3 **Wind-Kälte/Hitze-Nässe eliminieren (Rheuma/Bi-Syndrom)**

Arthritis, Rheuma

Vorsicht: Nicht während der Schwangerschaft anwenden. Bei Magen-, Darmgeschwüren.

Citrus aurantium

Bitterorange

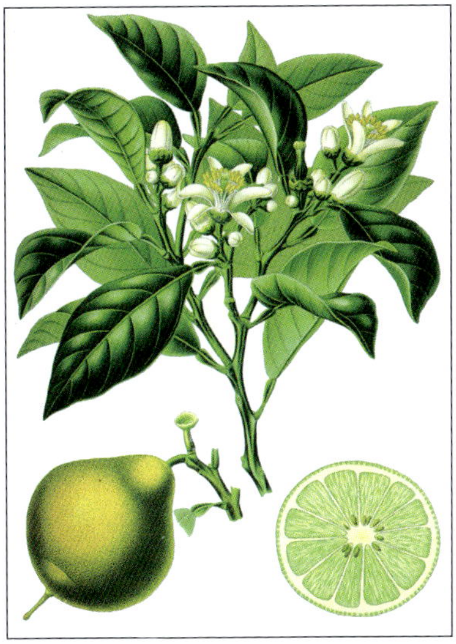

Familie: Rutaceae, Rautengewächse

Herkunft: Heimisch im tropischen Asien, wird in vielen Gebieten kultiviert, z.B. Mittelmeerraum

Pflanzenteile: reife Schale

Temperatur: warm

Geschmack: scharf, bitter, aromatisch

Funktionskreis: Milz, Magen, Gedärme, Lunge

Eigenschaften: carminativ / blähungs- und gärungswidrig, cholagog / galletreibend, sekretolytisch / schleimlösend, expectorierend / auswurffördernd, sedierend / beruhigend

Inhaltsstoffe: In der Schale ätherisches Öl, vor allem mit Limonen, geruchsbestimmend ist u.a. Methylanthranilat; bitter schmeckende Flavonoide wie Neohesperidin und Naringin, nicht bitter sind Rutin und Hesperidin; Furocumarine, Pektin

Wirkung

1 **Qi regulieren und bewegen**

Magenschmerzen, Gastralgie, Abdominalschmerzen, Bauchschmerzen, Abdominalspasmen, Bauchkrämpfe, Zwerchfellspasmen, Zwerchfellschmerzen, Ansammlungen, Tumore, Uterusprolaps, Analprolaps, Organsenkungen, Gleichgültigkeit

1 **Nahrungsretention auflösen**

Nahrungsretention, Appetitlosigkeit, Verdauungsschwäche, Flatulenz, Blähungen, Dyspeptische Beschwerden, Anorexie, Magersucht, Obstipation, Verstopfung

2 **Schleim-Kälte auflösen**

Husten mit Schleim, Völlegefühl im Thorax, Arteriosklerose, Tumore

Vorsicht: Bei Hitze, trockenem Husten und Yin-Mangel.

Citrus aurantium Blüte

Orangenblüte

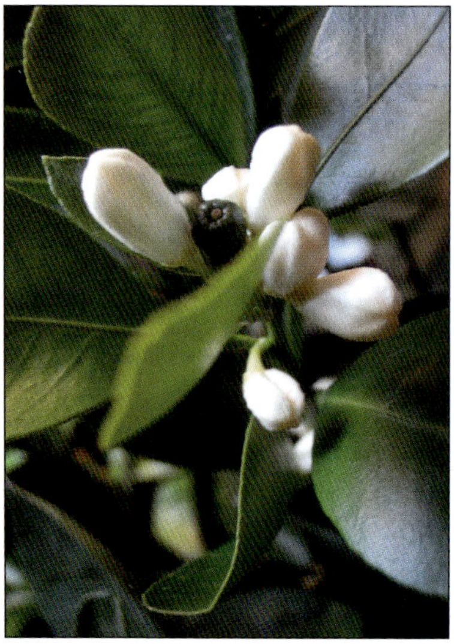

Familie: Rutaceae, Rautengewächse

Herkunft: Heimisch im tropischen Asien, wird in vielen Gebieten kultiviert, z.B. Mittelmeerraum

Pflanzenteile: Blüte

Temperatur: neutral

Geschmack: süss

Funktionskreis: Herz

Eigenschaften: sedierend / beruhigend, spasmolytisch / krampflösend

Inhaltsstoffe: In den Blüten ätherisches Öl wie Linalylacetat, Limonen, Linalool, Geraniol, Nerol, Methylantanilat

Wirkung

1 **Shen/Geist beruhigen**

Insomnia, Schlaflosigkeit, Unruhe, Nervosität, Depressionen, Durchfall chronisch, Diarrhö, Haut trocken, Äderchen geplatzt

Clemata recta

Waldrebe, steife

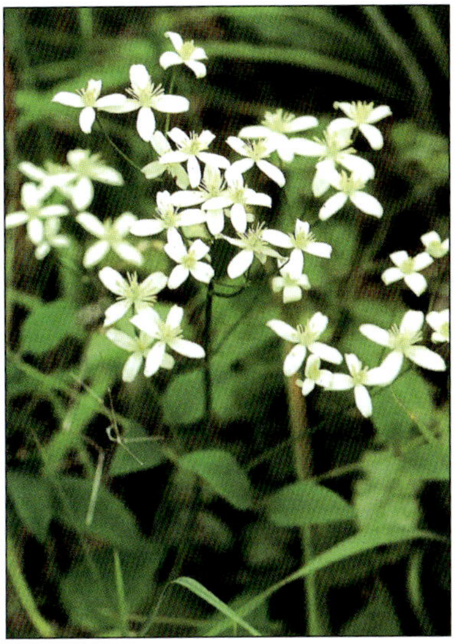

Familie: Ranunculaceae, Hahnenfußgewächse

Herkunft: Heimisch in Europa

Pflanzenteile: unterirdische Teile

Temperatur: warm

Geschmack: scharf, salzig

Funktionskreis: Leber, Niere, Lunge

Eigenschaften: antirheumatisch, analgetisch / schmerzstillend, spasmolytisch / krampflösend, stimulierend, diuretisch / harntreibend

Inhaltsstoffe: Protoanemonin (nur im frischen Kraut), geringe Mengen Triterpensaponine, Glykosid Ranunculin, Saponine

Wirkung

1 **Qi regulieren und bewegen**

Kopfschmerzen, Migräne

2 **Wind-Kälte/Hitze-Nässe eliminieren (Rheuma/Bi-Syndrom)**

Arthritis, Rheuma, Steifheit, Knochenschmerzen, Gelenkschmerzen, Neuralgie

3 **Nässe/Feuchtigkeit auflösen/transformieren**

Ekzem nässend, Ausschlag nässend, Ulkus cruris, Beine offene, Geschwür, Varizen, Krampfadern, Prostatitis, Prostataentzündung, Drüsenschwellung

Collinsonia canadensis
Griesswurzel, kanadische

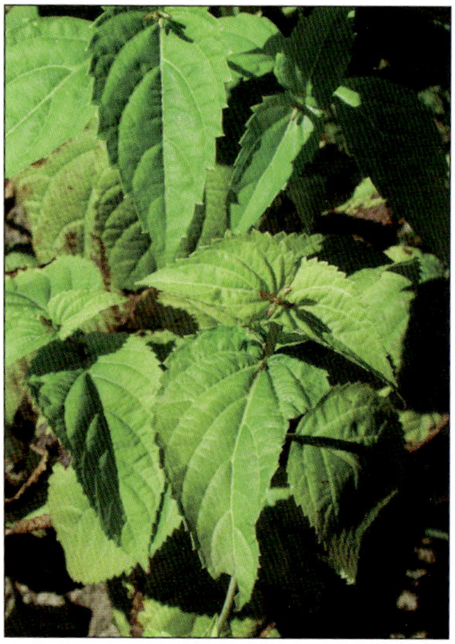

Familie: Lamiaceae, Lippenblütengewächse

Herkunft: Nordamerika und Kanada

Pflanzenteile: unteriridische Teile

Temperatur: warm

Geschmack: scharf, sauer

Funktionskreis: Leber, Perikard, Gedärme

Eigenschaften: leicht toxisch, emmenagog / menstruationsfördernd, adstringierend / zusammenziehend, diuretisch / harntreibend, stoffwechselanregend

Inhaltsstoffe: ätherisches Öl; Kaffeesäurederivate; Rosmarinsäure

Wirkung

1 **Blut bewegen**

Menorrhagie, Menstruationsblutung stark und lang, Dysmenorrhö, Menstruationsblutung schmerzhaft, Amenorrhö, Menstruationsblutung ausbleibend, Rektumschmerzen, Analschmerzen, Ulzera rektal, Analfisur, Hämorrhoiden

1 **Inneres/Li erwärmen**

Gastritis, Magenschleimhautentzündung, Diarrhö, Durchfall, Dysenterie, Colitis, Enteritis, Darmentzündung

2 **Qi regulieren und bewegen**

Reizbarkeit, Nervosität, Herzschmerzen nervlich bedingt, Atemnot nervlich bedingt, Dyspnö, pneumogastrischer Nerv der das Herz und die Lunge beeinflusst

Vorsicht: Wegen der toxischen Eigenschaft sollte Collinsonia canadensis in prozessierter Form, z.B. spagyrisch, verabreicht werden.

Commiphora molmol
Myrrhe

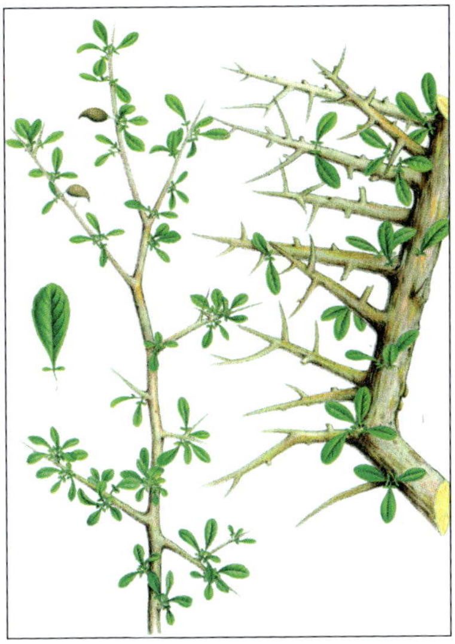

Familie: Burseraceae, Balsambaumgewächse

Herkunft: Östlicher Mittelmeerraum, Somalia

Pflanzenteile: Harz

Temperatur: warm

Geschmack: bitter, scharf

Funktionskreis: Magen, Gedärme, Lunge, Uterus, Herz

Eigenschaften: emmenagog / menstruationsfördernd, sekretolytisch / schleimlösend, expectorierend / auswurffördernd, spasmolytisch / krampflösend, antiseptisch / desinfizierend / keimtötend, stimulierend, carminativ / blähungs- und gärungswidrig

Inhaltsstoffe: ätherisches Öl, Furanosesquiterpene; Harze; Schleimstoffe

Wirkung

1 **Blut bewegen**

Amenorrhö, Menstruationsblutung ausbleibend, Dysmenorrhö, Menstruationsblutung schmerzhaft, Uterustumore, Tumore abdominal, Durchblutungsstörungen, Blutzirkulation vermindert, Verletzung blutstillend, Blutstagnation, äusserlich: Zahnschmerzen, Laryngitis (gemischt mit Capsicum), Haarausfall, Juckreiz der Kopfhaut, Hautmykosen, Hautflechten, Spülungen: Mundsoor, Aphte, Zahnfleischbluten, Mundgeschwür, Stomatitis, Mundschleimhautentzündung

2 **Qi regulieren und bewegen**

Amenorrhö, Menstruationsblutung ausbleibend, Dysmenorrhö, Menstruationsblutung schmerzhaft, Hypomenorrhö, Menstruationsblutung schwach, Muskelschwäche, Obstipation, Verstopfung, Melancholie, Hypochondrie, Kreislaufschwäche

2 **Qi tonisieren**

Verdauungsschwäche, Nahrungsumwandlungsschwäche, Appetitlosigkeit, Flatulenz, Blähungen, Diarrhö, Durchfall, Stuhl breiig, Fluor vaginalis, Ausfluss, Hämorrhoiden, Gedanken negative

3 **Schleim-Kälte auflösen**

Bronchitis chronisch, Arteriosklerose, Magenschleim, Lungenschleim, Uterusschleim, Harnblasenschleim, Schleim im Verdauungstrakt

3 **Adstringieren**

äusserlich: Wunde, Mundgeschwür, Gingivitis, Zahnfleischentzündung, Pharyngitis

Vorsicht: Nicht während der Schwangerschaft anwenden und bei starken uterinen Blutungen.

Convallaria majalis
Maiglöckchen

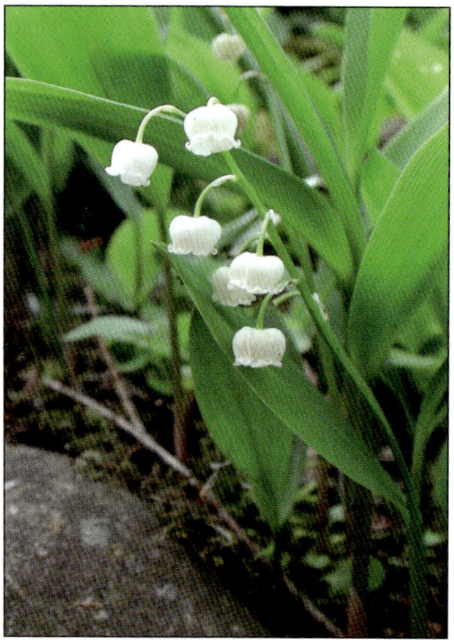

Familie: Convallariaceae, Maiglöckchengewächse

Herkunft: Heimisch in Europa, aber auch in Nordamerika und im nördlichen Asien

Pflanzenteile: oberirdische Teile

Temperatur: neutral

Geschmack: bitter, leicht süss

Funktionskreis: Herz, Niere, Blase, Perikard

Eigenschaften: toxisch, spasmolytisch / krampflösend, herzstimulierend, wirkt herzaktiv, diuretisch / harntreibend

Inhaltsstoffe: Herzwirksame Steroidglykoside (etwa 40 Cardenolide), vor allem Convallosid, Convallatoxin, Convallatoxol, Lokundjosid, Desglucocheirotoxin; Steroidsaponine

Wirkung

1 **Qi tonisieren**

tonisiert Herz-Qi, Müdigkeit, Abgeschlagenheit, Energiemangel, Erschöpfung, Herzerkrankungen, Hypotonie, Bluttiefdruck, Ödeme, Aszites, Bauchwassersucht, Herzklappenerkrankungen, Herzschmerzen, Bradykardie, Herzschlag verlangsamt, Extrasystolen, Herzinsuffizienz Stadium I und II, Gedächtnisschwäche, Vergesslichkeit, Konzentrationsstörungen, Benommenheit

1 **Shen/Geist beruhigen**

Nervosität, Übersensibel, Neurasthenie, Nervenschwäche, Angst, Palpitationen, Herz nervöses durch Aufregung, Herz nervöses im Klimakterium

1 **Qi regulieren und bewegen**

Herz-Qi Stagnation, Herzschmerzen, Tachykardie, Herzrasen, Palpitationen, Herzklopfen durch Qi-Leere

2 **Inneren Wind unterdrücken**

Apoplexie-Prophylaxe, Schlaganfall-Prophylaxe, Epilepsie

3 **Nässe ausleiten und Diurese fördern**

Ödeme, Herzödeme

3 **Blut bewegen**

Angina pectoris, Gehirndurchblutungsstörungen, Hypoxie zerebral

Vorsicht: Wegen der toxischen Eigenschaft soll Convallaria majalis nur in standardisierter, oder in prozessierter Form, z.B. spagyrisch, verabreicht werden. Nicht während der Schwangerschaft anwenden. Bei Herz-Yin Mangel.

Coriandrum sativum
Koriander

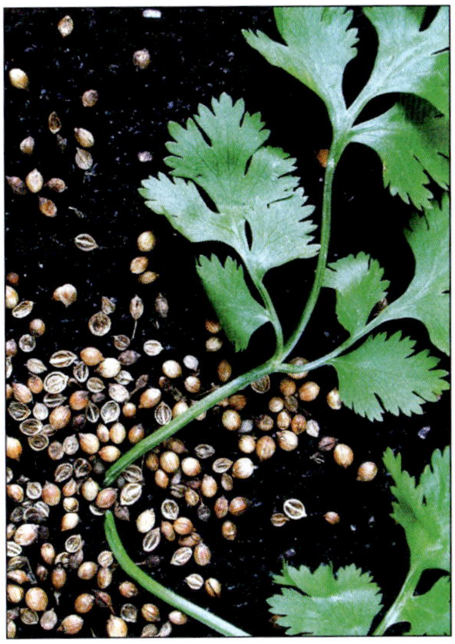

Familie: Apiaceae, Doldenblütengewächse

Herkunft: Heimisch im Mittelmeergebiet, Mittel- und Osteuropa, Ostasien, Nord- und Südamerika, kultiviert auf der ganzen Welt

Pflanzenteile: Samen, Kraut

Temperatur: Kraut: neutral, Samen: warm

Geschmack: scharf, süss

Funktionskreis: Blase, Magen, Leber

Eigenschaften: entgiftend, carminativ / blähungs- und gärungswidrig, diuretisch / harntreibend, diaphoretisch / schweisstreibend

Inhaltsstoffe: Ätherisches Öl mit Linalool als Hauptkomponente, aliphatische Aldehyde wie Decanal mit wanzenähnlichem Geruch

Wirkung

1 **Nahrungsretention auflösen**

Verdauungsblockade (frisches Korianderkraut), Schmerzen durch Kälte

1 **Nässe ausleiten und Diurese fördern**

Zystitis, Blasenentzündung

2 **Qi tonisieren**

Magenschmerzen, Gastralgie, Verdauungsschwäche, Flatulenz, Blähungen, Appetitlosigkeit, Harntraktschwäche, Harninkontinenz

2 **Wind-Kälte eliminieren**

Schwitzen ausbleibend, Erkältung mit wenig Fieber ohne Schweiss (Korianderkraut-Tee mit Frühlingszwiebel)

3 **Hitze eliminieren und Toxine ausleiten**

Toxine, Schwermetallbelastung, Quecksilberbelastung, Dysenterie, Masern, Exanthembildung fördernd bei Masern (6 g Korianderkraut; 10 g Frühlingszwiebel)

3 **Qi regulieren und bewegen**

Lampenfieber, Kreativität vermindert, Verschlossenheit, introvertiert, Ausdruckskraft vermindert, depressive Verstimmung, Depressionen, Konzentrationsstörungen

Crataegus laevigata
Weissdorn

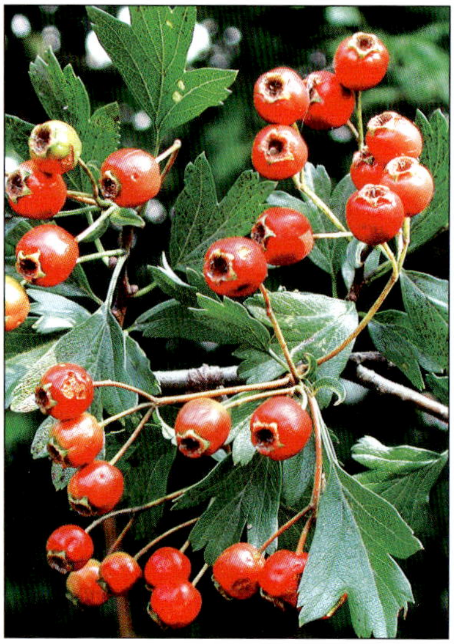

Familie: Rosaceae, Rosengewächse

Herkunft: Heimisch in den gemässigten Zonen Europas, Asiens und Nordamerikas

Pflanzenteile: Früchte, Blüten, Blätter

Temperatur: Früchte: leicht warm, Blüten und Blätter: kühl

Geschmack: Früchte: sauer, leicht süss, Blüten und Blätter: leicht süss, leicht bitter

Funktionskreis: Herz, Milz, Magen, Leber, Gedärme

Eigenschaften: verdauungsfördernd, obstipierend / durchfallhemmend, herzstärkend, emmenagog / menstruationsfördernd, cholesterinsenkend, antithrombotisch, Blutvolumenaustoss aus dem Herz wird vergrössert, pos. inotrop / steigert die Herzmuskelkontraktionsfähigkeit, pos. dromotrop / beschleunigt Erregungsleitung des Herzens, neg. bathmotrop / Reizschwelle des Herzens erhöhend, Koronar- und Myokarddurchblutungsfördernd, peripherer Gefässwiderstand senkend, Shen stabilisierend

Inhaltsstoffe: Flavonoide; biogene Amine; Triterpene

Wirkung

1 Qi tonisieren

tonisiert Herz-Qi, Blutdruckstörungen, Hypotonie, Bluttiefdruck, Hypertonie, Bluthochdruck, Herzschwäche, Unruhe, Shen instabil, Emotionen des Herzens, Herzinsuffizienz Stadium I und II, Palpitationen, Bradykardie, Herzschlag verlangsamt, Herzrhythmusstörungen, Sportlerherz, Herzverfettung, Schwitzen spontan, Müdigkeit, Abgeschlagenheit, Energiemangel, Erschöpfung, Schwäche, Ödeme, Diarrhö, Durchfall, (Blüten und Blätter)

1 Blut bewegen

Herzrhythmusstörungen, Angina pectoris (hoch dosieren), Arteriosklerose der Herzkranzgefässe, Hypertonie, Bluthochdruck, Blutzirkulation vermindert, Durchblutungsstörungen peripher, Morbus Raynaud, Tinnitus, Schwindel, Druckgefühl in der Brust, Engegefühl in der Brust, Thrombose, Kreislaufschwäche (Blüten und Blätter)

2 Nahrungsretention auflösen

Verdauungsschwäche, Cholesterinwert erhöht, Flatulenz, Blähungen, Appetitlosigkeit (Früchte)

2 Yin tonisieren

Wechseljahrbeschwerden, Klimakterium, Menopausensyndrom, Hitzewallungen, Palpitationen, Unruhe innere, Angst, Herzneurose, Tinnitus, Insomnia, Schlaflosigkeit nervlich bedingt, Unruhe nervlich bedingt, depressive Verstimmung, Reizbarkeit, Nervosität, Hyperthyreose, Schilddrüsenüberfunktion, Morbus Basedow, Fieber (Blüten und Blätter)

Crocus sativus
Safran

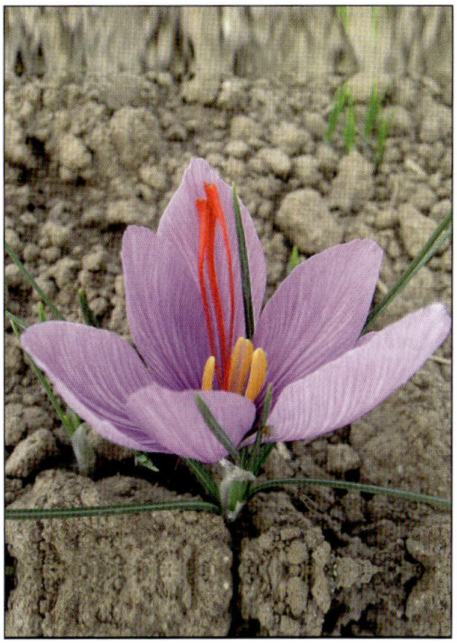

Familie: Iridaceae, Schwertliliengewächse

Herkunft: Heimisch in Indien, Mittelmeerraum und Balkan, kultiviert in Frankreich, Italien, Spanien und Naher Osten

Pflanzenteile: Narbenschenkel

Temperatur: neutral

Geschmack: bitter, scharf, süss

Funktionskreis: Milz, Leber, Niere

Eigenschaften: toxisch ab 5 g, stimulierend, carminativ / blähungs- und gärungswidrig, spasmolytisch / krampflösend, blutungsstillend, emmenagog / menstruationsfördernd, nervenstärkend, unterstützt die Shen Seele

Inhaltsstoffe: Glykosid Protocrocin, zerfällt leicht in Crocin (Farbstoff) und Picrocrocin (Safranbitter), aus letzterem entsteht beim Lagern Safranal, der für die Droge typische Duftstoff

Wirkung

1 **Blut bewegen**

Dysmenorrhö, Menstruationsblutung schmerzhaft, Menstruationsblutung unregelmässig, Schmerzen, Krämpfe, Impotenz

2 **Hitze eliminieren, die durch Yin-Mangel verursacht wird**

Entzündung durch exzessives Feuer, Fieber, Hysterie, Menopausensyndrom, Wechseljahrbeschwerden, Klimakterium

2 **Blut tonisieren**

Anämie, Blutmangel, Unfruchtbarkeit, Depressionen

3 **Wind-Kälte/Hitze-Nässe eliminieren (Rheuma/Bi-Syndrom)**

Neuralgie, Rheuma

3 **Nässe/Feuchtigkeit auflösen/transformieren**

Diarrhö, Durchfall, Asthma, Husten chronisch, Ikterus, Gelbsucht, Leberzirrhose, Milzschwellung

Vorsicht: Nicht während der Schwangerschaft anwenden. Bei Verschluss der Gallenwege.

Cuminum cyminum
Kreuzkümmel

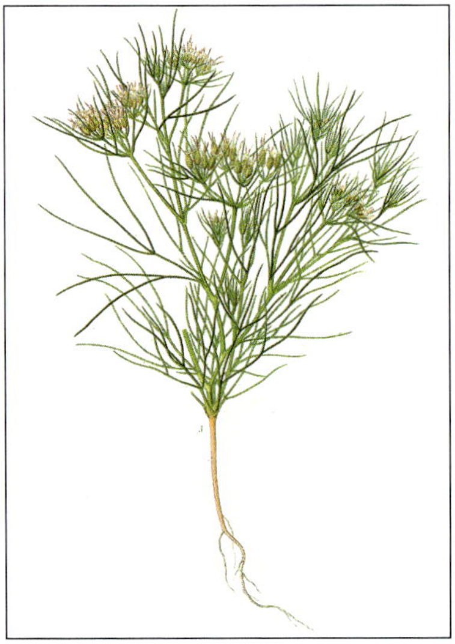

Familie: Apiaceae, Doldenblütengewächse

Herkunft: Heimisch in Turkestan und Oberägypten, kultiviert im Mittelmeerraum, in Pakistan, Iran, Indien, China, USA und Südamerika

Pflanzenteile: Samen

Temperatur: neutral

Geschmack: scharf

Funktionskreis: Leber, Milz, Lunge

Pflanzenteile: Samen

Eigenschaften: carminativ / blähungs- und gärungswidrig, stimulierend, spasmolytisch / krampflösend, Östrogenbildung hemmend

Inhaltsstoffe: ätherisches Öl; Cuminaldehyd; Eiweissstoffe; fettes Öl

Wirkung

1 **Qi regulieren und bewegen**

Leber-Qi Stagnation, Magenkrämpfe, Kopfschmerzen, Unzufriedenheit, Frustration

1 **Qi tonisieren**

tonisiert Milz-Qi, Diarrhö, Durchfall, Stuhl lose, Appetitlosigkeit, Flatulenz, Blähungen, tonisiert Lungen-Qi, Lungenerkrankungen

Curcuma xanthorrhiza
Kurkuma

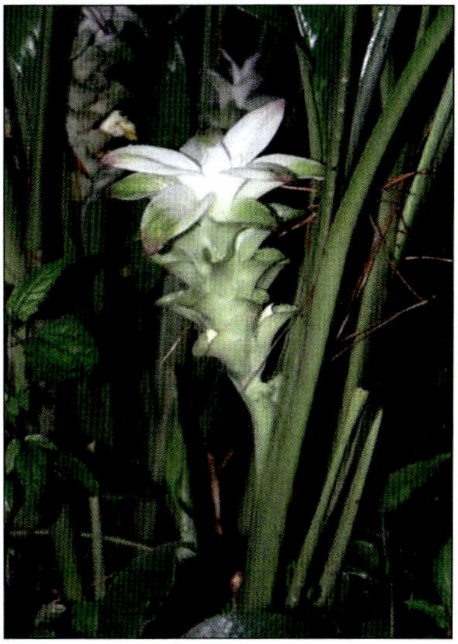

Familie: Zingiberaceae, Ingwergewächse

Herkunft: Heimisch in den Wäldern von Indonesien und Malaysia, kultiviert in Südostasien

Pflanzenteile: Wurzelstock

Temperatur: warm

Geschmack: scharf, leicht bitter, aromatisch

Funktionskreis: Leber, Gallenblase, Herz, Gedärme, Milz, Magen, Uterus, Lunge

Eigenschaften: emmenagog / menstruationsfördernd, stimulierend, cholagog / galletreibend, choleretisch / lebergallefördernd, stoffwechselanregend, analgetisch / schmerzstillend, antiseptisch / desinifzierend / keimtötend, abschwellend, blutungsstillend, adstringierend / zusammenziehend, blutreinigend

Inhaltsstoffe: ätherisches Öl; Curcuminoide; nicht phenolische Diarylheptanoide; Stärke

Wirkung

1 Blut bewegen

Verletzung, Wunde, Menstruationsprobleme, Amenorrhö, Menstruationsblutung ausbleibend, Blutgerinnsel, Angina pectoris

1 Qi tonisieren

tonisiert Milz-Qi, tonisiert Magen-Qi, Flatulenz, Blähungen, Appetitlosigkeit, Dyspeptische Beschwerden, Völlegefühl, Eiweiss-Verdauungsschwäche, Magendruck, Diarrhö, Durchfall, Hämorrhoiden

1 Blutungen stillen und regulieren

Bluterbrechen, Hämaturie, Blut im Urin, Epistaxis, Nasenbluten, Blutgerinnung vermindert, äusserlich: Bluterguss, Hämatom, Verletzung

2 Qi regulieren und bewegen

Leber-Qi Stagnation, depressive Verstimmung, Gallenflussstau, Gallensteine, Cholelithiasis, Gallensaftproduktionsmangel, Kopfschmerzen durch Leberdisharmonie, Spasmen, Obstipation, Verstopfung, Dysmenorrhö, Menstruationsblutung schmerzhaft, Amenorrhö, Menstruationsblutung ausbleibend, Uterustumore, Tobsucht, Übelkeit, Erbrechen

2 Hitze eliminieren und Nässe trocknen

Ikterus, Gelbsucht, Cholezystitis, Gallenblasenentzündung, Akne, Pruritus, Juckreiz, Hauterkrankungen schuppend, Stomatitis, Mundschleimhautentzündung, Wutausbruch, Ärger, Colitis, Enteritis, Darmentzündung, Zystitis, Blasenentzündung, Nephritis, Nierenentzündung, Toxine, Allergie, Asthma allergisches, Heuschnupfen, Bronchitis

▶

◀

3 **Wind-Kälte/Hitze-Nässe eliminieren (Rheuma/Bi-Syndrom)**
rheumatische Arthritis

3 **Shen/Geist beruhigen**
Schock traumatisch, Hysterie, Kollapsneigung, Erregbarkeit des Herzens

Vorsicht: Nicht während der Schwangerschaft anwenden. Bei Verschluss der Gallenwege.

Cuscuta europaea

Hopfenseide

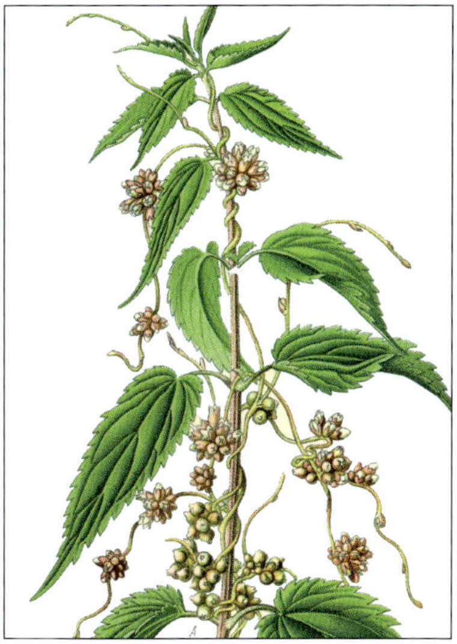

Familie: Cuscutaceae, Nesselseidegewächse

Herkunft: Heimisch in Europa, Südafrika und Asien

Pflanzenteile: oberidische Teile

Temperatur: neutral

Geschmack: süss

Funktionskreis: Niere, Leber

Eigenschaften: schleimhautreizungsmildernd, laxierend / abführend, diuretisch / harntreibend, ophthalmisch / das Auge betreffend, aphrodisierend / fördert den Geschlechtstrieb

Inhaltsstoffe: Saponine, Gerbstoffe, ein abführendes Prinzip (Glykoretine vgl. Calystegiae sepii herba et radix)

Wirkung

1 **Yin tonisieren**

Muskelschwäche, Sehnenschwäche, Osteoporose, Knochenschwund, Knochenschwäche, Enuresis nocturna, Bettnässen, Samenentleerung, Spermaproduktion vermindert, Obstipation, Verstopfung

1 **Yang tonisieren**

Impotenz, Spermatorrhö, Prostatitis, Prostataentzündung, Rückenschmerzen, kalte Knie, Wahrnehmungsstörungen, Melancholie

2 **Blut tonisieren**

Anämie, Blutmangel, Nervosität

3 **Wind-Kälte/Hitze-Nässe eliminieren (Rheuma/Bi-Syndrom)**

rheumatische Arthritis, Ischias

Cynara scolymus
Artischocke

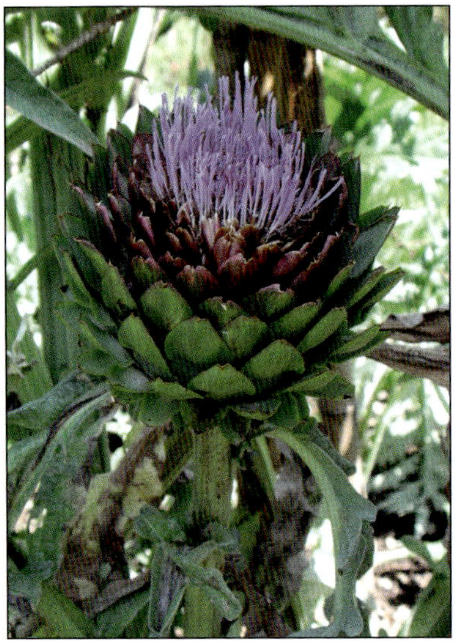

Familie: Asteraceae, Korbblütengewächse

Herkunft: Heimisch im gesamten Mittelmeergebiet bis zu den Kanaren und in Südamerika

Pflanzenteile: Blätter und Blüten

Temperatur: kühl

Geschmack: bitter, leicht salzig

Funktionskreis: Leber, Gallenblase, Magen, Milz

Eigenschaften: nährend, aufbauend, regenerierend, erweichend, entspannend, cholesterinsenkend, antidiabetisch, cholagog / galletreibend, choleretisch / lebergallefördernd, Thyroxinbildung anregend, Insulinbildung anregend

Inhaltsstoffe: Caffeoylchinasäuren wie Chlorogensäure und Cynarin (entsteht erst bei der Aufarbeitung der Droge); Flavonoide, vor allem Cynarosid, Scolymosid; bitter schmeckende Sesquiterpenlactone, wie Cynaropikrin

Wirkung

1 **Nahrungsretention auflösen**

Völlegefühl, Flatulenz, Blähungen, Gallenflussstau, Gallenschmerzen nach fettem Essen, Magendruck, Eiweiss-Verdauungsschwäche, Albuminurie, Eiweiss im Urin, Oberbauchschmerzen, Abdominalschmerzen

1 **Hitze eliminieren und Nässe trocknen**

Hepatitis, Leberschmerzen, Leberentzündung, Ikterus, Gelbsucht

2 Qi regulieren und bewegen

Flankenschmerzen, Übelkeit, Brechreiz, Stimmungsschwankung durch Leber-Qi Stagnation, Gallenflussstau, Reizbarkeit, Wutausbruch, Ungeduld, Geräuschempfindlichkeit, rebellierendes Magen-Qi, Übelkeit, Erbrechen

2 **Schleim-Hitze auflösen**

Cholesterinwert erhöht, Arteriosklerose-Prophylaxe, Gallensteine, Cholelithiasis

2 **Hitze eliminieren und Feuer reduzieren**

Leberschmerzen, Kopfschmerzen durch Leberdisharmonie, Migräne, Gesichtsrötung, Blutandrang zum Kopf, Ikterus, Gelbsucht, Konjunktivitis, Bindehautentzündung, Tinnitus, Apoplexie-Prophylaxe, Schlaganfall-Prophylaxe, Alkoholabusus

3 **Yin tonisieren**

tonisiert Leber-Yin, Gewichtsverlust, Anämie, Blutmangel, Hyperglykämie, Blutzuckerwerte erhöht, Diabetes mellitus, Leberzellregeneration vermindert, Alterung frühzeitig

3 **Qi tonisieren**

tonisiert Magen-Qi, tonisiert Milz-Qi, Dyspeptische Beschwerden, Verdauung schmerzhaft verlangsamt, Verdauungsschwäche, Appetitlosigkeit, Flatulenz, Blähungen, Hypoglykämie, Unterzuckerung, Stoffwechselschwäche, Rekonvaleszenz, Müdigkeit, Abgeschlagenheit, Energiemangel, Erschöpfung

Vorsicht: In der Stillzeit (der Milchfluss kann gehemmt werden). Bei Verschluss der Gallenwege. Bei Gallensteinen (Koliken können ausgelöst werden). Bei Cholelithiasis, nervös bedingte Verengungen der Gallenwege.

Cytisus scoparius

Besenginster

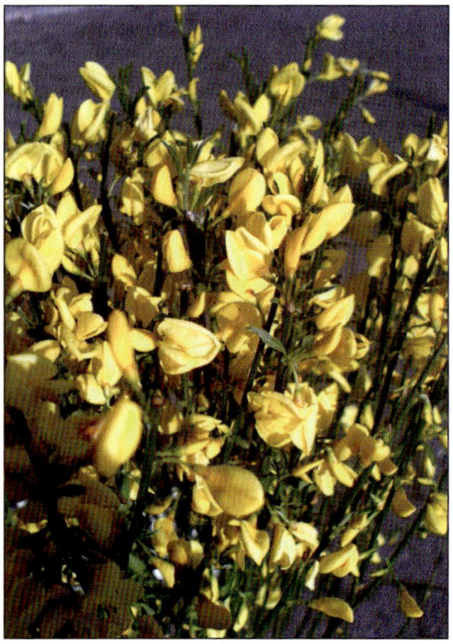

Familie: Fabaceae, Schmetterlingsblütengewächse

Herkunft: Heimisch in Europa, Nordafrika, Kanaren, Nordamerika, Chile, Südafrika, Japan

Pflanzenteile: Blüten

Temperatur: neutral

Geschmack: bitter

Funktionskreis: Herz, Niere, Leber, Gedärme,

Eigenschaften: toxisch, laxierend / abführend, diuretisch / harntreibend

Inhaltsstoffe: Chinolizidinalkaloide, vor allem Spartein und Lupanin; biogene Amine wie Dopamin und Tyramin; Flavonoide wie Scoparin und Astragalin, in den Samen Lectine

Wirkung

1 **Nässe ausleiten und Diurese fördern**

Ödeme, Wasserretention, Ödeme verursacht durch Herzprobleme, Nephrolithiasis, Nierensteine, Ikterus, Gelbsucht, Lebererkrankungen

1 **Qi regulieren und bewegen**

Erregbarkeit des Herzens, Vorhofflimmern, Kammerflimmern, Extrasystolen, Herzrhythmusstörungen, Herzkontraktionsschwäche, verlangsamt die Übertragung der elektrischen Impulse, Gebärmutterkontraktionsmangel, Geburtsblutung

2 **Stuhlgang regulieren/abführen**

Obstipation, Verstopfung akut

3 **Wind-Kälte/Hitze-Nässe eliminieren (Rheuma/Bi-Syndrom)**

Rheuma, Gicht, Ischias, Hüftschmerzen, Gelenkschmerzen

Vorsicht: Wegen der toxischen Eigenschaft sollte Cytisus scoparius in prozessierter Form, z.B. spagyrisch, verabreicht werden. Nicht während der Schwangerschaft anwenden. Bei Bluthochdruck.

Datura stramonium
Stechapfel, gemeiner

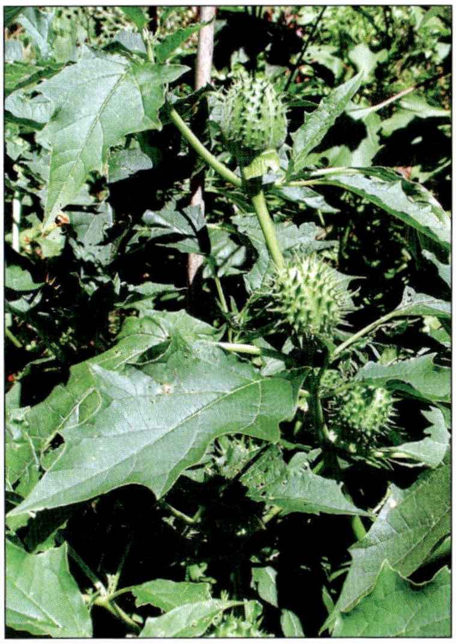

Familie: Solanaceae, Nachtschattengewächse

Herkunft: Heimisch in gemässigten und subtropischen Regionen und Mittelamerika

Pflanzenteile: Blätter

Temperatur: warm

Geschmack: bitter

Funktionskreis: Leber

Eigenschaften: toxisch, spasmolytisch / krampflösend, analgetisch / schmerzstillend, betäubend, sedierend / beruhigend, hypnotisch / schlaffördernd, narkotisierend, parasympatholytisch / Parasympatikus hemmend

Inhaltsstoffe: Tropanalkaloide, hauptsächlich Hyoscyamin, begleitet von Scopolamin; Withanolide, Hydroxycumarine, Flavonoide

Wirkung

1 **Inneren Wind unterdrücken**

Schmerzen, Krämpfe, Krampfhusten, Asthma, Keuchen, Infekt mit Fieber, Neuralgie, Nierenkolik, Augenentzündung, psychische Erkrankungen

Vorsicht: Wegen der toxischen Eigenschaft wird Datura stramonium nur in prozessierter Form, z.B. spagyrisch, verabreicht. Bei Glaukom, Glaukomverdacht, paralytischer Ileus, Pylorusstenose, Prostatavergrösserung, tachykarde Arrhythmien, akutes Lungenödem.

Daucus carota
Karotte

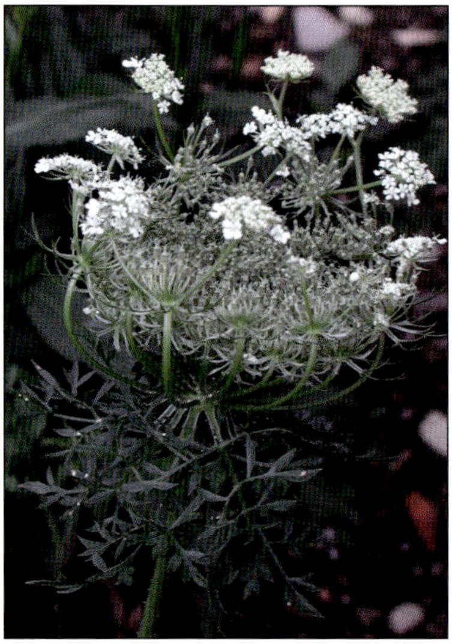

Familie: Apiaceae, Doldenblütengewächse

Herkunft: Wird weltweit kultiviert

Pflanzenteile: Samen

Temperatur: warm

Geschmack: süss, scharf

Funktionskreis: Milz, Niere, Blase, Magen

Eigenschaften: diuretisch / harntreibend, anthelminthisch / gegen Würmer, carminativ / blähungs- und gärungswidrig, emmenagog / menstruationsfördernd, adstringierend / zusammenziehend

Inhaltsstoffe: ätherisches Öl mit Terpenen und Limonen, Daucin, Aspargin, Caroten, Glucose, Sucrose, Pectin, Apfelsäure, Xantophyll, Pentosane, Vitamine C, B1, B2, B6, E, H

Wirkung

1 **Nässe auflösen und Yang wärmen**

Ödeme, Wasserretention, Harnwegsinfekt chronisch, Zystitis, Blasenentzündung, Gicht, Ikterus, Gelbsucht, Flatulenz, Blähungen, Dysenterie

2 Qi tonisieren

Meteorismus, Flatulenz, Blähungen, Verdauungsschwäche, Schluckauf, Dysenterie, Hauterkrankungen, Lichtdermatosen, Pigmentanomalien

2 **Parasiten eliminieren**

Darmparasiten, Giardia

Vorsicht: Nicht während der Schwangerschaft anwenden.

Dioscorea villosa
Yamswurzel

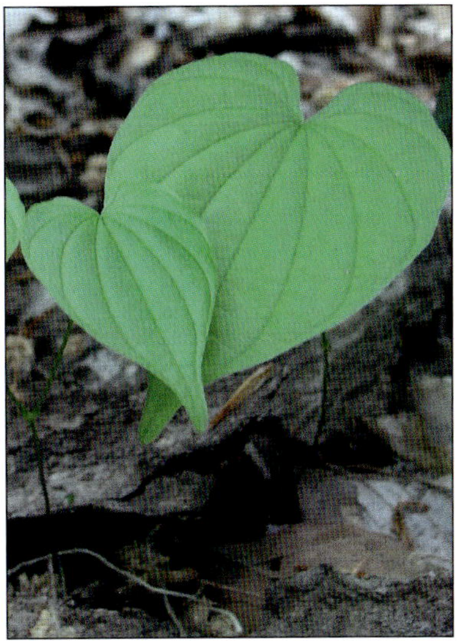

Familie: Dioscoreaceae, Schmerwurzgewächse

Herkunft: Heimisch im Süden der USA und in Kanada, kultiviert in vielen tropischen, subtropischen und gemässigten Regionen der Welt

Pflanzenteile: unterirdische Teile

Temperatur: warm

Geschmack: bitter, süss

Funktionskreis: Niere, Leber, Milz, Magen

Eigenschaften: nährend, schleimhautreizungsmildernd, spasmolytisch / krampflösend, Progesteronbildung und Gestagenbildung anregend

Inhaltsstoffe: Saponine wie Dioscin (Aglykon Diosgenin); Pyridinalkaloide wie Dioscorin

Wirkung

1 **Yin tonisieren**

Osteoporose, Knochenschwund, Gelbkörperphase geschwächt, Menopausensyndrom, Wechseljahrbeschwerden, Klimakterium, Hitzewallungen, Vaginaltrockenheit, Alterung frühzeitig, Haarausfall, Urin spärlich, Impotenz, Spermatorrhö, Lumbago, Kreuzbeinschmerzen

1 **Qi tonisieren**

Verdauungsschwäche, Appetitlosigkeit, Blähungen chronisch, Flatulenz, Adipositas, Übergewicht, Enteritis, Colitis, Darmentzündung, Diarrhö, Durchfall, Diabetes mellitus, Lungenschwäche, Husten chronisch, Nierenfunktion vermindert, Niereninsuffizienz, Enuresis, Bettnässen, emotional instabil

2 **Inneren Wind unterdrücken**

Nervosität, Neuralgie, Harnwegsentzündung, Dysmenorrhö, Menstruationsblutung schmerzhaft

2 **Yang tonisieren**

Lumbago, Kreuzbeinschmerzen, Harndrang, Impotenz, Bettnässen bei jungen Männern, Infertilität der Frau, kalte Sexualorgane, kalter Uterus

2 **Qi regulieren und bewegen**

PMS, Prämenstruelles Syndrom, Dysmenorrhö, Menstruationsblutung schmerzhaft, Gastralgie, Magenkrämpfe, Darmkrämpfe, Verkrampfung der Verdauungsorgane durch vegetative Dystonie, Schluckauf, Gallenkolik, Nierenkolik, Gelenksteifheit, Migräne, Angina pectoris

3 **Nässe auflösen und Yang wärmen**

Fluor vaginalis, Ausfluss, Prostataerkrankungen

Vorsicht: Bei Brustkrebs.

Echinacea purpurea
Sonnenhut, roter

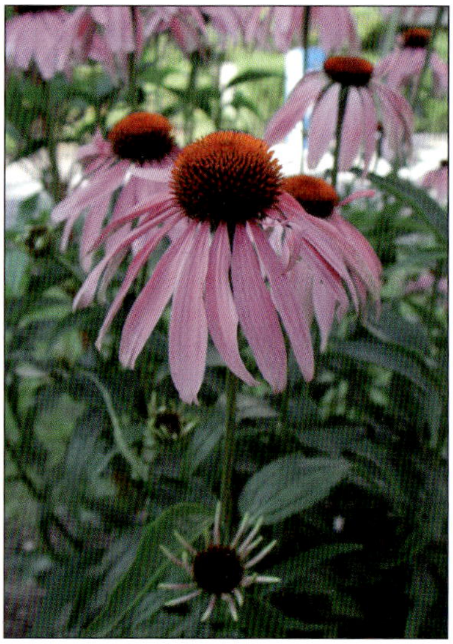

Familie: Asteraceae, Korbblütengewächse

Herkunft: Heimisch in der Mitte und im Osten der USA, kultiviert in Europa seit dem 19. Jahrhundert

Pflanzenteile: Wurzel

Temperatur: kühl

Geschmack: scharf, bitter, leicht süss

Funktionskreis: Lunge, Niere, Blase, Milz

Eigenschaften: Immunsystem stärkend, verhindert allgemein Infektionen, entzündliche Prozesse der Haut und im Urogentialsystem, antimikrobiell, antiviral, antibakteriell, verstärkt antibiotische Eigenschaften, carminativ / blähungs- und gärungswidrig, stimulierend, granulationsfördernd / wundheilend, Insulinbildung anregend, fördert Durchblutung in geschwächten Geweben, diaphoretisch / schweissbildend durch Erzeugung von Fieber

Inhaltsstoffe: Polysaccharide, darunter Arabinogalactane (diese auch als Glykoproteine); Kaffeesäurederivate wie Cichoriensäure; Alkamide, Flavonoide, ätherisches Öl, Polyne

Wirkung

1 Wind-Hitze eliminieren

Infekt bakteriell, Infekt viral, Grippe, Erkältung, Rhinitis, Nasenschleimhautentzündung allergisch, Scharlach, Mumps, Röteln

1 Hitze eliminieren und Toxine ausleiten

Eiterung aller Art, Wunde septische, Karbunkel, Furunkel, Abszess, Fieber septisches mit Schüttelfrost, Gangrän, Leukorrhö, Ausfluss, Fluor vaginalis, Appendizitis, Blinddarmentzündung, Angina tonsillaris, Tonsillitis, Mandelentzündung, Diphtherie, Meningitis, Hirnhautentzündung, Phlebitis, Venenentzündung, Wochenbettfieber, äusserlich: Ulkus cruris, Beine offene, Brandwunde, Schürfwunde

2 Nässe/Feuchtigkeit und Hitze ausleiten

Harnwegsinfekt, Zystitis, Blasenentzündung, Windeldermatitis, Ekzem, Dermatitis

2 Schleim-Hitze auflösen

Bronchitis, Pneumonie, Lungenentzündung, Pleuritis, Rippenfellentzündung, Brustfellentzündung, Sinusitis, Tumore

2 Qi tonisieren

tonisiert Wei-Qi, tonisiert Milz-Qi, Abwehrschwäche, Infektanfälligkeit, Immunschwäche, CFS, Chronic Fatigue Syndrom, Müdigkeit, Abgeschlagenheit, Energiemangel, Erschöpfung, Vagotonie, psychische Labilität, Völlegefühl, Diabetes mellitus

3 **Wind-Kälte eliminieren**

Erkältung

Vorsicht: Bei Überempfindlichkeit gegen Korbblütengewächse. Nicht anzuwenden bei Autoimmunerkrankungen wie Multiple Sklerose, AIDS und HIV-Infektion, Cortisontherapie, progredienten Systemerkrankungen wie Tuberkulose, Leukosen, Kollagenosen (entzündliche Bindegewegserkrankungen).

Elettaria cardamomum

Kardamon

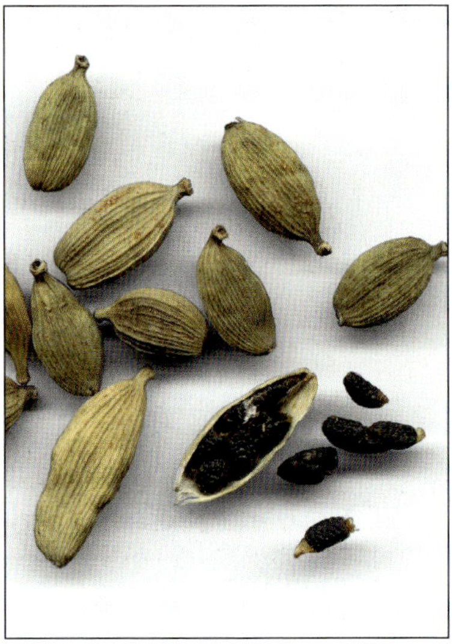

Familie: Zingiberaceae, Ingwergewächse

Herkunft: Heimisch im westlichen Südindien, kultiviert in Südostasien und Guatemala

Pflanzenteile: Frucht

Temperatur: warm

Geschmack: scharf, aromatisch, leicht bitter

Funktionskreis: Magen, Milz, Gedärme, Lunge, Perikard, Niere

Eigenschaften: Magenmittel, carminativ / blähungs- und gärungswidrig, sekretolytisch / schleimlösend, tonisierend

Inhaltsstoffe: ätherisches Öl; Stärke

Wirkung

1 **Nässe/Feuchtigkeit auflösen/transformieren**

Gastralgie, Magenschmerzen, Bettnässen, Verdauungsschwäche, Flatulenz, Blähungen, Brechdurchfall, Diarrhö, , Durchfall, Schwangerschaftserbrechen, Harnwegserkrankungen

1 **Schleim-Kälte auflösen**

Lungenschleim, Verschleimung

2 Qi tonisieren

tonisiert Milz-Qi, tonisiert Pericard-Qi, Flatulenz, Blähungen, Appetitlosigkeit, Römheld Syndrom, Kreislaufschwäche, Blutzirkulation vermindert, Durchblutungsstörungen, Spermatorrhö

Eleutherococcus senticosus

Taigawurzel

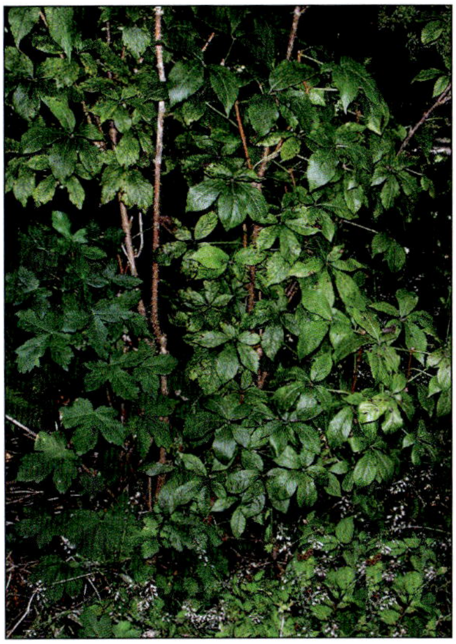

Familie: Araliaceae, Efeugewächse

Herkunft: Heimisch in Sibirien, Nordchina, Korea und Japan

Pflanzenteile: Wurzel

Temperatur: warm

Geschmack: scharf, bitter, süss

Funktionskreis: Lunge, Leber, Niere, Milz, Herz

Eigenschaften: antirheumatisch, spasmolytisch / krampflösend, analgetisch / schmerzstillend, adaptogen, stresstoleranzerhöhend, aphrodisierend / fördert den Geschlechtstrieb

Inhaltsstoffe: wesentliche Inhaltsstoffe für die wissenschaftliche Wirksamkeit: Lignane (z.B. Syringaresinolglykoside wie das Liriodendrin), Phenylpropanderivate (z. B. Syringin), Cumarine (z. B. Isofraxidin), Triterpensaponine und Polysaccharide, Pektine (Polygalakturonane mit Glukose und Xylose)

Wirkung

1 Qi tonisieren

tonisiert Lungen-Qi, tonisiert Herz-Qi, tonisiert Leber-Qi, tonisiert Nieren-Qi, tonisiert Wei- Qi, tonisiert Milz-Qi, Rekonvaleszenz, Krankheit chronisch, Operation Nachbehandlung, Vitalität vermindert, Ausdauermangel, Schwäche, CFS, Chronic Fatigue Syndrom, Müdigkeit, Abgeschlagenheit, Energiemangel, Erschöpfung, Hörschwäche, Konzentrationsstörungen, Schlafstörungen, Chemotherapie-Begleitung, Bestrahlungs-Begleitung, Leukozytopenie, Leukozyten vermindert, weisse Blutkörperchen vermindert, Abwehrschwäche, Infektanfälligkeit, Immunschwäche, Schweinegrippe prophylaktisch, Umstellungsschwierigkeiten bei Flugreisen und Klimawechsel, Unbelastbarkeit, Prüfungsbelastung, Bänderschwäche, Sehnenschwäche, Schlottergelenke, Sehschwäche, Stress, Nierenschmerzen, Harnverhalten, Impotenz, Lumbago, Rückenschwäche, Kreuzbeinschwäche, Hüftgelenkschwäche, Kniegelenkschwäche, Osteoporose, Knochenschwund, Knochenschwäche, Appetitlosigkeit, Geburt verlangsamt, Hypoglykämie, Unterzuckerung, Blutzirkulation vermindert, Durchblutungsstörungen

2 Nässe auflösen und Yang wärmen

Schwellung, Strangurie, Harndrang schmerzhaft, Dysurie, Urinieren erschwert, Ödeme, Ödeme in den unteren Extremitäten

3 Wind-Kälte/Hitze-Nässe eliminieren (Rheuma/Bi-Syndrom)

Rheuma, Arthritis, Lumbago

Vorsicht: Bei Bluthochdruck. Bei starkem Yin-Mangel. Bei Leber-Feuer. Bei Kindern unter 12 Jahren mit yangiger Konstitution.

Ephedra distachya
Meerträubchen

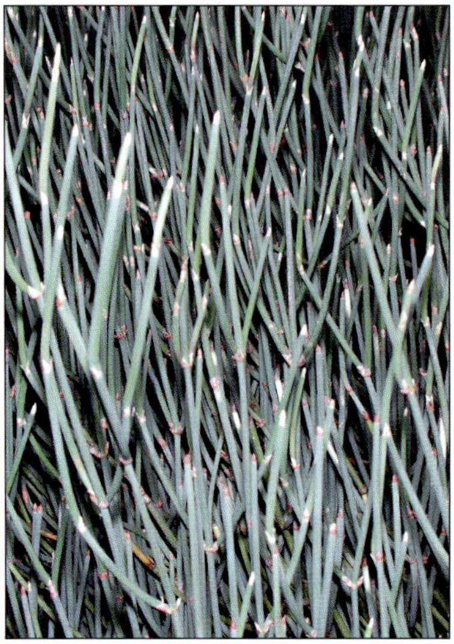

Familie: Ephedraceae, Meerträubelgewächse

Herkunft: Heimisch in den Westalpenländer, Mongolei und angrenzende Teile Chinas

Pflanzenteile: oberirdische Teile

Temperatur: warm

Geschmack: scharf, leicht bitter

Funktionskreis: Lunge, Blase, Herz

Eigenschaften: toxisch, diaphoretisch / schweisstreibend, stimulierend, diuretisch / harntreibend, abschwellend, antirheumatisch, adstringierend / zusammenziehend

Inhaltsstoffe: Alkaloid Pseudoepedrin neben wenig Ephedrin, Gerbstoffe, ätherisches Öl

Vorsicht: Wegen der toxischen Eigenschaft sollte Ephedra distachya in prozessierter Form, z.B. spagyrisch, verabreicht werden. Nicht während der Schwangerschaft anwenden. Bei Herzerkrankungen, Gefässerkrankungen, Bluthochdruck. Wechselwirkungen mit Herzglykosiden und Sympathikomimetika.

Wirkung

1 **Wind-Kälte eliminieren**

Erkältung mit Schüttelfrost, Fieber, Kopfschmerzen, Schwitzen ausbleibend, Grippe, Lungenschwäche, Husten, Dyspnö, Atemnot, Erkältungsödeme

2 **Qi regulieren und bewegen**

Asthma, Bronchialasthma, Bronchienverengung, Bronchitis chronisch, Hypotonie, Bluttiefdruck

3 **Nässe/Feuchtigkeit auflösen/transformieren**

Wasserretention, Ödeme im oberen Körper, Lungenemphysem, Bronchitis

Epilobium parviflorum

Weidenröschen, kleinblütiges

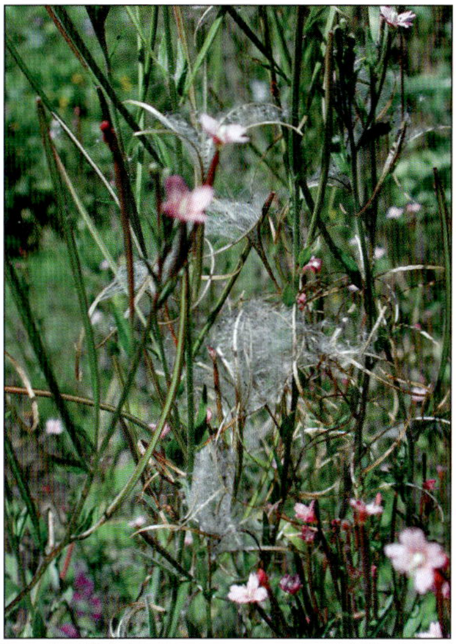

Familie: Onagraceae, Nachtkerzengewächse

Herkunft: Mitteleuropa, Südeuropa, nödliche Halbkugel

Pflanzenteile: oberirdische Teile

Temperatur: kühl

Geschmack: bitter

Funktionskreis: Blase, Niere, Magen, Gedärme

Eigenschaften: antiinflammatorisch / entzündungshemmend, analgetisch / schmerzstillend, antipyretisch / fiebersenkend, antimikrobiell, tumorhemmend

Inhaltsstoffe: Flavonoide; Beta-Sytosterol, Gerbstoffe (Gallotannine), Triterpensäuren

Wirkung

1 **Nässe/Feuchtigkeit und Hitze ausleiten**

Prostatitis, Prostataentzündung akut und chronisch, Prostataadenom, Prostatahyperplasie, Prostatahypertrophie, Prostatavergrösserung, Blasenleiden, postoperatives Brennen beim Harnlassen, Miktionsstörungen, Reizblase chronisch, Nephropathie, Nierenerkrankungen, Niereninsuffizienz, Candida albicans, Pilzerkrankungen, Schleimhautläsion

1 **Hitze eliminieren und Nässe trocknen**

Gastritis, Magenschleimhautentzündung, Enteritis, Colitis, Darmentzündung, Harnwegsentzündung, Zystitis, Blasenentzündung chronisch, Candida albicans

2 **Wind-Kälte/Hitze-Nässe eliminieren (Rheuma/Bi-Syndrom)**

Rheuma, Rheuma mit Kopfschmerzen

Equisetum arvense
Schachtelhalm

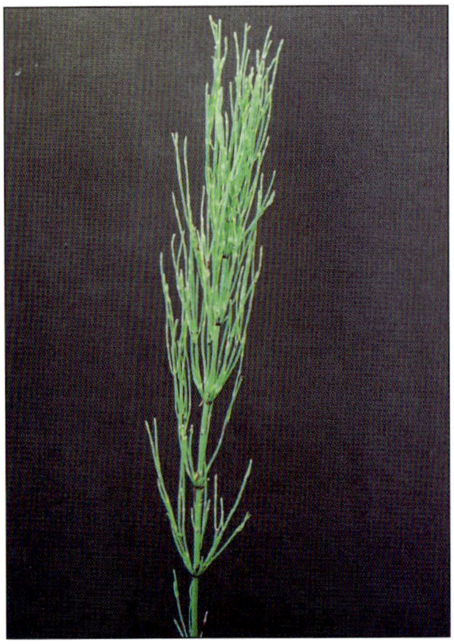

Familie: Equisetaceae, Schachtelhalmgewächse

Herkunft: Heimisch in Europa, Asien und Nordamerika

Pflanzenteile: oberirdische Teile

Temperatur: kühl

Geschmack: leicht bitter, leicht süss

Funktionskreis: Blase, Lunge, Niere, Gedärme

Eigenschaften: entgiftend, diaphoretisch / schweisstreibend, diuretisch / harntreibend, stoffwechselanregend, blutungsstillend, antiinflammatorisch / entzündungshemmend, adstringierend / zusammenziehend

Inhaltsstoffe: Flavonoide, mineralische Bestandteile, darunter ein hoher Anteil löslicher Kieselsäure und Kaliumsalze, geringe Mengen Alkaloide (Palustrin und Nicotin), Kaffeesäureester

Wirkung

1 Hitze eliminieren und Toxine ausleiten

Toxine, Bleibelastung, Fieber, Konjunktivitis, Bindehautentzündung, äusserlich: Wundheilung schlecht, Wunde eiternd, Stomatitis, Mundschleimhautentzündung, Schilddrüsenerkrankungen mit Hitzegefühl (Umschlag um den Hals)

1 Hitze eliminieren und Blut kühlen

Menorrhagie, Menstruationsblutung stark und lang, Epistaxis, Nasenbluten, Hämorrhoiden blutend, Darmblutung bei Durchfall, Hämaturie, Blut im Urin, Blutung äussere (Umschläge), Analfisur (äusserlich)

1 Yin tonisieren

tonisiert Nieren-Yin, tonisiert Lungen-Yin, Osteoporose, Knochenschwund, Knochenbrüche schlecht heilend, Zahnzerfall, Parodontose, Schrumpfniere, Nachtschweiss, Fussschweiss, Haarausfall, Lungentuberkulose, TBC (als Adjuvans), Lungentumore, Lungenemphysem, Skrofula, Bänderriss, Bänder verkürzt, Sehnen verkürzt, Gelenksflüssigkeitsmangel, Haut trocken, Nekrosen, Hiatushernie, Gleitbruch, Schwangerschaftsstreifen, Hyperthyreose, Schilddrüsenüberfunktion

2 Adstringieren

Diarrhö, Durchfall chronisch, Dysenterie, Fussschweiss, Nachtschweiss, Spermatorrhö, Fluor vaginalis, Ausfluss

3 **Nässe/Feuchtigkeit und Hitze ausleiten**

Nephrolithiasis, Nierensteine, Zystitis, Blasenentzündung, Nephritis, Nierenentzündung, Pyelitis, Pyelonephritis, Nierenbeckenentzündung, Ödeme, Aszites, Bauchwassersucht, Wasserretention, Harnverhalten, Prostatahyperplasie, Geschwür, Vereiterung, Tumore, Ausschlag, Ekzem, Dermatitis, Pilzerkrankungen des Urogenitaltraktes, Candida albicans, Pilzerkrankungen, Fluor vaginalis, Ausfluss

3 **Qi tonisieren**

tonisiert Blasen-Qi, tonisiert Nieren-Qi, Ödeme, Aszites, Bauchwassersucht, Blasenschwäche, Harninkontinenz, Enuresis nocturna, Bettnässen, Oligurie, Urinieren vermindert, Glomerulonephritis, Nephritis, Nierenentzündung

3 **Wind-Kälte/Hitze-Nässe eliminieren (Rheuma/Bi-Syndrom)**

Gicht, Arthritis, Rheuma

Vorsicht: Bei starkem Nieren- und Herz-Yang-Mangel mit Ödembildung.

Eschscholzia californica
Goldmohn

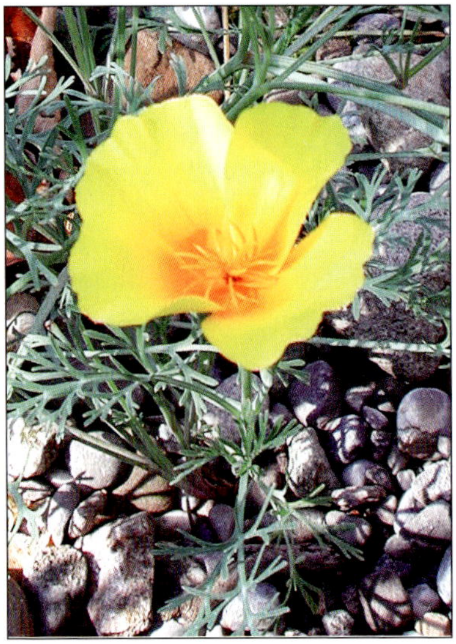

Familie: Papaveraceae, Mohngewächse

Herkunft: Heimisch in Kalifornien, kultiviert in Europa

Pflanzenteile: oberirdische Teile

Temperatur: kühl

Geschmack: bitter

Funktionskreis: Herz, Leber

Eigenschaften: antipyretisch / fiebersenkend, sedierend / beruhigend, anxiolytisch / angstlösend, antidepressiv, ausgleichend, hypnotisch / schlaffördernd, analgetisch / schmerzstillend, anxiolytisch / angstlösend, betäubend, spasmolytisch / krampflösend, diuretisch / harntreibend, euphorisierend / Glücksgefühle auslösend, diaphoretisch / schweisstreibend, Östrogenbildung hemmend

Inhaltsstoffe: Alkaloide wie Californidin, Eschscholzin, Protopin und Allocryptopin

Wirkung

1 **Shen/Geist beruhigen**

Spannung innere, Spannung nervlich bedingt, Nervosität, Angst, Insomnia, Schlaflosigkeit, Einschlafstörungen, depressive Verstimmung, Neuropathie, Erregbarkeit, Unruhe, Enuresis nocturna, Bettnässen

2 **Nässe/Feuchtigkeit und Hitze ausleiten**

Gallenblasenerkrankungen, Lebererkrankungen, Fieber, Schmerzen, Zahnschmerzen (Frischsaft), Harninkontinenz, äusserlich: Kopfläuse

Vorsicht: Nicht während der Schwangerschaft und Stillzeit anwenden.

Eucalyptus globulus
Eucalyptus

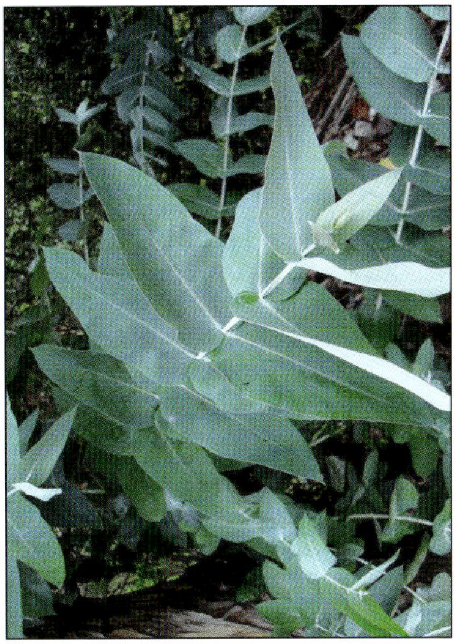

Familie: Myrtaceae, Myrtengewächse

Herkunft: Heimisch in Austrlien und Tasmanien, kultiviert in subtropischen Gebieten Europas, Asiens, Afrikas und Amerikas

Pflanzenteile: Blätter

Temperatur: warm

Geschmack: aromatisch, leicht bitter, leicht adstringierend, leicht sauer, leicht scharf

Funktionskreis: Lunge, Blase, Leber

Eigenschaften: sekretolytisch / schleimlösend, expectorierend / auswurffördernd, stimulierend, antibiotisch, antiseptisch / desinfizierend / keimtötend, hautrötend

Inhaltsstoffe: Ätherisches Öl mit Cineol (Eucalyptol), Gerbstoffe, Flavonoide, Triterpene, Phloroglucin-Derivate wie Euglobale und Eucalypton

Wirkung

1 **Schleim-Hitze auflösen**

Husten, Erkältung, Grippe, Krupp, Pertussis, Keuchhusten, Pneumonie, Lungenentzündung, Asthma, Lungenschleim zäh, Schleim zäh

1 **Wind-Hitze eliminieren**

Husten, Erkältung, Pneumonie, Lungenentzündung

2 **Qi regulieren und bewegen**

Verletzung (Öl äusserlich)

2 **Blut bewegen**

Verletzung (Öl äusserlich)

3 **Nässe/Feuchtigkeit und Hitze ausleiten**

Zystitis, Blasenentzündung, Lebererkrankungen, Gallenblasenerkrankungen mit Appetitlosigkeit, Verdauungsbeschwerden, äusserlich: Wunde, Akne, Geschwür schlecht heilend, Zahnschmerzen, Stomatitis, Mundschleimhautentzündung, Zahnfleischbluten, Rheuma

Vorsicht: Kinder unter 6 Jahren. Keine innerliche Anwendung bei entzündlichen Erkrankungen im Magen-Darm-Bereich und der Gallenwege.

Eupatorium perfoliatum
Wasserhanf

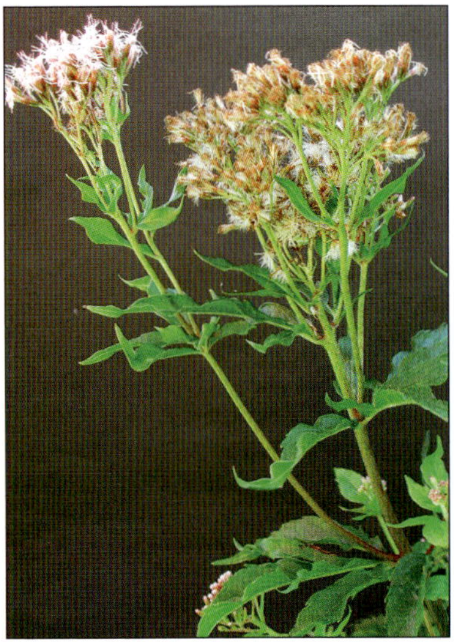

Familie: Asteraceae, Korbblütengewächse

Herkunft: Heimisch im Osten der USA

Pflanzenteile: oberirdische Teile

Temperatur: kühl

Geschmack: bitter, scharf, aromatisch

Funktionskreis: Lunge, Niere

Eigenschaften: diuretisch / harntreibend, steinlösend, antipyretisch / fiebersenkend, diaphoretisch / schweisstreibend, sekretolytisch / schleimlösend, expectorierend / auswurffördernd, carminativ / blähungs- und gärungswidrig

Inhaltsstoffe: Flavonoide: u.a. Eupatorin, Astragalin, Rutin, Hyperosid; Sesquiterpene: Sesquiterpenlactone, u.a. Euperfolin, Euperfolitin, Eufoliatin, Eufoliatorin, Euperfolid; Polysaccharide: immunstimulierend wirksame Polysaccharide (Heteroxylane)

Wirkung

1 **Nässe ausleiten und Diurese fördern**

Ödeme, Wasserretention, Urinieren häufig, Nykturie, nächtliches Urinieren, Steinleiden, Hämaturie, Blut im Urin

1 **Wind-Hitze eliminieren**

Erkältung mit Fieber, Grippe, Gliederschmerzen, Zerschlagenheit, Schwächegefühl, Grippe rheumatisch, Fieber hohes, Infekt Beginn

2 **Hitze eliminieren und Feuer reduzieren**

Ausschlag, Ekzem, Dermatitis, Fieber hohes

Euphorbia cyparissias
Zypressenwolfsmilch

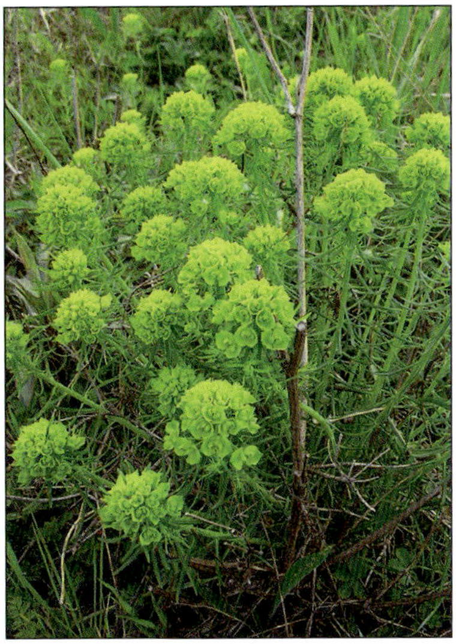

Familie: Euphorbiaceae, Wolfsmilchgewächse

Herkunft: Die Zypressenwolfsmilch ist in ganz Europa verbreitet und dringt teilweise nach Asien vor

Pflanzenteile: ganze Pflanze

Temperatur: warm

Geschmack: scharf, bitter

Funktionskreis: Lunge, Gedärme, Milz

Eigenschaften: toxisch, sekretolytisch / schleimlösend, expectorierend / auswurffördernd, diuretisch / harntreibend, antiinflammatorisch / entzündungshemmend, antimikrobiell, spasmolytisch / krampflösend, antiallergisch

Inhaltsstoffe: Diterpene; Triterpene

Wirkung

1 **Schleim-Hitze auflösen**

Asthma, Pneumonie, Lungenentzündung chronisch, Bronchitis chronisch, Lungenemphysem, Larynxkrampf, Erkältung, Heuschnupfen

Vorsicht: Wegen der toxischen Eigenschaft sollte Euphorbia cyparissias nur in prozessierter Form, z.B. spagyrisch, verabreicht werden.

Euphrasia rostkoviana
Augentrost

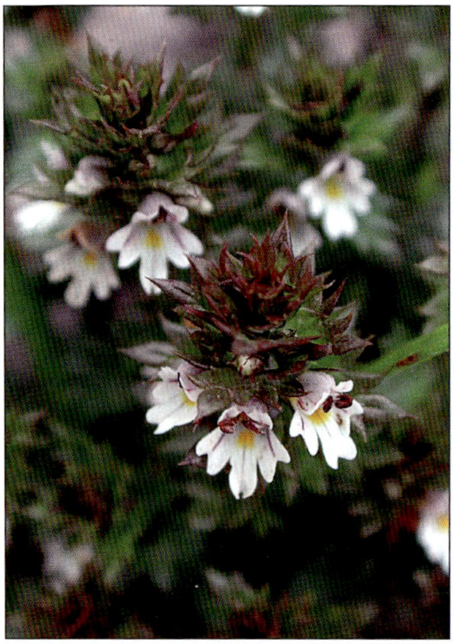

Familie: Orobanchaceae, Sommerwurzgewächse

Herkunft: Heimisch in Europa

Pflanzenteile: ganze Pflanze

Temperatur: neutral, kühl

Geschmack: scharf, sauer, adstringierend, bitter

Funktionskreis: Lunge, Leber, Gallenblase, Milz

Eigenschaften: antiinflammatorisch / entzündungshemmend, sekretolytisch / schleimlösend, expectorierend / auswurffördernd, leicht adstringierend / zusammenziehend, ophthalmisch / das Auge betreffend, Ohren, Nase

Inhaltsstoffe: Iridoide; Lignane; Flavonoide; Gerbstoffe

Wirkung

1 Wind-Hitze eliminieren

Rhinitis, Nasenschleimhautentzündung akute allergisch, Heuschnupfen, Schnupfen wässrig, Fliessschnupfen, Konjunktivitis, Bindehautentzündung akut, Blepharitis, Augenlidentzündung, Sinusprobleme, Ohrenprobleme, Angina tonsillaris, Tonsillitis, Mandelentzündung, Heiserkeit

2 Schleim-Hitze auflösen

Rhinitis, Nasenschleimhautentzündung, Sinusitis, Schwerhörigkeit katarrhal, Atemwegsentzündung mit Stirnkopfschmerzen, Husten mit Schleim, Gerstenkorn, Cholelithiasis, Gallensteine

2 Nässe/Feuchtigkeit und Hitze ausleiten

Ikterus, Gelbsucht, Infekt, Halslymphdrüsenschwellung, Konjunktivitis, Bindehautentzündung, Iritis, Regenbogenhautentzündung, Keratitis, Augenhornhautentzündung, Lidentzündung schuppend, Augenbindehautentzündung, Gonokokkenkonjunktivitis, Augenrötung, Augenschwellung, Gerstenkorn, Augenverletzung, Blepharitis, Augenlidentzündung, Augenbrennen, Augen tränend, Augen verklebt, Sehstörungen, Tränendrüsenprobleme

2 Hitze eliminieren und Feuer reduzieren

Magen-Hitze, Leber-Feuer attackiert den Magen, Magensäuremangel, Hypoacidität, Verdauungsstörungen, Insomnia, Schlaflosigkeit, Gastritis, Magenschleimhautentzündung, Darmentzündung, Colitis, Enteritis

3 Qi tonisieren

tonisiert Magen-Qi, tonisiert Wei-Qi, Appetitlosigkeit, Abwehrschwäche, Infektanfälligkeit, Immunschwäche, Augen müde

Filipendula ulmaria

Mädesüss

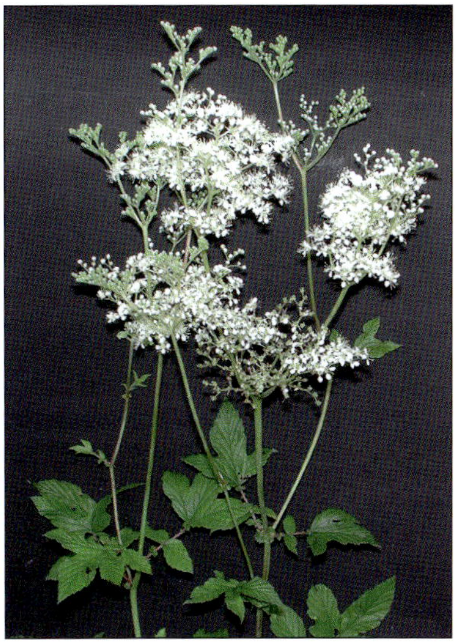

Familie: Rosaceae, Rosengewächse

Herkunft: Heimisch im nördlichen und südlichen Mitteleuropa, in Nordamerika und im Norden Asiens

Pflanzenteile: Kraut mit Blüten

Temperatur: kühl

Geschmack: adstringierend, bitter

Funktionskreis: Magen, Blase, Gedärme, Gallenblase, Lunge, Niere

Eigenschaften: antirheumatisch, analgetisch / schmerzstillend, diaphoretisch / schweisstreibend, diuretisch / harntreibend, adstringierend / zusammenziehend, spasmolytisch / krampflösend, cholagog / galletreibend

Inhaltsstoffe: Ätherisches Öl mit Salicylaldehyd und Methylsalicylat, zum Teil als Glykoside; Flavonoide wie Spiraeosid, Gerbstoffe (Ellagitannine)

Wirkung

1 **Hitze eliminieren und Feuer reduzieren**

Gastritis, Magenschleimhautentzündung, Ulkus pepticum, Harnwegsinfekt, Zystitis, Blasenentzündung, Nephritis, Nierenentzündung, Darmentzündung, Colitis, Enteritis, Unterleibentzündung, Fieber, Mumps, Windpocken, Masern, Scharlach, Exanthembildung fördernd bei Masern, Hyperacidität

1 **Wind-Kälte/Hitze-Nässe eliminieren (Rheuma/Bi-Syndrom)**

Gicht, Rheuma, Muskelrheuma, Gelenkrheuma, Schmerzen rheumatische, Arthritis, Arthrose, Polyarthritis, Trigeminusneuralgie, Neuralgie, Fieber

1 **Nässe/Feuchtigkeit und Hitze ausleiten**

Harnwegsentzündung, Blasenleiden, Nephropathie, Nierenerkrankungen, Urämie, harnsaure Diathese, Kopfschmerzen, Karbunkel, Furunkel, Pruritus, Ekzem, Ausschlag, Dermatitis

2 **Nässe ausleiten und Diurese fördern**

Ödeme, Hydrops, Aszites, Bauchwassersucht, Nephrolithiasis, Nierensteine, Zystitis, Blasenentzündung, Nephritis, Nierenentzündung, Anurie, Harnverhalten

2 **Wind-Hitze eliminieren**

Erkältung mit Fieber, Grippe

2 **Qi regulieren und bewegen**

Gallenflussstau, Spasmen, Migräne, Kopfschmerzen, Blutandrang zum Kopf, Hypertonie, Bluthochdruck

▶

◄

3 **Schleim-Hitze auflösen**

Gastritis, Ulkus pepticum, Harnwegsinfekt, Zystitis, Blasenentzündung, Nephritis, Nierenentzündung, Darmentzündung, Unterleibentzündung, Fieber, Mumps, Windpocken, Masern, Scharlach, Exanthembildung fördernd, Hyperacidität

Vorsicht: Bei Salicylatüberempfindlichkeit

Foeniculum vulgare
Fenchel

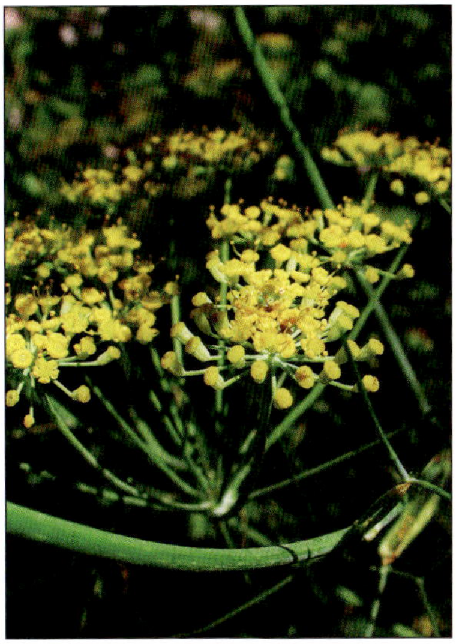

Familie: Apiaceae, Doldenblütengewächse

Herkunft: Heimisch im Mittelmeerraum, kultiviert in Zentraleuropa, Iran, Indien und China

Pflanzenteile: Samen

Temperatur: warm

Geschmack: aromatisch, leicht scharf

Funktionskreis: Milz, Magen, Leber, Gallenblase, Niere, Blase, Lunge, Gedärme, Uterus

Eigenschaften: stimulierend, carminativ / blähungs- und gärungswidrig, spasmolytisch / krampflösend, cholagog / galletreibend, choleretisch / lebergallefördernd, sekretolytisch / schleimlösend, galaktagog / milchflussfördernd, Östrogenbildung anregend (Östriol, Östrol, Östradiol, in den Ovarien gebildet), Insulinbildung anregend

Inhaltsstoffe: Ätherisches Öl u. a. mit Anethol und Fenchon, Estragol, Pinen, Limonen. Im Öl des Bitteren Fenchels wesentlich mehr Fenchon und weniger Anethol als im Öl des Süssen Fenchels

Wirkung

1 **Inneres/Li erwärmen**

tonisiert Magen-Yang, tonisiert Milz-Yang, Verdauungsschwäche, Appetitlosigkeit, Flatulenz, Blähungen, Völlegefühl, Reflux, Aufstossen, Spasmen des Gastrointestinaltrakts, Abdominalspasmen, Bauchkrämpfe, Dyspeptische Beschwerden, Abdominalschmerzen, Bauchschmerzen, Diarrhö, Durchfall, Müdigkeit, Abgeschlagenheit, Energiemangel, Erschöpfung, kalter Uterus, Kälte im Nierenbereich, kalte Blase, Nykturie, nächtliches Urinieren, Strangurie, Harndrang schmerzhaft, Dysurie, Urinieren erschwert, Enuresis nocturna, Bettnässen, Nephropathie, Nierenerkrankungen chronisch, Laktationsmangel, Milchbildungsmangel

1 **Schleim-Kälte auflösen**

Husten, Lungenschleim, Atemnot, Dyspnö, Bronchitis, Asthma bronchiale, Pertussis, Keuchhusten, Krampfhusten, Augenschleim

2 **Nässe/Feuchtigkeit auflösen/transformieren**

Adipositas, Übergewicht

2 **Qi regulieren und bewegen**

Gallenflussstau, Obstipation, Verstopfung, Depressionen, Darmkrämpfe, äusserlich: Spasmen, Schulterverspannung, Nackenverspannung, Blasenkrämpfe

Fumaria officinalis
Erdrauch

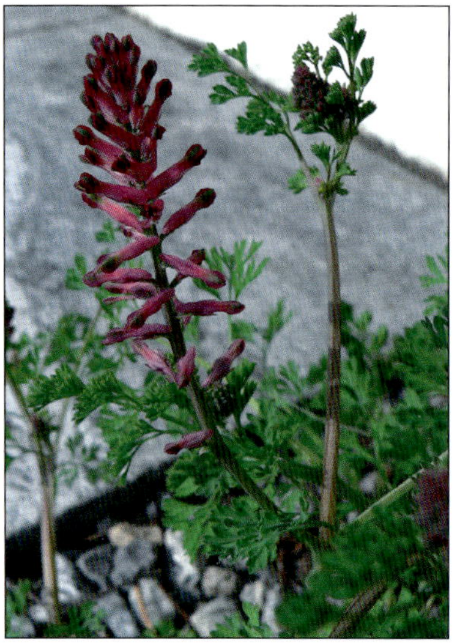

Familie: Papaveraceae, Mohngewächse

Herkunft: Heimisch im Mittelmeerraum, ganzen Europa bis nach Sibierien

Pflanzenteile: Kraut mit Blüten

Temperatur: kühl

Geschmack: bitter

Funktionskreis: Leber, Gallenblase, Lunge, Gedärme, Magen

Eigenschaften: stoffwechselanregend, entgiftend über die Haut, cholagog / galletreibend, öffnend, zerteilend, laxierend / abführend, spasmolytisch / krampflösend, blutreinigend

Inhaltsstoffe: Isochinolinalkaloide mit dem Hauptalkaloid Protopin (Fumarin), teilweise an Fumarsäure gebunden; Caffeoyläpfelsäure, Flavonoide

Wirkung

1 Hitze eliminieren und Nässe trocknen

Gallenflussstau, Gallenblasenerkrankungen, Mundgeschmack bitter, Cholelithiasis, Gallensteine, Cholezystitis, Gallenblasenentzündung, Postcholezystektomiesyndrom, Oberbauchschmerzen, Gallenkolik akut, Ikterus, Gelbsucht, Leberverhärtung, Oberbauchschmerzen rechts, Abdominalschmerzen rechts oben, Übelkeit, Fettunverträglichkeit, Erbrechen, Pfortaderstau, Kopfschmerzen, Migräne, Magenerkrankungen, Diarrhö übelriechend, Durchfall, Ekzem, Dermatitis, Ausschlag, Hämorrhoiden

1 Hitze eliminieren und Blut kühlen

Toxine, Dermatitis, Ekzem, Haut unrein, Akne, Geschwür, Milchschorf, Psoriasis, Schuppenflechte, Ekzem juckend

2 Qi regulieren und bewegen

Leber-Qi Stagnation, Obstipation, Verstopfung, Spasmen, Gallenblasenerkrankungen chronisch, Gehstörungen, PMS, Prämenstruelles Syndrom, Oligomenorrhö, Menstruationsblutung verspätet, Dysmenorrhö, Menstruationsblutung schmerzhaft, Reizbarkeit, Nahrungsumwandlungsschwäche, Stoffwechselschwäche

Galium aparine

Klettenlabkraut

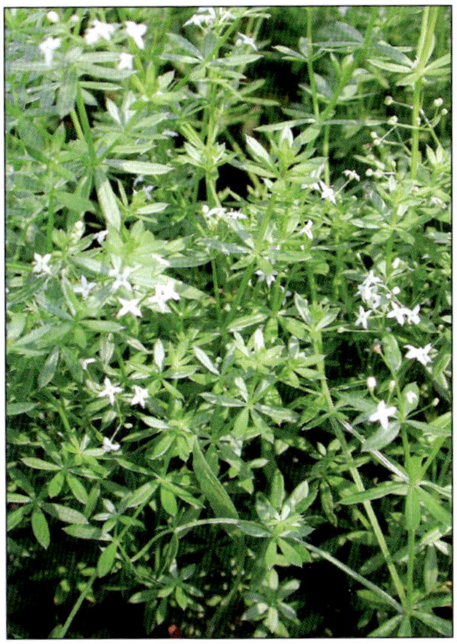

Familie: Rubiaceae, Rötegewächse

Herkunft: Heimisch in Europa, Asien, Sibierien, Himalaya, Nord- und Südamerika

Pflanzenteile: oberirdische Teile

Temperatur: kühl

Geschmack: sauer, leicht bitter

Funktionskreis: Lunge, Blase, Gedärme

Eigenschaften: diuretisch / harntreibend, stoffwechselanregend, laxierend / abführend

Inhaltsstoffe: Melilotosid, das beim Trocknungsprozess das duftende Cumarin abspaltet; Asperulosid und weitere Iridoidglykoside, Iridoide, Asperulosid; Benzylisochinolinalkaloide; beta- Carbolinalkaloide; Chinazolinalkaloide; Flavonoide; Anthracenderivate

Wirkung

1 **Nässe ausleiten und Diurese fördern**

Ödeme, Harnverhalten, Zystitis, Blasenentzündung, Nierengries, Nephrolithiasis, Nierensteine

2 **Hitze eliminieren und Blut kühlen**

Entzündung, Psoriasis, Schuppenflechte, Ausschlag, Ekzem, Dermatitis, Hämaturie, Blut im Urin

3 **Schleim-Hitze auflösen**

Geschwür, Drüseneiterung, Tumore, Krebs, Brustknoten, Zungengeschwür (innerlich und äusserlich anwenden)

Gentiana lutea
Enzian gelber

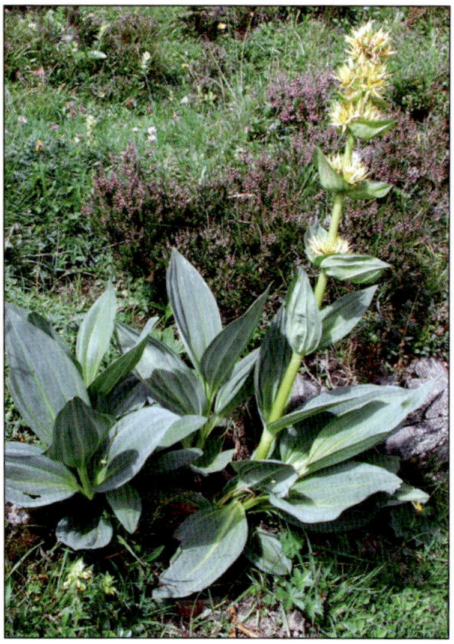

Familie: Gentianaceae, Enziangewächse

Herkunft: Heimisch in mittel- und südeuropäischen Gebirgsregionen

Pflanzenteile: Wurzel

Temperatur: neutral, kühl

Geschmack: bitter

Funktionskreis: Magen, Leber, Gallenblase, Gedärme, Milz

Eigenschaften: stoffwechselanregend, antipyretisch / fiebersenkend, magenstärkend

Inhaltsstoffe: Stark bitter schmeckende Secoiridoidglykoside wie Gentiopikrosid, Swertiamarin, Swerosid und Amarogentin (der bitterste bisher bekannte Naturstoff); Xanthonderivate wie Gentisin; Kohlenhydrate, darunter die schwach bitter schmeckende Gentianose; ätherisches Öl

Wirkung

1 **Qi tonisieren**

Appetitlosigkeit, Dyspeptische Beschwerden, Magensäuremangel, Nährstoffaufnahme schlecht, Flatulenz, Blähungen, Abdominalspasmen, Bauchkrämpfe, Magenkrämpfe, Darmkrämpfe, Übelkeit, Gewichtsverlust, Blutzuckerschwankung, Hypoglykämie, Unterzuckerung

1 **Hitze eliminieren und Nässe trocknen**

Gastrointestinalentzündung, Nahrungsmittelallergie, Nahrungsmittelunverträglichkeit, Lebererkrankungen, Gallenblasenerkrankungen, Hepatitis, Ikterus, Gelbsucht

Vorsicht: Bei reizempfindlichem, übersäuertem Magen. Bei Magen- und Zwölffingerdarmgeschwüren.

Geranium robertianum

Storchenschnabel, stinkender

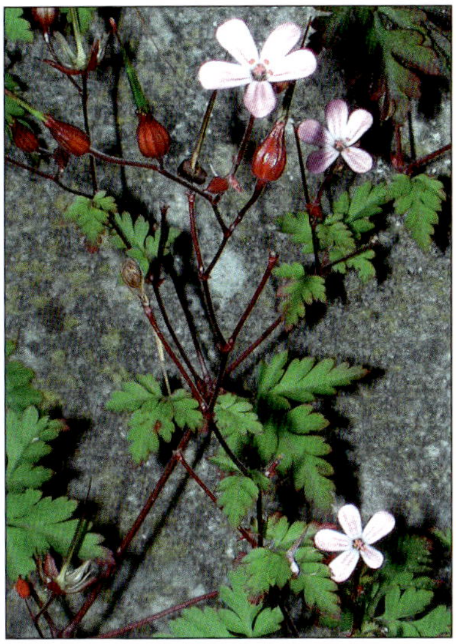

Familie: Geraniaceae, Storchschnabelgewächse

Herkunft: Heimisch in Europa, China, Japan, Südafrika, Uganda, im atlantischen Nordamerika und gemässigten Südamerika

Pflanzenteile: oberirdische Teile

Temperatur: neutral

Geschmack: bitter, adstringierend

Funktionskreis: Milz, Magen, Lunge, Gedärme, Niere, Blase, Uterus

Eigenschaften: adstringierend / zusammenziehend, blutungsstillend, antiinflammatorisch / entzündungshemmend, Progesteronbildung anregend, Insulinbildung anregend

Inhaltsstoffe: Ellagitannine wie Geraniin und Isogeraniin; Flavonoide, in der frischen Pflanze ätherisches Öl mit unangenehmem Geruch

Wirkung

1 **Adstringieren**

Diarrhö, Durchfall, Dysenterie, Blutung, Diabetes mellitus, Nachtschweiss

1 **Schleim-Hitze auflösen**

Schleim, Bauchlymphbelastung chronisch, Infertilität, Nephrolithiasis, Nierensteine, Nierengries, Gicht, äusserlich: Schleim, Tumore

1 **Hitze eliminieren und Blut kühlen**

Epistaxis, Nasenbluten, Hämorrhoiden blutend, Hämaturie, Blut im Urin, Magenblutung, Schmierblutung, Zwischenblutung, Hypermenorrhö, Menstruationsblutung stark, Darmblutung, Ekzem, Ausschlag, Dermatitis, Hauterkrankungen

2 **Hitze eliminieren und Toxine ausleiten**

Halsentzündung, äusserlich: Erysipel, Wundrose, Mastitis, Brustdrüsenentzündung, Hauterkrankungen, Ekzem, Ausschlag, Ulkus cruris, Beine offene, Geschwür, Eiterung, Insektenstich, Zeckenbiss, Ohrenschmerzen

2 **Hitze eliminieren und Nässe trocknen**

Augenentzündung, Konjunktivitis, Bindehautentzündung, Leukorrhö, Ausfluss, Fluor vaginalis, Gonorrhö, Tripper, Colitis ulcerosa, Ulkus, Enteritis, Colitis, Darmentzündung, Darmblutung, Diarrhö chronisch, Gastrointestinalleiden, Gastroenteritis mit Blutung chronisch, Appendizitis, Blinddarmentzündung chronisch, Zystitis, Blasenentzündung, Urethritis, Harnröhrenentzündung, Zahnfleischentzündung, Gingivitis, Mundulzeration, Mundgeschwür, Halsentzündung, Leistenlymphdrüsenschwellung, Halslymphdrüsenschwellung

Ginkgo biloba
Ginkgo

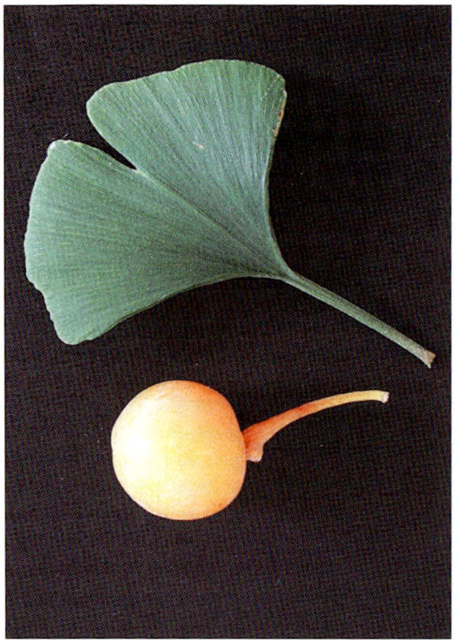

Familie: Ginkgoaceae, Ginkgogewächse

Herkunft: Heimisch in China, Japan und Korea, kultiviert in Europa

Pflanzenteile: Blätter

Temperatur: neutral

Geschmack: bitter, leicht süss, adstringierend

Funktionskreis: Herz, Lunge, Niere

Eigenschaften: leicht toxisch, adstringierend / zusammenziehend, sekretolytisch / schleimlösend, expectorierend / auswurffördernd, sedierend / beruhigend, antitussiv / hustenstillend, hyperämisierend / durchblutungsfördernd – zentral und peripher, zerstört freie Radikale im Körper

Inhaltsstoffe: Flavonoide (Quercetin, Kämpferol), Biflavonoide (Ginkgetin, Amentoflavon), Diterpenlactone (Ginkgolide A, B und C), Sesquiterpene (Bilobalid), Proanthocyanidine.

Wirkung

1 Blut bewegen

Blutgerinnungsneigung, Thrombose-Prophylaxe, Blutstagnation, Thrombozythämie essentielle, Hirnleistungsstörungen, Schwindel, Ohrensausen, Stimmungsschwankung, Angst, Arteriosklerose, Blutzirkulation vermindert, Durchblutungsstörungen (Stadium II nach Fontaine), Angina pectoris, Migräne, Kopfschmerzen, Konzentrationsstörungen, Vergesslichkeit, Verwirrtheit, Gedächtnisschwäche, Lernschwierigkeit, Hirnleistungsstörungen, Demenz, Morbus Alzheimer, Hypoxie zerebrale, Netzhautödem, Schwerhörigkeit, Tinnitus, Durchblutungsstörungen der Extremitäten, Gehschmerzen, Claudicatio intermittens, Raucherbein, äusserlich: Frostbeule, Wunde, kalte Füsse, Inhalation: Asthma bronchiale, Bronchitis, Haut unrein (Dampfbad), Haut müde (Dampfbad)

2 Adstringieren

Asthma, Antiallergen, Husten, Leukorrhö, Ausfluss, Fluor vaginalis, Spermatorrhö, Harninkontinenz

2 Shen/Geist beruhigen

Depressionen im Alter durch Herz-Qi-Mangel, Morbus Alzheimer, Demenz

Vorsicht: In Kombination mit Antikoagulantien, Heparin, Acetylsalicylsäure, Clopidogrel oder NSARs kann es zu Blutungskomplikation führen (Ginkgo hemmt den Plättchen-aktivierenden Faktor PAF).

Glycyrrhiza glabra
Süssholz

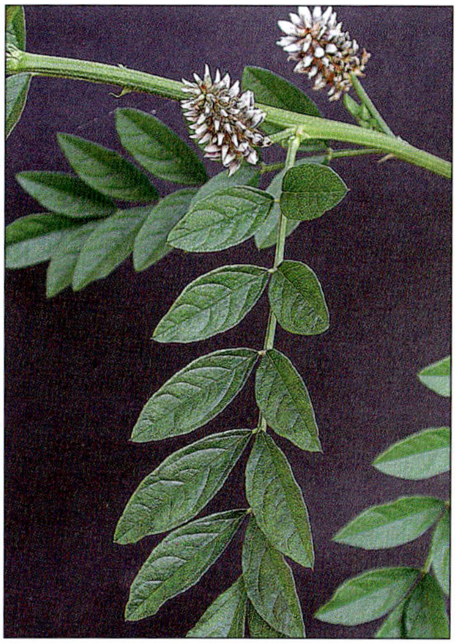

Familie: Fabaceae / Leguminosae, Schmetterlingsblütengewächse

Herkunft: Heimisch im südöstlichen Europa und Westasien

Pflanzenteile: Wurzel

Temperatur: neutral, kühl

Geschmack: süss

Funktionskreis: alle 12 Meridiane, Magen, Milz, Lunge, Herz, Gedärme, Niere, Uterus

Eigenschaften: sekretolytisch / schleimlösend, expektorierend / auswurffördernd, spasmolytisch / krampflösend, antiinflammatorisch / entzündungshemmend, sedierend / beruhigend, laxierend / abführend, leicht sedierend / beruhigend, antiviral, magenschleimhautschützend, harmonisiert Kräuterrezepturen, Östrogenbildung anregend (Östriol, Östrol, Östradiol, in den Ovarien gebildet)

Inhaltsstoffe: Triterpensaponine mit dem Hauptwirkstoff Glycyrrhizinsäure (angereichert in der Wurzelrinde, 50mal süsser als Rohrzucker); Flavonoide, u. a. Liquiritin mit den Aglykonen Liquiritiginen bzw. Isoliquiritigenin; Cumarine

Wirkung

1 Qi tonisieren

tonisiert Milz-Qi, tonisiert Nieren-Qi, tonisiert Herz-Qi, tonisiert Lungen-Qi, Verdauungsschwäche, Appetitlosigkeit, Müdigkeit, Abgeschlagenheit, Energiemangel, Erschöpfung, Antriebslosigkeit, Schwäche, Stuhl weich, Abdominalschmerzen, Bauchschmerzen, Abdominalspasmen, Bauchkrämpfe, Cortison-Nebenwirkungen, Cortisonabsetzen, Allergie, Gewichtsverlust, Morbus Addison, Nebennierenrinden-Insuffizienz primäre mit Ausfall der Cortisol- und Aldosteronsekretion, Kurzatmigkeit, Schwitzen spontan, Dyspnö, Atemnot nach Bewegung, Abneigung gegen das Sprechen, Traurigkeit

1 Yin tonisieren

Lungentrockenheit, Halstrockenheit, Husten trocken, Bronchitis, Wechseljahrbeschwerden, Klimakterium, Menopausensyndrom, Instabilität menopausal emotional, Herzrhythmusstörungen, Palpitationen, Insomnia, Schlaflosigkeit

1 Hitze eliminieren und Feuer reduzieren

Magenbrennen, Gastritis, Magenschleimhautentzündung, Magengeschwür, Duodenalulkus, Colitis, Enteritis, Darmentzündung, TBC, Tuberkulose

2 Wind-Hitze eliminieren

Erkältung, SARS, Grippe, Halsentzündung, Angina tonsillaris, Tonsillitis, Mandelentzündung, Heiserkeit, Husten, Lungenschleim, Pertussis, Keuchhusten

▶

◄

3 **Hitze eliminieren und Toxine ausleiten**

Krebstherapie-Begleitung, Hautinfektion, Lebensmittelvergiftung, Drogenintoxikation, Halsentzündung, Angina tonsillaris, Tonsillitis, Mandelentzündung

Vorsicht: Nicht während der Schwangerschaft anwenden. Bei chronischer Leberentzündung, cholestatische Lebererkrankung, Leberzirrhose, schwerer Niereninsuffizienz, Hypertonie, Hypokaliämie.

Grindelia robusta vel squarrosa

Grindeliakraut

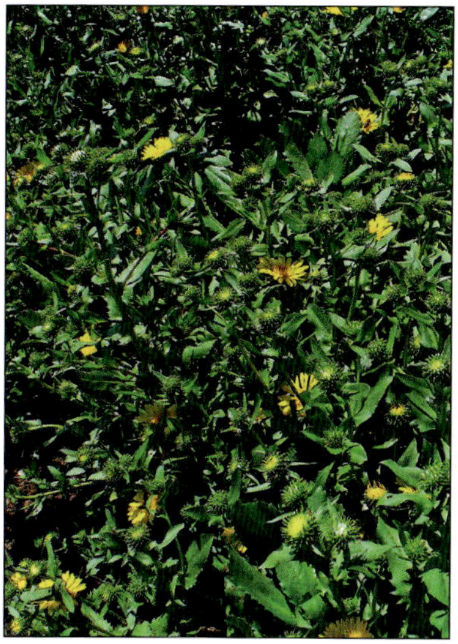

Familie: Asteraceae, Korbblütengewächse

Herkunft: Diese Pflanze ist im südwesten der USA und in Mexico heimisch

Pflanzenteile: oberirdische Teile

Temperatur: neutral

Geschmack: bitter, scharf

Funktionskreis: Lunge, Niere, Herz

Eigenschaften: leicht toxisch in grossen Mengen, sekretolytisch / schleimlösend, antitussiv / hustenstillend, spasmolytisch / krampflösend, sedierend / beruhigend, schleimhautreizungs-mildernd, antiasthmatisch, expektorierend / auswurffördernd, antimikrobiell

Inhaltsstoffe: Diterpensäuren; Triterpensaponine; Gerbstoffe; Flavonoide

Wirkung

1 **Schleim-Kälte auflösen**

Erkältung, Nasenverschleimung klebrig, Bronchitis, Husten trocken unproduktiv, Hustenkrampf, Reizhusten, Pertussis, Keuchhusten, Asthma, Asthma bronchiale mit Tachykardie, Herzrasen, Heuschnupfen, äusserlich: Verbrennung, Ausschlag, Ekzem, Dermatitis, Blasenbildung

2 **Qi regulieren und bewegen**

Lungen-Qi Stagnation, Krampfhusten chronisch, Bronchialspasmen

Vorsicht: Bei hocher Dosierung toxisch. Bei Magenreizung und Diarrhö.

Hamamelis virginiana
Zaubernuss

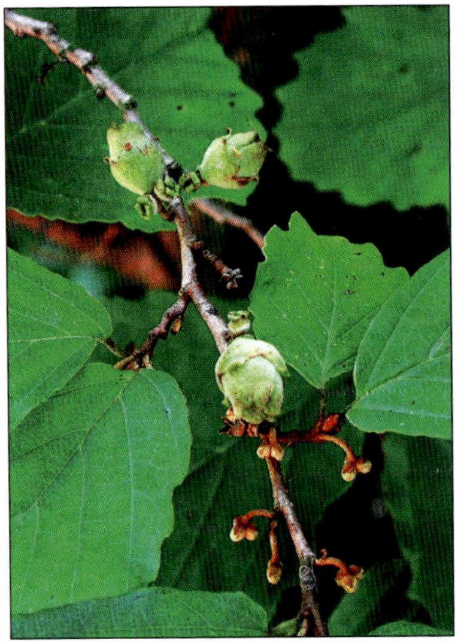

Familie: Hamamelidaceae, Hamamelisgewächse

Herkunft: Heimisch im atlantischen Nordamerika, kultiviert in Europa und in den subtropischen Wäldern

Pflanzenteile: Rinde von Wurzeln und Zweigen

Temperatur: neutral, kühl

Geschmack: adstringierend, leicht bitter

Funktionskreis: Milz, Gedärme, Magen, Uterus

Eigenschaften: adstringierend / zusammenziehend, blutungsstillend, antiinflammatorisch / entzündungshemmend

Inhaltsstoffe: Pyranocumarine; Isochinolinalkaloide; ätherisches Öl; Harze

Wirkung

1 **Adstringieren**

Durchfall, Dysenterie, Blutung, Schleim stark, Leukorrhö, Tripper, Prolaps, Organsenkungen, Uterusprolaps, Analprolaps, Mastdarmvorfall, Hypermenorrhö, Menstruationsblutung stark, Fehlgeburt, Schwangerschaftsabbruch, äusserlich: Varizen, Krampfadern, Hämorrhoiden

1 **Blutungen stillen und regulieren**

Epistaxis, Nasenbluten, Magenblutung, Darmblutung, Hämoptyse, Bluthusten, Hämaturie, Blut im Urin, Varizen, Krampfadern, Hämorrhoiden blutend

1 **Hitze eliminieren und Nässe trocknen**

Analfisur, Analekzem, Phlegmone, Bindegewebsinfektion, Erysipel, Wundrose, Kopfhautreizung, Kopfhautentzündung, Hautinfektion, Pruritus, Juckreiz, Hautrötung heiss, Ekzem, Ausschlag, Dermatitis, Schleimhautentzündung, Darmentzündung, Colitis, Enteritis, Zystitis, Blasenentzündung, Konjunktivitis, Bindehautentzündung, Halsentzündung, Schilddrüsenentzündung, Hyperthyreose, Schilddrüsenüberfunktion, Gemütslage irritierbar, Reizbarkeit, Gedankenflut

2 **Blut bewegen**

Wundheilung schlecht, Prellung, Quetschung, Geschwür, Frostbeule, Erfrierung, Phlebitis, Venenentzündung, Thrombose, Embolie, Veneninsuffizienz chronisch, Blutandrang zum Kopf, Kopfschmerzen

Harpagophytum procumbens
Teufelskralle

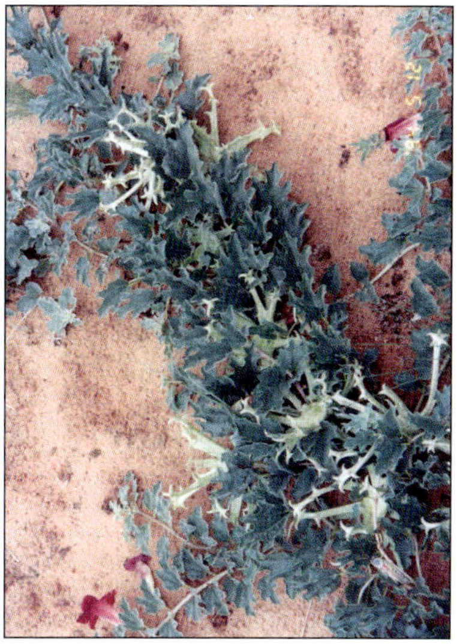

Familie: Pedaliaceae, Sesamgewächse

Herkunft: Heimisch in der Kalahariwüste im Süden Afrikas

Pflanzenteile: Speicherwurzeln

Temperatur: kühl

Geschmack: bitter

Funktionskreis: Milz, Magen, Leber, Gallenblase, Niere

Eigenschaften: antirheumatisch, antiinflammatorisch / entzündungshemmend, analgetisch / schmerzstillend

Inhaltsstoffe: Iridoide; Harpagochinon; Oligosaccharide

Wirkung

1 **Nässe/Feuchtigkeit und Hitze ausleiten**

Arthritis, Rheuma, Bi-Syndrom, Gicht, Myalgie, Muskelschmerzen, Rückenschmerzen, Bewegungsapparatserkrankungen degenerativ, Gelenkrheuma der kleinen Gelenke, Neuralgie, Gelenkentzündung, Arthritis, Muskelverspannung, Sehnenschmerzen

1 **Wind-Kälte/Hitze-Nässe eliminieren (Rheuma/Bi-Syndrom)**

Nephropathie, Nierenerkrankungen, Blasenleiden, Lebererkrankungen, Gallenblasenerkrankungen

2 **Qi tonisieren**

Appetitlosigkeit, Dyspeptische Beschwerden, Magenschmerzen, Gastralgie

Vorsicht: Bei Magengeschwüren, Zwölffingerdarmgeschwüren.

Hedera helix

Efeu

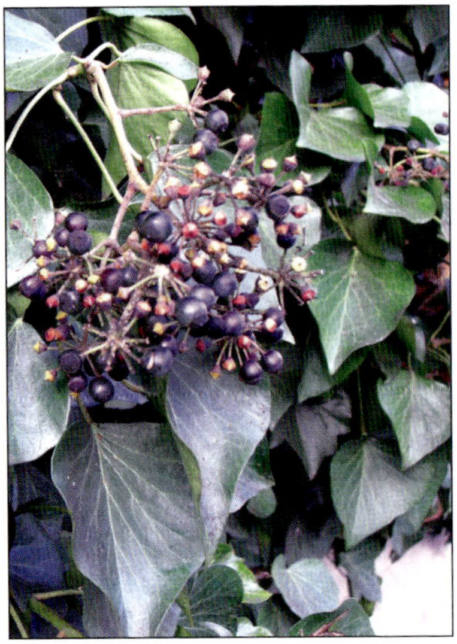

Familie: Araliaceae, Efeugewächse

Herkunft: Heimisch in Asien und Europa

Pflanzenteile: Blätter

Temperatur: neutral

Geschmack: bitter

Funktionskreis: Lunge, Herz, Leber, Gallenblase, Niere

Eigenschaften: zytotoxisch, expektorierend / auswurffördernd, spasmolytisch / krampflösend, zerteilend, wirkt lösend, adstringierend / zusammenziehend, antiviral, antibakteriell, antimykotisch / wirksam gegen Pilzinfektionen, anthelminthisch / gegen Würmer, vermizid / wurmabtötend, antiinflammatorisch / entzündungshemmend, bronchospasmolytisch / Krämpfe in den Bronchien lösend

Inhaltsstoffe: Triterpensaponine mit Hederacosid C als Hauptsaponin, das leicht in Alpha-Hederin übergeht. Flavonoide, Kaffeesäurederivate, Cumarin Scopoletin, verschiedene Sterole, Polyine wie Falcarinol, wenig ätherische Öle

Wirkung

1 Schleim-Hitze auflösen

Pneumonie viral bakteriell protozoisch, Lungenentzündung, Atemwegsentzündung chronisch mit gelbgrünem Schleim, Sinusitis mit zähem gelbem Schleim, Asthma bronchiale mit Schleim, Husten, Pertussis, Keuchhusten, Reizhusten, Krampfhusten, Cholelithiasis, Gallensteine

1 Hitze eliminieren und Nässe trocknen

Ikterus, Gelbsucht, Cholelithiasis, Gallensteine, Cholezystitis, Gallenblasenentzündung, äusserlich: (Bäder oder Umschläge), Parasiten, Krätze, Drüsenschwellung, Cellulite, Schwiele, Hühnerauge, Milchschorf, Brandwunde, Wunde eiternd, Geschwür, Abszess, Gicht

2 Wind-Hitze eliminieren

Influenza, Erkältung mit Fieber, Kopfschmerzen

2 Wind-Kälte/Hitze-Nässe eliminieren (Rheuma/Bi-Syndrom)

Rheuma, Gicht

2 Hitze eliminieren und Feuer reduzieren

Hyperthyreose, Schilddrüsenüberfunktion, Morbus Basedow, Tachykardie, Herzrasen, Endokarditis, Angina pectoris

Helonias dioica

Sternwurzel

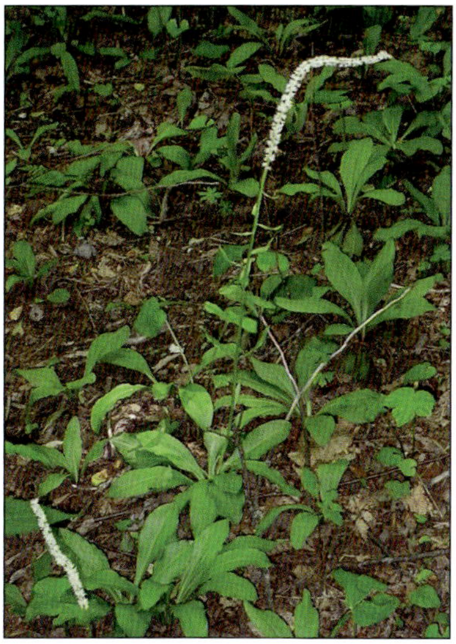

Familie: Liliaceae, Liliengewächse

Herkunft: Heimisch im östlichen Nordamerika

Pflanzenteile: Wurzel

Temperatur: neutral

Geschmack: bitter, adstringierend

Funktionskreis: Niere, Milz, Uterus

Eigenschaften: tonisierend, diuretisch / harntreibend, in grosser Dosis emetisch / brechreizfördernd, Progesteronbildung und Gestagenbildung anregend

Inhaltsstoffe: Steroidsaponine; ätherisches Öl; Harze; Bitterstoffe; Stärke

Wirkung

1 Yang tonisieren

tonisiert Nieren-Yang, Infertilität, Dysmenorrhö, Menstruationsblutung schmerzhaft, Amenorrhö, Menstruationsblutung ausbleibend, Leukorrhö, Ausfluss, Fluor vaginalis, Fehlgeburtneigung, Uterusprolaps, Organsenkungen, Gebärmuttersenkung, Atonie der Sexualorgane, Samenerguss nächtlicher, Lumbago, Impotenz, Abgeschlagenheit, Energiemangel, Erschöpfung

2 Qi tonisieren

tonisiert Magen-Qi, Schwangerschaftserbrechen, Verdauungsschwäche, Appetitlosigkeit, Dyspeptische Beschwerden, Malabsorptionsstörungen, Nährstoffaufnahme schlecht, Flatulenz, Blähungen, Verdauungsbeschwerden nervlich bedingt, Schweregefühl im Unterbauch

3 Qi regulieren und bewegen

Menstruationsblutung unregelmässig, Müdigkeit am Morgen

Hibiscus sabdariffa
Hibiscus

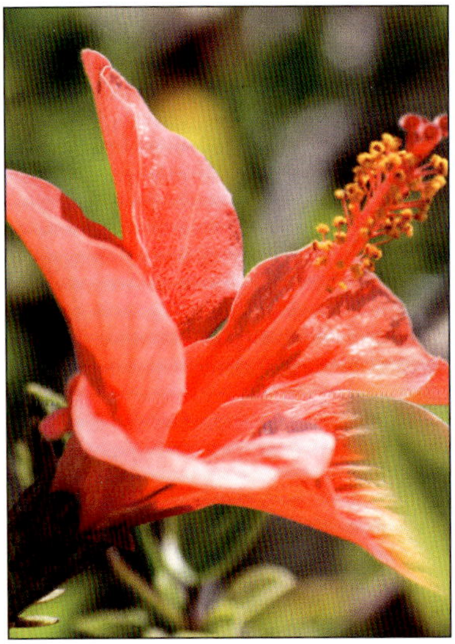

Familie: Malvaceae, Malvengewächse

Herkunft: Ist weltweit in den Tropen anzutreffen, wird in Europa kultivert

Pflanzenteile: Blüten

Temperatur: kühl

Geschmack: süss, sauer

Funktionskreis: Leber, Magen

Eigenschaften: erfrischend, antiinflammatorisch / entzündungshemmend, adstringierend / zusammenziehend, cholesterinsenkend

Inhaltsstoffe: Fruchtsäuren; Flavonoide; Schleimstoffe

Wirkung

1 **Hitze eliminieren, die durch Yin-Mangel verursacht wird**

Fieber, Erkältung, Appetitlosigkeit, Magenerkrankungen, Darmerkrankungen, Herpes zoster, Gürtelrose, Cholesterinwert erhöht, Kreislaufschwäche, Stuhltrockenheit

2 **Sommerhitze eliminieren**

Fieber, Durst, Schwitzen

Vorsicht: Nicht während der Schwangerschaft anwenden.

Humulus lupulus
Hopfen

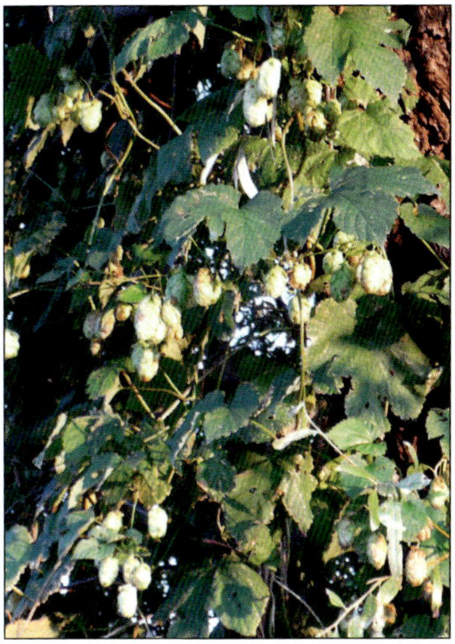

Familie: Cannabaceae, Hanfgewächse

Herkunft: Heimisch in Europa, kultiviert in allen gemässigten Regionen der Welt

Pflanzenteile: Fruchtzapfen

Temperatur: kalt

Geschmack: bitter

Funktionskreis: Herz, Leber, Gedärme, Niere, Gallenblase, Magen, Uterus

Eigenschaften: antipyretisch / fiebersenkend, sedierend / beruhigend, antiseptisch / desinfizierend / keimtötend, hypnotisch / schlaffördernd, kühlend, trocknend, adstringierend / zusammenziehend, appetitanregend, spasmolytisch / krampflösend, bewegend, Phytoöstrogen, Östrogenbildung anregend (Östriol, Östrol, Östradiol, in den Ovarien gebildet)

Inhaltsstoffe: In den Drüsen Harz mit Hopfenbitterstoffen (Hopfenbittersäuren) wie Humulonen, Lupulonen u. a. Acylphloregluciden; Methylbutenol (eventuell für die beruhigende Wirkung verantwortlich), das bei der Lagerung und Verarbeitung durch Oxidation der Bitterstoffe entsteht und möglicherweise nach Einnahme von Hopfenpräparaten metabolisch im Organismus gebildet wird; ätherisches Öl (bisher bekannt etwa 150 Komponenten) mit Mono- und Sesquiterpenen wie Myrcen, Humulen und Caryophyllen; Gerbstoffe (Proanthocyanidine); Flavonoide wie Xanthohumol

Wirkung

1 Hitze eliminieren, die durch Yin-Mangel verursacht wird

Wechseljahrbeschwerden, Klimakterium, Menopausensyndrom, Hitzewallungen, Palpitationen, Schlafstörungen, Durchschlafstörungen, Samenerguss unkontrolliert, Nachmittagsfieber, Temperatur chronisch erhöht, Fieber intermittierend, Schwindel, Stottern, Magen nervöser, Magensäuremangel, Anorexie, Magersucht, Husten nervlich bedingt, Keuchen nervlich bedingt, Asthma bronchiale, Anspannung nervlich bedingt, Haut faltig

1 Shen/Geist beruhigen

Insomnia, Schlaflosigkeit, Einschlafstörungen, Anspannung nervlich, Nervosität, Angst, Unruhe, Kopfschmerzen

2 Hitze eliminieren und Nässe trocknen

Neuralgie, Darmentzündung schleimig, Colitis, Enteritis, Gastritis, Magenschleimhautentzündung, Zystitis, Blasenentzündung, Nephrolithiasis, Nierensteine, Pruritus, Juckreiz, Ekzem gerötet nässend, Ausschlag, Dermatitis, Furunkel, Abszess, Herpes simplex, Lymphadenitis, Tumore

▶

◄

2 **Qi regulieren und bewegen**

Dysmenorrhö, Menstruationsblutung schmerzhaft, Amenorrhö, Menstruationsblutung ausbleibend, Spasmen, Reizbarkeit, Erregbarkeit, Nervosität, Unruhe, Angst, Stress, Herzrhythmusstörungen, Gallenflussstau

2 **Inneren Wind unterdrücken**

Spasmen, Tremor, Bewegungsstörungen, Tic

3 **Qi tonisieren**

Verdauungsschwäche, Dyspeptische Beschwerden, Appetitlosigkeit

Vorsicht: Bei Depressionen.

Hydrangea arborescens
Hortensie

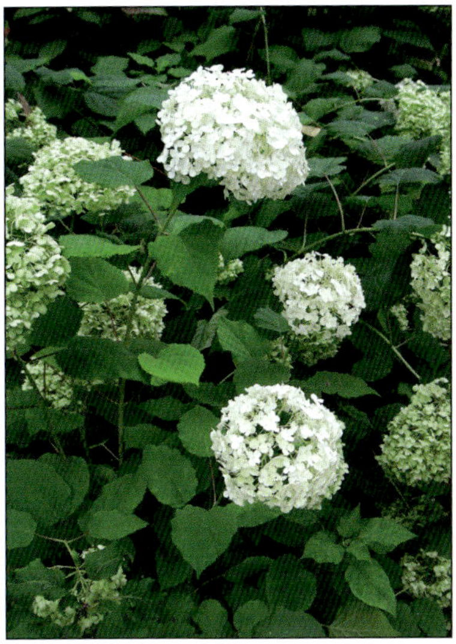

Familie: Hydrangeaceae, Hortensiengewächse

Herkunft: In der östlichen USA bis Florida heimisch

Pflanzenteile: Wurzel

Temperatur: neutral

Geschmack: bitter, sauer

Funktionskreis: Niere, Blase

Eigenschaften: diuretisch / harntreibend, steinlösend, antimikrobiell

Inhaltsstoffe: Saponine; Flavonoide: u.a. Rutin; ätherisches Öl; Isocumarinderivate wie Hydrangenol

Wirkung

1 **Nässe ausleiten und Diurese fördern**

Miktionsstörungen, Harntröpfeln, Prostataadenom, Prostatahyperplasie, Prostatahypertrophie, Prostatavergrösserung gutartig, Ödeme, Wasserretention

2 **Nässe/Feuchtigkeit und Hitze ausleiten**

Harnwegsentzündung, Prostatitis, Prostataentzündung, Nephrolithiasis, Nierensteine, Urolithiasis, Harnsteinbildung, Schleim aus dem Penis, Urin trüb

Hydrastis canadensis
Gelbwurzel, kanadische

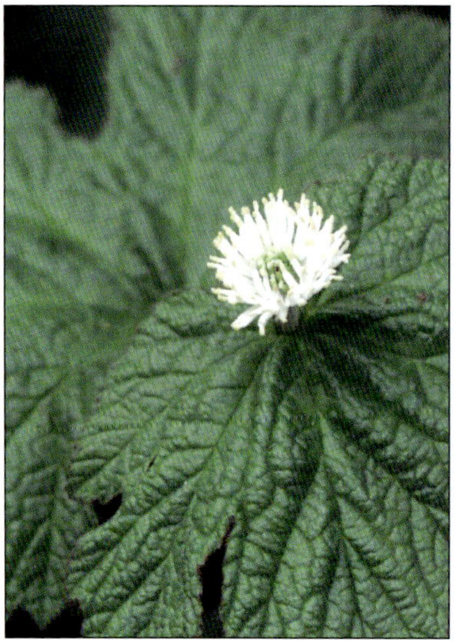

Familie: Ranunculaceae, Hahnenfussgewächse

Herkunft: Heimisch in den USA, wird stark gewildert

Pflanzenteile: Wurzel

Temperatur: kühl

Geschmack: bitter

Funktionskreis: Leber, Gallenblase, Magen, Gedärme, Lunge, Blase, Milz, Uterus

Eigenschaften: toxisch, antiinflammatorisch / entzündungshemmend, antibakteriell, adstringierend / zusammenziehend, diuretisch / harntreibend, laxierend / abführend, periodisch auftretende Krankheiten, stoffwechselanregend

Inhaltsstoffe: Isochinolinalkaloide; Stärke

Wirkung

1 **Schleim-Hitze auflösen**

Sinusitis, Hörschwäche katarrhal, Bronchialschleim, Obstipation, Verstopfung, Diarrhö, Durchfall, Darmparasiten, Giardia, Lamblien, Colitis schleimig, Enteritis, Darmentzündung, Colitis ulcerosa, Zystitis, Blasenentzündung, Prostatitis, Prostataentzündung, Leukorrhö, Ausfluss, Fluor vaginalis, Abszess

1 **Hitze eliminieren und Nässe trocknen**

Entzündung, Augenentzündung, Otitis media, Mittelohrentzündung, Stomatitis, Mundschleimhautentzündung, Gaumenentzündung, Pharyngitis, Rachenentzündung, Halsentzündung, Gastritis chronisch, Magenschleimhautentzündung, Feuchte-Hitze im Dickdarm, Enteritis, Colitis, Darmentzündung, Ekzem gerötet nässend, Ausschlag, Dermatitis

1 **Hitze eliminieren und Toxine ausleiten**

Erkältung, Grippe, Infekt, Abszess, Fieber

2 **Qi regulieren und bewegen**

Leber-Qi Stagnation, Thoraxschmerzen, Brustschwellung, Flankenschmerzen, Obstipation, Verstopfung, Kopfschmerzen, Myalgie, Muskelschmerzen, Mundgeschmack bitter, Tumore, Zyste, Brustzyste, Gebärmutterfibrom, Magenfibrom

2 **Blut bewegen**

Blutstagnation venös, Varizen, Krampfadern, Hämorrhoiden, Dysmenorrhö, Menstruationsblutung schmerzhaft, Tumore, Zyste, Brustzyste, Gebärmutterfibrom, Magenfibrom

Vorsicht: Wegen der toxischen Eigenschaft sollte Hydrastis canadensis in prozessierter Form, z.B. spagyrisch, verabreicht werden.

Hypericum perforatum
Johanniskraut

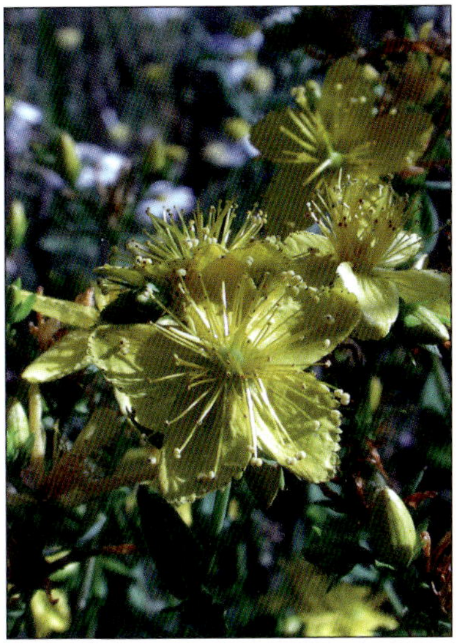

Familie: Hypericaceae, Johanniskrautgewächse

Herkunft: Heimisch in Europa, Westasien und Nordafrika, eingebürgert in Ostasien, Australien, Neuseeland, Nord- und Südamerika, kultiviert in Polen, Weissrussland und Sibirien

Pflanzenteile: ganze Pflanze

Temperatur: neutral

Geschmack: adstringierend, bitter, sauer, leicht süss

Funktionskreis: Herz, Niere, Milz, Magen, Perikard, Leber, Gallenblase

Eigenschaften: phototoxisch, antidepressiv, aufhellend, granulationsfördernd / wundheilend, blutbildend, analgetisch / schmerzstillend (v.a. bei Nervenschmerzen), hyperämisierend / durchblutungsfördernd, stoffwechselanregend, blutreinigend, antibakteriell, spasmolytisch / krampflösend, antiinflammatorisch / entzündungshemmend, adstringierend / zusammenziehend

Inhaltsstoffe: Schleimstoffe, Flavonoide wie Tilirosid, ätherisches Öl mit Linalool, Geraniol, Cineol u. a.; Phenolcarbonsäuren, Gerbstoffe

Wirkung

1 **Shen/Geist beruhigen**

Depressionen, Angst, Nervosität, Spannung nervlich bedingt, Nervosität, Neurosen kindliche, psychovegetative Störungen

1 **Hitze eliminieren und Nässe trocknen**

Entzündung, Prostataerkrankungen, Endometritis, Ulkus ventriculi, Ulkus duodeni, Gastritis, Magenschleimhautentzündung, Colitis, Enteritis, Darmentzündung, äusserlich: Halsentzündung, Stomatitis, Mundschleimhautentzündung, Otitis media, Mittelohrentzündung, Verletzung, Wunde offene, Ulkus cruris, Beine offene, Dekubitus, Geschwür, Abszess, Furunkel, Herpes simplex, Ekzem, Ausschlag, Dermatitis, Neurodermitis, Haut trocken, Haut atrophisch, Verbrennung

1 **Wind-Kälte/Hitze-Nässe eliminieren (Rheuma/Bi-Syndrom)**

äusserlich Öl: Schmerzen, Gicht, Neuralgie, Rückenschmerzen, Ischias, Rheuma

1 **Blut bewegen**

Schädeltrauma, Prellung, Quetschung, Bluterguss, Hämatom, Parästhesie, Verletzung, Nervenverletzung, Ohrdurchblutungsstörungen, Hörstörungen, Blutzirkulation vermindert, Durchblutungsstörungen der Haut, Fussschmerzen

▶

◄

2 **Blut tonisieren**

Einschlafstörungen, Müdigkeit, Abgeschlagenheit, Energiemangel, Erschöpfung, Taubheitsgefühl der Extremitäten, Neuralgie anämische, Anämie, Blutmangel, Kaliumspiegel vermindert, Kalziumspiegel erhöht, Amenorrhö, Menstruationsblutung ausbleibend

2 **Qi regulieren und bewegen**

Gallenflussstau, Cholelithiasis, Gallensteine, Obstipation, Verstopfung, PMS, Prämenstruelles Syndrom, Hypomenorrhö, Menstruationsblutung schwach, Dysmenorrhö, Menstruationsblutung schmerzhaft, Depressionen, Wanderseele Hun unstabil bei Depressionen, Melancholie infolge chronischer Lebererkrankungen, Spasmen, Schreibkrampf, Gebärmutterkrampf, Spasmen nervlich bedingt, Magen nervöser, Migräne angiospastisch, Übelkeit

3 **Hitze eliminieren, die durch Yin-Mangel verursacht wird**

tonisiert Herz-Yin, tonisiert Nieren-Yin, Insomnia, Schlaflosigkeit, Reizbarkeit, Nervosität, Hitzewallungen, Wechseljahrbeschwerden, Klimakterium, Menopausensyndrom, Migräne, Hypertonie, Bluthochdruck, Schwitzen unphysiologisch, Schwitzen profus

3 **Qi tonisieren**

tonisiert Milz-Qi, tonisiert Herz-Qi, Verdauungsschwäche, Diarrhö, Durchfall, Stuhl breiig, Varizen, Krampfadern, Hämorrhoiden, Hyperglykämie, Blutzuckerwerte erhöht beim hypophysär bedingten Diabetes mellitus, Sprachstörungen nach Apoplexie, Stottern

3 **Sommerhitze eliminieren**

äusserlich: Sonnenbrand

Hyssopus officinalis

Ysop

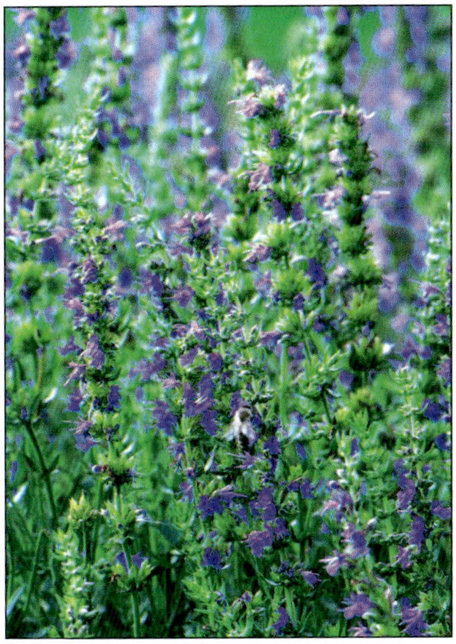

Familie: Lamiaceae / Labiatae, Lippenblütengewächse

Herkunft: Heimisch im südlichen Europa und im Mittelmeerraum

Pflanzenteile: oberirdische Teile

Temperatur: warm, neutral, kühl

Geschmack: scharf, aromatisch, leicht bitter

Funktionskreis: Lunge, Milz, Gedärme, Herz

Eigenschaften: stimulierend, carminativ / blähungs- und gärungswidrig, adstringierend / zusammenziehend, sekretolytisch / schleimlösend, expectorierend / auswurffördernd, antiinflammatorisch / entzündungshemmend, schweisshemmend, emmenagog / menstruationsfördernd, cholagog / galletreibend, leicht laxierend / leicht abführend

Inhaltsstoffe: Saponine wie Dioscin (Aglykon Diosgenin); Pyridinalkaloide wie Dioscorin

Wirkung

1 **Wind-Kälte eliminieren**

Halsentzündung, Erkältung, Grippe, Lungenschwäche, Lungenschleim

2 **Qi regulieren und bewegen**

Dysmenorrhö, Menstruationsblutung schmerzhaft, Kreislaufschwäche, Erregbarkeit, Nervosität, Hyperthyreose, Schilddrüsenüberfunktion, äusserlich: Quetschung, Verletzung, Wundheilung schlecht (Umschläge)

2 **Nässe/Feuchtigkeit auflösen/transformieren**

Bronchitis chronisch, Asthma bronchiale, Druckgefühl in der Brust, Fluor vaginalis, Ausfluss

3 **Qi tonisieren**

tonisiert Milz-Qi, Flatulenz, Blähungen, Verdauungsschwäche

Imperatoria ostruthium

Meisterwurz

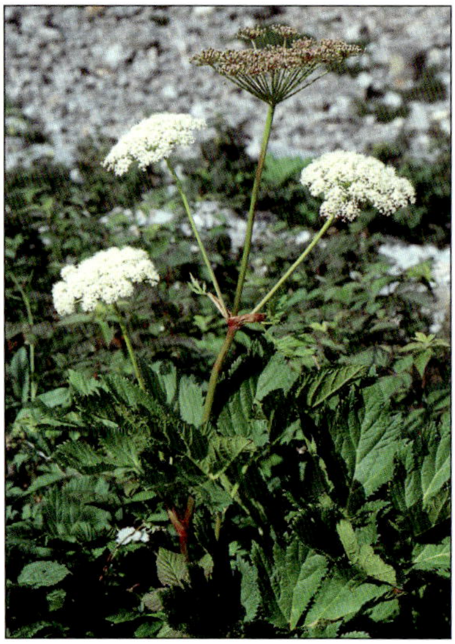

Familie: Apiaceae, Doldenblütengewächse

Herkunft: Österreich, Deutschland, Schweiz, in gebirgigen Gegenden

Pflanzenteile: Wurzel

Temperatur: warm

Geschmack: scharf, aromatisch, etwas bitter,

Funktionskreis: Lunge, Gedärme, Magen, Milz, Leber, Gallenblase, Niere

Eigenschaften: phototoxisch, sekretolytisch / schleimlösend, expectorierend / auswurffördernd, antitussiv / hustenstillend, diaphoretisch / schweisstreibend, diuretisch / harntreibend, bewegend, zerteilend, erweichend, emmenagog / menstruationsfördernd, sedierend / beruhigend, tonisierend, cholagog / galletreibend, choleretisch / lebergallefördernd

Inhaltsstoffe: Ätherisches Öl, Furocumarine wie Impertorin und Ostruthol; Phthalide, Polyine

Wirkung

1 Schleim-Kälte auflösen

Schleim benebelt den Kopf, Apoplexie-Prophylaxe, Schlaganfall-Prophylaxe, Zungenlähmung, Konzentrationsstörungen, Gedächtnisschwäche, Vergesslichkeit, Epilepsie, Schleim blockiert das Herz, Schleim benebelt den Geist, Psychosen, Angst, Delirium tremens, Altersmelancholie, Bronchialkatarrh chronisch, Asthma bronchiale, Lungenschleim, Husten, Hydrops, Apoplexie, Schlaganfall, Paralyse, Lähmung, Gallenflussstau durch Gallenwegsverengung, Gewebeschwellung

1 Qi tonisieren

tonisiert Milz-Qi, tonisiert Wei-Qi, Appetitlosigkeit, Flatulenz, Blähungen, Römheld Syndrom, Dyspeptische Beschwerden, Pankreasinsuffizienz, Magensäuremangel, Verdauungsenzymmangel, Diabetes mellitus, Müdigkeit, Abgeschlagenheit, Energiemangel, Erschöpfung, Energiemangel, Ödeme, Aphrodisiakum, Abwehrschwäche, Infektanfälligkeit, Immunschwäche

1 Qi regulieren und bewegen

Übelkeit, Magenkrämpfe, Darmkrämpfe, Gebärmutterkrampf, Uteruskrampf, Magenkrämpfe, Darmkrämpfe, Amenorrhö, Menstruationsblutung ausbleibend, Dysmenorrhö, Menstruationsblutung schmerzhaft, Kopfschmerzen, Brustkorbspannung, Thoraxenge, Ikterus, Gelbsucht, Leber entgiftet schlecht, Obstipation, Verstopfung

2 Nahrungsretention auflösen

Nahrungsretention, Magensäuremangel, Völlegefühl, Magenschmerzen nervlich bedingt, Gastralgie

2 **Wind-Kälte/Hitze-Nässe eliminieren (Rheuma/Bi-Syndrom)**
Gicht, Ischias, Hüftgelenkentzündung, Arthrose, Lumbago

2 **Inneren Wind unterdrücken**
Schlaganfall, Schlaganfall-Prophylaxe

Inula helenium

Alant, echter

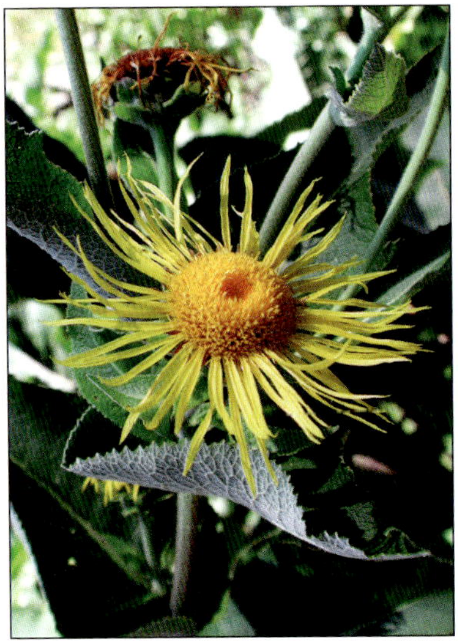

Familie: Asteraceae, Korbblütengewächse

Herkunft: Heimisch in Europa und in gemässigten Regionen Asiens, kultiviert in China und USA

Pflanzenteile: Wurzel

Temperatur: warm

Geschmack: scharf, süss, leicht bitter, aromatisch

Funktionskreis: Milz, Lunge, Magen, Leber, Herz, Niere

Eigenschaften: stoffwechselanregend, erwärmend, trocknend, befeuchtend, diuretisch / harntreibend, spasmolytisch / krampflösend, zerstreuend, tonisierend, cholagog / galletreibend, choleretisch / lebergallefördernd, Östrogenbildung anregend (Östriol, Östrol, Östradiol, in den Ovarien gebildet), Östrogenhaushalt und Gestrogenhaushalt ausgleichend, Thyroxinbildung anregend, Insulinbildung anregend

Inhaltsstoffe: Ätherisches Öl mit Sesquiterpenlactonen, darunter Alantolactone (früher als Helenin oder Alantkampfer bezeichnet); Polyine, Inulin (der Name des ganz aus Fructose-Molekülen aufgebauten Polysaccharids leitet sich von dieser Pflanze ab)

Wirkung

1 Qi tonisieren

tonisiert Lungen-Qi, tonisiert Milz-Qi, tonisiert Herz-Qi, tonisiert Wei-Qi, tonisiert allgemein das Qi, Lungenschwäche chronisch kalt, Auswurf klar, Husten, Erkältung, Schwindsucht, Bronchitis, Asthma bronchiale, Probleme mit neuen Lebenssituationen mit Depressionen, Anpassungsschwierigkeit, Vitalität vermindert, Verdauungsschwäche, Völlegefühl, Flatulenz, Blähungen, Übelkeit, Erbrechen, Appetitlosigkeit, Diarrhö chronisch, Durchfall, Malabsorptionsstörungen, Diabetes mellitus, Qi-Mangel-Kopfschmerzen, Organsenkungen, Uterusprolaps, Herzschwäche, Bradykardie, Herzschlag verlangsamt, Herzrhythmusstörungen, Bewusstlosigkeit, Hypotonie, Bluttiefdruck, Kurzatmigkeit, Schwitzen profus bei geringer Anstrengung, Müdigkeit, Abgeschlagenheit, Energiemangel, Erschöpfung, Ödeme, Immunschwäche, Abwehrschwäche, Infektanfälligkeit, Krebs-Prophylaxe, Rekonvaleszenz, Impotenz, Frigidität, Hypophysenunterfunktion, Hypothyreose, Schilddrüsenunterfunktion, Thyroxinbildung vermindert, Gestagenmangel, Östrogenmangel

1 Schleim-Kälte auflösen

Lungenschwäche mit klarem Schleim, Husten, Schwindsucht, Bronchitis, Lungenemphysem, Asthma bronchiale, Pertussis, Keuchhusten, Krampfhusten, Lungenschleim durch Verdauungsschwäche, Nierengries, Nephrolithiasis, Nierensteine, Nephritis, Nierenentzündung, Fluor vaginalis, Ausfluss

1 **Qi regulieren und bewegen**

Gallenflussstau, Ikterus, Gelbsucht, Pfortaderstau, Hepatosplenomegalie (HSM), Leberschwellung, Milzschwellung, Obstipation, Verstopfung, PMS, Prämenstruelles Syndrom, Amenorrhö, Menstruationsblutung ausbleibend, Dysmenorrhö, Menstruationsblutung schmerzhaft, Reizbarkeit, Geburt verlangsamt, Austreibung der Nachgeburt

2 **Wind-Kälte eliminieren**

Erkältung mit Husten

2 **Yin tonisieren**

tonisiert Lungen-Yin, Schleimhautregeneration vermindert, Bronchitis mit zähem Schleim, Reizhusten trocken mit wenig Sputum, TBC, Lungentuberkulose, Lungentrockenheit, Nachtschweiss

3 **Wind-Kälte/Hitze-Nässe eliminieren (Rheuma/Bi-Syndrom)**

Gicht, Arthrose, Arthritis

3 **Hitze eliminieren und Toxine ausleiten**

äusserlich: Hauterkrankungen, Bibeli, Akne, Exanthem, Mykosen, Erysipel, Wundrose, Geschwür, Insektenstich, Verletzung

Vorsicht: Während der Schwangerschaft in kleinen Mengen anwenden. Bei empfindlicher Verdauung.

Iris versicolor

Schwertlilie, blutfarbige

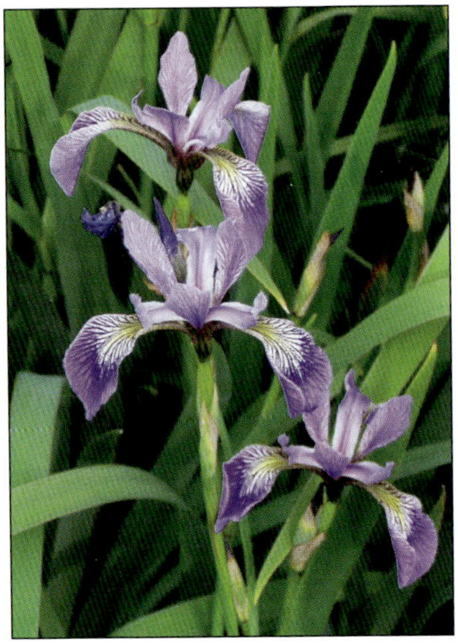

Familie: Iridaceae, Schwertliliengewächse

Herkunft: Heimisch in Europa, Mittelasien, Vorderindien und Nordafrika, eingebürgert in Nordamerika

Pflanzenteile: unterirdische Teile

Temperatur: leicht kühl

Geschmack: bitter, scharf

Funktionskreis: Leber, Gedärme, Gallenblase, Magen

Eigenschaften: stoffwechselanregend, cholagog / galletreibend, diuretisch / harntreibend, laxierend / abführend, in grosser Dosis emetisch / brechreizfördernd

Inhaltsstoffe: Ätherisches Öl mit veilchenartig duftenden ionen; Iridale (Triterpene) wie Irisgermanal; Flavonoide, Stärke

Wirkung

1 **Hitze eliminieren und Nässe trocknen**

Lebererkrankungen, Ikterus, Gelbsucht, Hepatitis, Hauterkrankungen, Akne, Ekzem, Ausschlag, Dermatitis, Obstipation, Verstopfung, Übelkeit, Erbrechen

Vorsicht: Nicht während der Schwangerschaft und während der Stillzeit anwenden.

Juglans regia

Walnussbaum, gemeiner

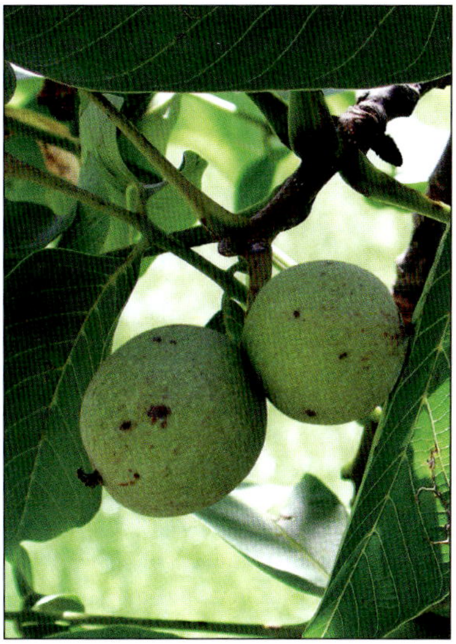

Familie: Juglandaceae, Walnussgewächse

Herkunft: Heimisch im Mittleren Osten, kultiviert in den meisten Teilen der Welt

Pflanzenteile: Blätter

Temperatur: kühl, neutral

Geschmack: adstringierend, bitter, scharf

Funktionskreis: Magen, Gedärme, Niere, Herz, Milz, Leber

Eigenschaften: anregend, blutreinigend, adstringierend / zusammenziehend, blutungsstillend, antiinflammatorisch / entzündungshemmend, diuretisch / harntreibend, analgetisch / schmerzstillend, stoffwechselanregend, Insulinbildung anregend

Inhaltsstoffe: Gerbstoffe (Ellagitannine), Flavonoide, wenig ätherisches Öl, besonders in den Fruchtschalen Naphthochinonderivate wie Juglon und Hydrojuglonglykosid, die die Haut färben

Wirkung

1 **Qi tonisieren**

Appetitlosigkeit, Magenschwäche, Gastritis, Magenschleimhautentzündung, Darmentzündung, Colitis, Enteritis, Obstipation, Verstopfung, Gallenblasenerkrankungen, Diabetes mellitus, Zuckerkrankheit

1 **Yang tonisieren**

Impotenz, Asthma, Lumbago, tonisiert Milz-Yang, Verdauungsschwäche, Krämpfe, Spasmen

2 **Nässe/Feuchtigkeit und Hitze ausleiten**

Herpes zoster, Gürtelrose, Hautentzündung, Ekzem, Ausschlag, Dermatitis, Psoriasis, Schuppenflechte, Akne, Pickel, Blepharitis, Augenlidentzündung, Afterjucken, Fusspilz, Fussschweiss, Hyperhidrosis, Schwitzen übermässig, Hühnerauge, Warzen, Hämorrhoiden, Ikterus, Gelbsucht, Arteriosklerose, äusserlich: Lausbefall-Prophylaxe (Waschungen der Haare)

2 **Adstringieren**

Ausfluss, Fluor vaginalis, Fussschweiss, Haarausfall, Schweisshände, Schweissfüsse

3 **Hitze eliminieren und Blut kühlen**

Ekzem, Ausschlag, Hauterkrankungen, Akne, Ausschlag eitrig, Milchschorf, Nägel eitrig, Frostbeule

3 **Qi regulieren und bewegen**

Leber-Qi Stagnation, Herzrhythmusstörungen, Dysmenorrhö, Menstruationsblutung schmerzhaft, Stagnation im Verdauungstrakt

3 **Wind-Kälte/Hitze-Nässe eliminieren (Rheuma/Bi-Syndrom)**

Rheuma, Gicht, Gelenkentzündung

Juniperus communis
Wacholder

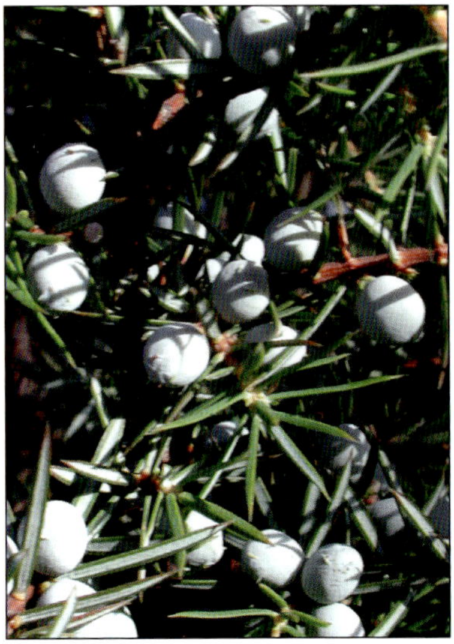

Familie: Cupressaceae, Zypressengewächse

Herkunft: Heimisch in Europa, Nordafrika, Nordamerika und Nordasien

Pflanzenteile: Früchte

Temperatur: warm

Geschmack: aromatisch, scharf, sauer, süss, bitter

Funktionskreis: Niere, Blase, Milz, Magen, Gedärme, Lunge, Leber, Herz

Eigenschaften: stimulierend, abschwellend, auflösend, aufweichend, antirheumatisch, adstringierend / zusammenziehend, diuretisch / harntreibend, diaphoretisch / schweisstreibend, antiinflammatorisch / entzündungshemmend, antiseptisch / desinfizierend / keimtötend, carminativ / blähungs- und gärungswidrig, cholagog / galletreibend, choleretisch / lebergallefördernd, äusserlich: hyperämisierend / durchblutungsfördernd

Inhaltsstoffe: Ätherisches Öl mit Terpinen-4-ol als Hauptwirkstoff, Pinen, Sabinen, Myrcen und weiteren Monoterpenen; Flavonoide, Catechingerbstoffe, Invertzucker

Wirkung

1 **Wind-Kälte/Hitze-Nässe eliminieren (Rheuma/Bi-Syndrom)**

Gicht, Rheuma chronisch, Arthritis, Neuralgie, Gelenkschmerzen, Myalgie, Muskelschmerzen

1 **Nässe/Feuchtigkeit auflösen/transformieren**

Ödeme, Flüssigkeitsansammlungen, Oligurie, Urinieren vermindert, Candida albicans, Pilzerkrankungen, Lungenschleim, Asthma bronchiale, Phlegmatismus, Ekzem, Ausschlag

1 **Qi tonisieren**

tonisiert Herz-Qi, tonisiert Wei-Qi, Bradykardie, Herzschlag verlangsamt, Müdigkeit, Abgeschlagenheit, Energiemangel, Erschöpfung, Abwehrschwäche, Immunschwäche, Infektanfälligkeit, Infekt bakteriell, Infekt viral

2 **Inneres/Li erwärmen**

Diarrhö, Durchfall, Stuhl wässrig, Dyspeptische Beschwerden, Dysbakterie, Darmflorastörungen, Appetitlosigkeit, Flatulenz, Blähungen, Gastroenteritis chronisch, Magengeschwür, Diabetes mellitus, Malabsorptionsstörungen, Magensäuremangel, Hypoacidität

2 **Yang tonisieren**

Harninkontinenz, Urinieren häufig, Oligurie, Urinieren vermindert, Reizblase, Urin klar, Rückenschmerzen, kalter Rücken, Kältegefühl, Kälteaversion, kalte Extremitäten, Leukorrhö, Ausfluss, Fluor vaginalis, Uterusschleim, Prostataprobleme, Zurückhaltung der Hoden, Zystitis, Albuminurie, Eiweiss im Urin, Nierenenergie kann das Qi nicht empfangen, Ödeme, Aszites, Bauchwassersucht, Erschöpfung, Depressionen, Antriebslosigkeit, Willensschwach

2 Nässe/Feuchtigkeit und Hitze ausleiten

Zystitis chronisch, Blasenentzündung, Pyelitis, Pyelonephritis, Nierenbeckenentzündung, Harnwegsinfekt chronisch (Achtung nicht bei akuter!), Gastroenteritis chronisch, Ikterus, Gelbsucht, Enteritis, Colitis, Darmentzündung

3 Qi regulieren und bewegen

Dysmenorrhö, Menstruationsblutung schmerzhaft, Oligomenorrhö, Menstruationsblutung verspätet, Hypermenorrhö, Menstruationsblutung schwach, Amenorrhö, Menstruationsblutung ausbleibend, Spasmen, Gallenflussstau, äusserlich: Muskelspannung

Vorsicht: Nicht während der Schwangerschaft anwenden. (stimuliert Uteruskontraktionen; 2 Wochen vor der Geburt wirkt Wacholder den Geburtstermin unterstützend.) Bei akuten entzündlichen Nierenerkrankungen und akuter Zystitis.

Lamium album
Taubnessel

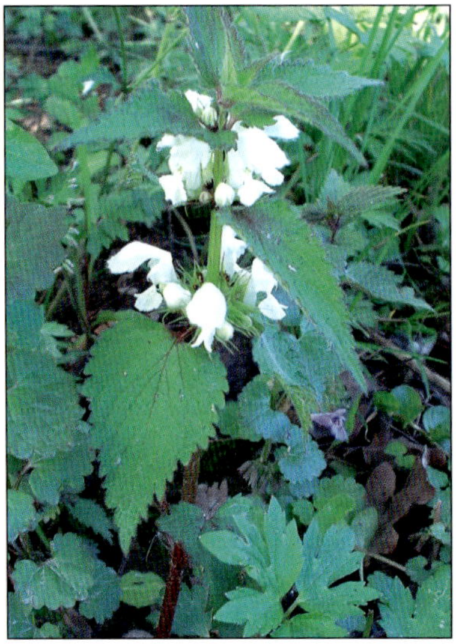

Familie: Lamiaceae, Lippenblütengewächse

Herkunft: Heimisch in Europa, in Mittel- und Nordasien

Pflanzenteile: oberidische Teile

Temperatur: neutral

Geschmack: adstringierend, scharf

Funktionskreis: Uterus, Lunge, Niere, Blase, Gedärme

Eigenschaften: adstringierend / zusammenziehend, sekretolytisch / schleimlösend, lymphreinigend, Östrogenbildung anregend, Progesteronbildung und Gestagenbildung anregend

Inhaltsstoffe: Triterpensaponine, Secoiridoidglykoside wie Lamalbid, Flavonoide, Lamiaceen- Gerbstoffe, Schleimstoffe, wenig ätherisches Öl

Wirkung

1 Nässe/Feuchtigkeit und Hitze ausleiten

Darmblutung, Schleimstuhl, Schleim im Verdauungstrakt, Colitis, Enteritis, Darmentzündung, Dysenterie, Diarrhö fieberhaft, Magengeschwür chronisch, Darmulkus chronisch, Zyste, Gicht, Drüsenschwellung, Milzschwellung, Hauterkrankungen bei Kindern, Menstruationsblutung verfrüht, Urogenitalentzündung, Fluor vaginalis, Ausfluss, Adnexitis, Eileiterentzündung, Metritis, Prostatitis, Prostataentzündung, Zystitis, Blasenentzündung, Pyelitis, Pyelonephritis, Nierenbeckenentzündung, Nephritis, Nierenentzündung, Enuresis nocturna nervöser Kinder, Bettnässen, Albuminurie, Eiweiss im Urin, Prostataadenom, Prostatahyperplasie, Prostatahypertrophie, Prostatavergrösserung, Blasenkrämpfe, Reizblase

1 Schleim-Hitze auflösen

Bronchialschleim zäh, Schleim zäh, Wundheitsgefühl in den Atemwegen, Phlegma-Aggressionen, Leistenlymphdrüsenschwellung

2 Qi tonisieren

Qi-Mangel des Uterus, Uterusatonie, Amenorrhö, Menstruationsblutung ausbleibend, Dysmenorrhö, Menstruationsblutung schmerzhaft, Menstruationsblutung unregelmässig, Leukorrhö, Ausfluss, Harninkontinenz, Flatulenz, Blähungen, Verdauungsschwäche, Diarrhö, Durchfall, Schüchternheit, Minderwertigkeitsgefühle, Pubertätsprobleme junger schüchterner Mädchen

Laurus nobilis

Lorbeer

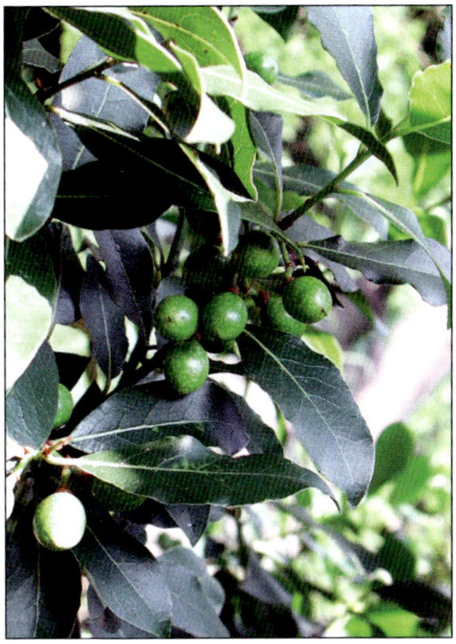

Familie: Lauraceae, Lorbeergewächse

Herkunft: Heimisch im Mittelmeerraum

Pflanzenteile: Blätter, Frucht

Temperatur: warm

Geschmack: scharf, leicht süss

Funktionskreis: Milz, Herz

Eigenschaften: stimulierend, anregend, kräftigend, emmenagog / menstruationsfördernd, adstringierend / zusammenziehend, antibakteriell, sekretolytisch / schleimlösend, diuretisch / harntreibend, diaphoretisch / schweisstreibend, carminativ / blähungs- und gärungswidrig, verdauungsfördernd, emetisch / brechreizfördernd

Inhaltsstoffe: ätherisches Öl; Sesquiterpene; Isochinolinalkaloide

Wirkung

1 **Qi tonisieren**

Appetitlosigkeit, Flatulenz, Blähungen, Kolik, Verdauungsschwäche

2 **Blut bewegen**

Amenorrhö, Menstruationsblutung ausbleibend, äusserlich (Öl): Rheuma, Quetschung, Verletzung, Verstauchung, Zerrung, Schmerzen rheumatische, Myalgie, Muskelschmerzen, Insektenstich, Geschwür, Ausschlag, Ekzem, Dermatitis, Furunkel

3 **Shen/Geist beruhigen**

Hysterie

Lavandula angustifolia

Lavendel

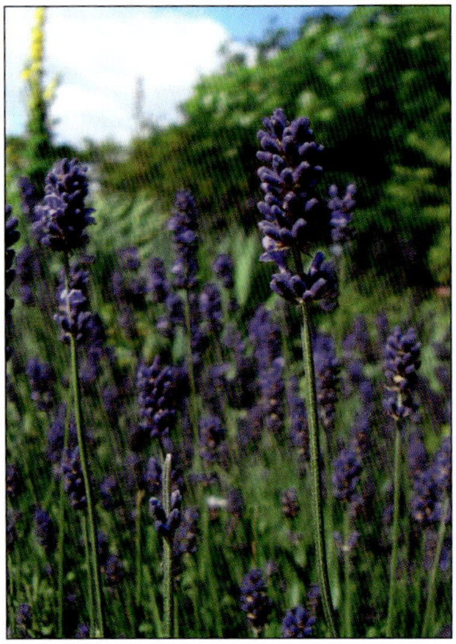

Familie: Lamiaceae, Lippenblütengewächse

Herkunft: Heimisch im Mittelmeergebiet, kultiviert in Südeuropa

Pflanzenteile: Blüten

Temperatur: warm

Geschmack: aromatisch, bitter, leicht scharf

Funktionskreis: Herz, Leber, Gedärme, Lunge, Milz, Niere, Chong Mai, Ren Mai, Perikard,

Eigenschaften: sedierend / beruhigend, besänftigend, harmonisierend, entspannend, stimulierend, verteilend, aufbauend, adstringierend / zusammenziehend, emmenagog / menstruationsfördernd, carminativ / blähungs- und gärungswidrig, cholagog / galletreibend, choleretisch / lebergallefördernd

Inhaltsstoffe: Ätherisches Öl mit den Hauptbestandteilen Linalylacetat und Linalool; Lamiaceen- Gerbstoffe wie Rosmarinsäure; Hydroxycumarine

Wirkung

1 **Shen/Geist beruhigen**

Angst, Unruhe, Insomnia, Schlaflosigkeit, Nervosität, Palpitationen, Herzklopfen nervlich bedingt, Rastlosigkeit, Gedanken zwanghafte, Schwindel, Räusperzwang

1 **Inneren Wind unterdrücken**

Apoplexie, Schlaganfall, Hemiplegie, Paralyse, Lähmung, Epilepsie, Schwindel, Spasmen, Krämpfe, Tremor, Bewegungsstörungen

2 **Nässe/Feuchtigkeit und Hitze ausleiten**

Ikterus, Gelbsucht, Atemwegsentzündung, Lungenschleim, Nephritis, Nierenentzündung, Zystitis, Blasenentzündung, Fluor vaginalis, Ausfluss, Ohrentzündung, Augenentzündung, Hautentzündung, Pilzerkrankungen, Candida albicans (äusserlich ätherischem Lavendelöl)

2 **Qi regulieren und bewegen**

Herz-Qi Stagnation, Palpitationen, Herzklopfen, Unruhe, Herzprobleme nervlich bedingt, Husten trocken nervlich bedingt, Räusperzwang, Asthma bronchiale, Bronchitis spastisch, Pertussis, Keuchhusten, Abdominalschmerzen, Bauchschmerzen, Flatulenz, Blähungen, Colon irritabile, Übelkeit, Erbrechen, Lymphknotenverhärtung, Narbengewebe hartes, Leber-Qi Stagnation, Gallenblasen-Qi Stagnation, Flankenschmerzen, Übelkeit, Obstipation, Verstopfung, Kopfschmerzen, Migräne, Gallenflussstau, Wutausbruch, Zorn, Ärger

2 **Qi tonisieren**

tonisiert Magen-Qi, tonisiert Milz-Qi, Flatulenz, Blähungen, Darmkrämpfe, Magenkrämpfe, Völlegefühl, Dyspeptische Beschwerden, Diarrhö, Durchfall, Appetitlosigkeit, Übelkeit, Reiseübelkeit, Ohnmachtsneigung, Schwäche, Ich-Wahrnehmung geschwächt, Gedächtnisverlust, Konzentrationsstörungen, Demenz drohende

2 **Blut bewegen**

Blutstagnation im Uterus, äusserlich ätherisches Lavendelöl: Verstauchung, Verrenkung, Prellung, Zerrung, Bluterguss, Hämatom, Lymphknotenverhärtung, Narbenverhärtung, Ischias, Neuralgie, Insektenstich

3 Hitze eliminieren und Feuer reduzieren

Verbrennung (mit purem ätherischen Lavendelöl behandeln)

3 Hitze eliminieren, die durch Yin-Mangel verursacht wird

aufsteigendes Leber-Yang, Kopfschmerzen, Spannung nervlich bedingt, Hypertonie, Bluthochdruck, Hitzewallungen

Vorsicht: Nicht während der Schwangerschaft anwenden.

Leonurus cardiaca
Herzgespann

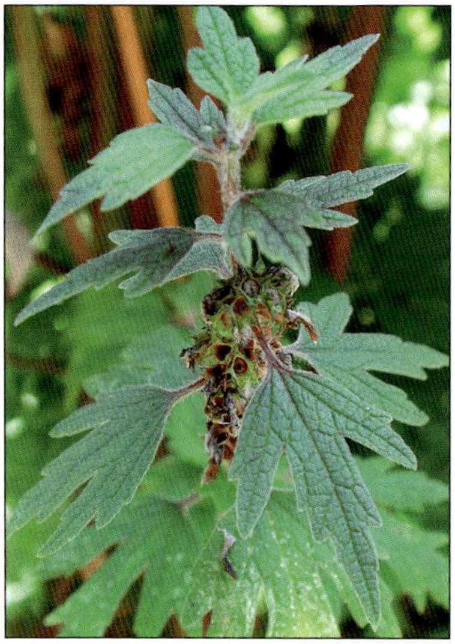

Familie: Lamiaceae, Lippenblütengewächse

Herkunft: Heimisch in Mitteleuropa, Skandinavien,Zentralasien und im gemässigten Russland, eingeschleppt in Nordamerika

Pflanzenteile: oberirdische Teile

Temperatur: neutral, kühl

Geschmack: sauer, bitter

Funktionskreis: Herz, Uterus, Niere, Blase, Lunge

Eigenschaften: emmenagog / menstruationsfördernd, adstringierend / zusammenziehend, carminativ / blähungs- und gärungswidrig, herzstärkend, diuretisch / harntreibend, spasmolytisch / krampflösend, antirheumatisch, cholagog / galletreibend, choleretisch / lebergallefördernd

Inhaltsstoffe: Diterpenbitterstoffe wie Leocardin; Iridoide, z B. Ajugol (Leonurid); Betaine wie Stachydrin; Flavonoide, Gerbstoffe, in Spuren ätherisches Öl

Wirkung

1 Blut bewegen

Uterusatonie, Oligomenorrhö, Menstruationsblutung verspätet, Menstruationsblutung stockend, Dysmenorrhö, Menstruationsblutung schmerzhaft, Angina pectoris, Herzerkrankungen-Prophylaxe, Palpitationen, Tachykardie, Herzrasen, Blutzirkulation vermindert, Durchblutungsstörungen peripher, kalte Hände, kalte Füsse, Gelenkschmerzen infolge mangelhafter Durchblutung, Gangunsicherheit

1 Shen/Geist beruhigen

Spannungsgefühl prämenstruell durch Schock und Kummer verursacht, Insomnia, Schlaflosigkeit mit Herzklopfen, Palpitationen, Panikattacke, Angst, Depressionen manische, ADHS, Atention deficit disorder, POS, Psycho-Organisches-Syndrom, Herzbeschwerden nervöser Kinder, Herzbeschwerden psychosomatische, Reizbarkeit, Unruhe, Nervosität, Hysterie, Neurosen

1 Qi regulieren und bewegen

PMS, Prämenstruelles Syndrom, Amenorrhö, Menstruationsblutung ausbleibend, Oligomenorrhö, Menstruationsblutung verspätet, Spasmen, Geburt verlangsamt, Nachgeburt austreibend, Gallenflussstau

2 Qi tonisieren

tonisiert Herz-Qi, Herzschwäche, Herzinsuffizienz, Nervosität, Depressionen, Herzödeme, Müdigkeit, Abgeschlagenheit, Energiemangel, Erschöpfung, Schwäche, Kreislaufschwäche, Ohnmachtsneigung, Flatulenz, Blähungen, Römheld Syndrom, Atemnot, Dyspnö, Palpitationen, Herzklopfen, Verdauungsschwäche, Dyspeptische Beschwerden, Diarrhö, Durchfall

2 **Schleim-Kälte auflösen**

Lungenschleim, Reizhusten, Rachenschleim, Räusperneigung, Depressionen, Fluor vaginalis, Ausfluss, Infertilität durch Schleim im unteren Erwärmer, Schilddrüsenschwellung, Struma, Kropf, Schilddrüsenerkrankungen bei gleichzeitiger Gelbkörperschwäche, Hypothyreose, Schilddrüsen-unterfunktion, Hyperthyreose, Schilddrüsenüberfunktion

3 **Nässe ausleiten und Diurese fördern**

Strangurie, Harndrang schmerzhaft, Dysurie, Urinieren erschwert, Ödeme, Nierengries, Blasengries, Zystitis, Blasenentzündung chronisch, Nephritis, Nierenentzündung chronisch

3 **Wind-Kälte/Hitze-Nässe eliminieren (Rheuma/Bi-Syndrom)**

Rheuma der kleinen Gelenke, Ischias, Lumbago, Lähmungsgefühle der Beine

3 **Yin tonisieren**

tonisiert Herz-Yin, Hyperthyreose, Schilddrüsenüberfunktion Vorsicht: Nicht während der Schwangerschaft anwenden. Bei starken Menstruationsblutungen.

Levisticum officinale

Liebstöckel

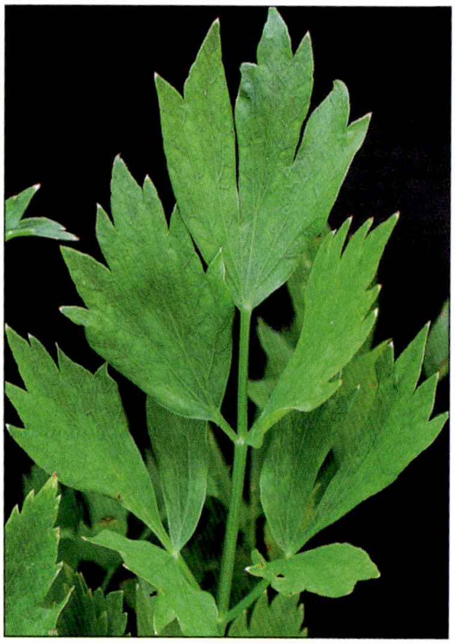

Familie: Apiaceae, Doldenblütengewächse

Herkunft: Heimisch in Persien, Nordgreichenland, im Mittelmeerraum und Balkan

Pflanzenteile: ganze Pflanze

Temperatur: warm

Geschmack: süss, scharf, leicht bitter, aromatisch

Funktionskreis: Leber, Niere, Blase, Lunge, Magen, Milz, Gedärme

Eigenschaften: phototoxisch, carminativ / blähungs- und gärungswidrig, emmenagog / menstruationsfördernd, diuretisch / harntreibend, sekretolytisch / schleimlösend, expectorierend / auswurffördernd, stimulierend, Magenmittel, bewegend, erweichend, anregend, Östrogenbildung anregend (Östriol, Östrol, Östradiol, in den Ovarien gebildet)

Inhaltsstoffe: Im ätherischen Öl Alkylphthalide wie Ligustilid (verantwortlich für den typischen Geruch); Phellandren, Pinen wie Terpene; Furocumarine, Polyn Falcarindol

Wirkung

1 Nässe auflösen und Yang wärmen

Wasserretention von Taille bis Füsse, Ödeme durch blockierte Leberfunktion, Nierenfunktion vermindert, Knöchelödeme, Aszites, Bauchwassersucht, Anurie, Harnverhalten, Oligurie, Urinieren vermindert, Harndrang häufiger, Bettnässen, Lumbago, Nephritis, Nierenentzündung chronisch, Nephrolithiasis, Nierensteine, Zystitis, Blasenentzündung chronisch, Pyelitis, Pyelonephritis, Nierenbeckenentzündung, Albuminurie, Eiweiss im Urin, Leukorrhö, Ausfluss, Fluor vaginalis, Tumore, Lymphflussstau, Neurasthenie, Nervenschwäche, Schleim im Verdauungstrakt, Nässe im Verdauungstrakt

1 Qi regulieren und bewegen

Leber-Qi Stagnation, Uterus-Qi-Stagnation, Spasmen, PMS, Prämenstruelles Syndrom, Überempfindlichkeit, Melancholie, Wasserretention vor Menstruationsblutung, Dysmenorrhö, Menstruationsblutung schmerzhaft, Oligomenorrhö, Menstruationsblutung verspätet, Menstruationsblutung klumpig, Amenorrhö, Menstruationsblutung ausbleibend, Hypomenorrhö, Menstruationsblutung schwach, Geburt verlangsamt (präventiv und kurativ), Plazentaretention, Festhalten der Plazenta, Nachgeburt austreibend, Thoraxenge, Engegefühl im Epigastrium, Ikterus, Gelbsucht

1 Qi tonisieren

Müdigkeit, Abgeschlagenheit, Energiemangel, Erschöpfung, Schwäche sexuelle, Impotenz, Frigidität

Blut tonisieren

2 **Inneres/Li erwärmen**

Meteorismus, Flatulenz, Blähungen, Gastritis akut, Magenschleimhautentzündung, Verdauungsschwäche, Appetitlosigkeit, Schmerzen epigastrisch, Kolik, Brechreiz, Appetitlosigkeit, Dyspeptische Beschwerden, Römheld Syndrom

2 **Schleim-Kälte auflösen**

Furunkel, Akne, Lungenschleim, Atemwegsentzündung, Bronchitis, Fluor vaginalis, Ausfluss, Nierengries, Nephrolithiasis, Nierensteine

3 **Wind-Kälte eliminieren**

Erkältung, Grippe, Bronchitis, Atemwegskatarrh, Atemnot, Asthma, Kurzatmigkeit, Atemwegsentzündung, Dyspnö

3 **Wind-Kälte/Hitze-Nässe eliminieren (Rheuma/Bi-Syndrom)**

Rheuma, Gicht

Vorsicht: Nicht während der Schwangerschaft anwenden.

Linum usitatissimum
Leinsamen

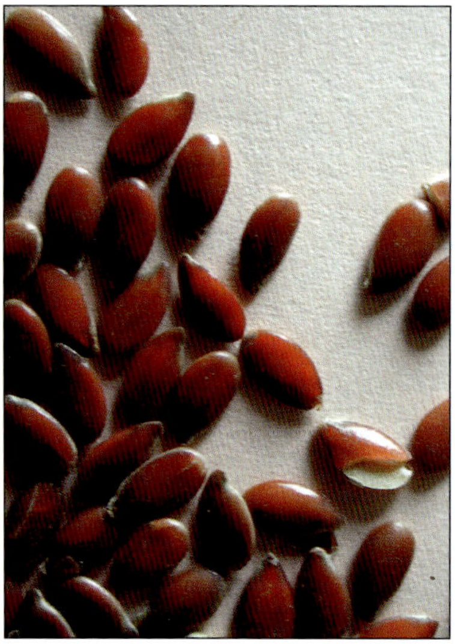

Familie: Linaceae, Leingewächse

Herkunft: Heimisch in Mitteleuropa, Mittelmeerraum und Naher Osten

Pflanzenteile: Samen

Temperatur: neutral

Geschmack: süss

Funktionskreis: Gedärme, Magen, Niere, Lunge

Eigenschaften: laxierend / abführend, schleimbildend, antiinflammatorisch / entzündungshemmend, cardioprotektiv / herzschützend, Abwehrenergie tonisierend durch Darmfloraaufbau, macht den Stuhl gleitfähig, Cholesterin LDL senkend, Cholesterin HDL erhöhend, Östrogenbildung anregend, Phytoöstrogene verlängern die luteale Phase im Mensturationszyklus

Inhaltsstoffe: Bis 10% Schleimstoffe, bis 40% fettes Öl aus Glyderiden der Linol-, Linolen- und Ölsäure; die Blausäure abspaltenden Glykoside Linustatin und Neolinustatin; Lignanglykoside; Eiweissstoffe

Wirkung

1 Darm befeuchten

Obstipation, Verstopfung chronisch, Stuhl hart, Darmperistaltik verlangsamt (vor jedem Essen einen Mokkalöffel ganz gut zerkauen und schlucken oder in Wasser gequollen längerfristig über viele Wochen und Monate einnehmen)

1 Hitze eliminieren, die durch Yin-Mangel verursacht wird

Magenschmerzen, Gastralgie, Magenbrennen, Gastritis, Magenschleimhautentzündung, Magengeschwür, Mundtrockenheit, Zungentrockenheit, Zungenrisse, Zahnfleischbluten, Colitis, Enteritis, Darmentzündung, Colon irritabile, Divertikulitis, Darmschleimhautschädigung durch Abführmittel (Leinsamen intensiv zerkauen und schlucken oder gequollen einnehmen)

1 Yin tonisieren

Menstruationsblutung verfrüht, Menstruationszyklusschwankung, Wechseljahrbeschwerden, Klimakterium, Menopausensyndrom (10 g oder 1 gestrichener EL während 3 Monaten täglich einnehmen), Husten trocken, Reizhusten

2 Nässe/Feuchtigkeit auflösen/transformieren

Erkrankungen degenerative, Krebs-Prophylaxe, Dickdarmkrebs, Brustkrebs, Prostatakrebs, Cholesterinwert erhöht

2 Qi tonisieren

tonisiert Wei-Qi, Abwehrschwäche, Infektanfälligkeit, Immunschwäche, Darmflorastörungen, Dysbakterie, Erkrankungen degenerative, Blutzuckerschwankung, Hypoglykämie, Unterzuckerung (Leinsamenmehl zu 25% in Brot eingebacken)

2 **Hitze eliminieren und Feuer reduzieren**

Verbrennung (ganzen Leinsamen mit Wasser kochen; den Schleim durch ein Sieb streichen; Leinentuch damit bestreichen und auf die Verbrennung legen; zum Feuchthalten mit Plastik abdecken)

2 **Hitze eliminieren und Blut kühlen**

Psoriasis, Schuppenflechte, Hauterkrankungen (äusserliche Anwendung: Leinsamen schroten mit Wasser kochen auf ein Leinentuch aufstreichen und auflegen)

Lobelia inflata

Lobelie

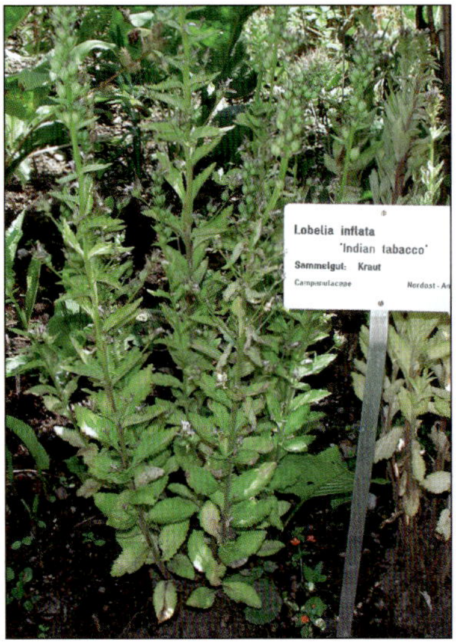

Familie: Campanulaceae, Glockenblumengewächse

Herkunft: Heimisch in den trockenen Gebieten im Norden der USA, in Kanada und Kamtschatka

Pflanzenteile: oberirdische Teile

Temperatur: warm, neutral, kühl

Geschmack: scharf

Funktionskreis: Lunge, Gedärme, Uterus, Leber, Herz

Eigenschaften: toxisch, spasmolytisch / krampflösend, sekretolytisch / schleimlösend, expectorierend / auswurffördernd, stimulierend, emetisch / brechreizfördernd, stoffwechselanregend, diuretisch / harntreibend

Inhaltsstoffe: Piperidinalkaloide: L-Lobelin (alpha-Lobelin), Nebenalkaloide wie Lobelanin, Lobelanidin, Norlobelanin, Isolobinin, Lelobanidin

Wirkung

1 Inneren Wind unterdrücken

Asthma bronchiale, Bronchialspasmen, Geburtskontraktionen stark, Muskelkrämpfe generell, Kaumuskelkrampf, Kiefersperre, Ösophagusspasmen, Spasmen, Angina pectoris, Epilepsie, Fieberkrampf, Bewusstlosigkeit, Bisswunde, Stichwunde, Stress, Angst, Herzschmerzen mit Angstzustand

1 Qi regulieren und bewegen

Dysmenorrhö, Menstruationsblutung schmerzhaft, Wehentätigkeit vermindert, Muskelkrämpfe, Rauchen, Nikotinsucht, Kreislaufschwäche, Hypertonie, Bluthochdruck, Palpitationen, Obstipation, Verstopfung, Verdauungsstörungen, Darmkrämpfe, Übelkeit, Exanthembildung fördernd bei Masern

2 Hitze eliminieren und Feuer reduzieren

Pneumonie, Lungenentzündung, Fieber, Pleuritis, Brustfellentzündung, Rippenfellentzündung, Asthma bronchiale, Bronchitis, Halsentzündung, Pertussis, Keuchhusten, Vergiftung

Vorsicht: Wegen der toxischen Eigenschaft sollte Lobelia inflata nur in prozessierter Form, z.B. spagyrisch, verabreicht werden.

Lonicera caprifolium
Geissblatt, wohlriechendes

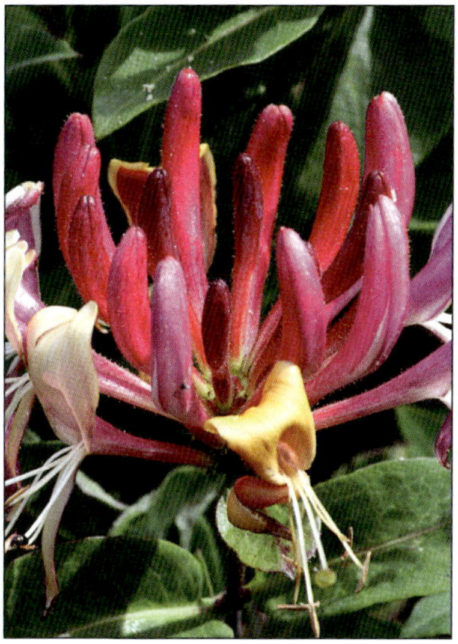

Familie: Caprifoliaceae, Geissblattgewächse

Herkunft: Heimisch in allen nördlich gemässigten Zonen der Welt

Pflanzenteile: Blüten

Temperatur: kalt

Geschmack: süss, bitter

Funktionskreis: Lunge

Eigenschaften: stoffwechselanregend, antibiotisch, diuretisch / harntreibend, erfrischend, diaphoretisch / schweisstreibend, antimikrobielle Breitspektrumwirkung

Inhaltsstoffe: Saponine; Iridoide, Loganin (stark bitter)

Wirkung

1 **Hitze eliminieren und Toxine ausleiten**

Infekt, Entzündung, Salmonelleninfektion, Pseudomonas aeruginosa häufiger antibiotikaresistenter Hospitalismuskeim, Staphylokokkeninfekt, Streptokokkeninfekt, Erkältung, Halsentzündung, Konjunktivitis, Bindehautentzündung, Colitis, Enteritis, Darmentzündung, Zystitis, Blasenentzündung, Entzündung der Fortpflanzungsorgane, Krebs, Brustkrebs

1 **Hitze eliminieren und Feuer reduzieren**

Fieber hohes

Lycium chinensis
Bocksdorn, gemeiner

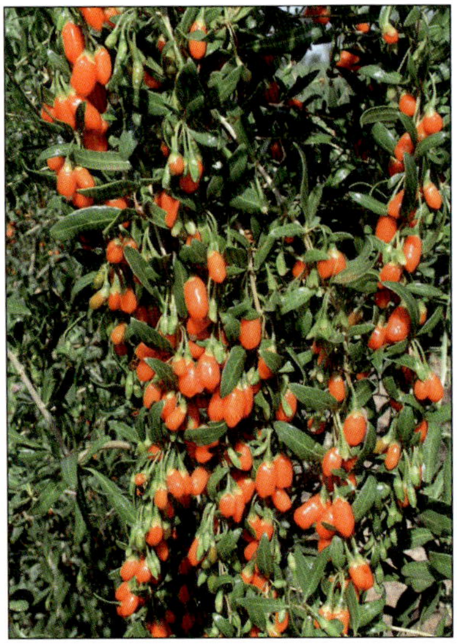

Familie: Sloanaceae, Nachtschattengewächse

Herkunft: China und Japan

Pflanzenteile: Beeren

Temperatur: neutral

Geschmack: süss, leicht sauer

Funktionskreis: Niere, Leber

Eigenschaften: bluttonisierend, blutungsstillend, nährend, antipyretisch / fiebersenkend

Inhaltsstoffe: Carotin, Vitamin A und C, Thiamen, Ribflavin, B-sitosterol Linolsäure

Wirkung

1 **Blut tonisieren**

tonisiert Leber-Blut, Anämie, Sehschwäche, Nachtblindheit, Sicht verschwommen, Schwindel, Gedächtnisschwäche, Amenorrhö, Menstruationsblutung ausbleibend, Unfruchtbarkeit, Fehlgeburtneigung, Depressionen nach der Geburt

1 **Yin tonisieren**

tonisiert Nieren-Yin, Sexualsekretmangel, Schwindsucht, Struma, Kropf, Rückenschmerzen, Knieschmerzen, Beinschmerzen, Impotenz, Samenerguss nächtlicher

2 **Adstringieren**

tonisiert Nieren-Jing, Erschöpfung, Kachexie, Abmagerung

Vorsicht: Nicht während der Schwangerschaft anwenden. Bei Erkältungskrankheiten und Durchfallerkrankungen.

Macrosystis pyrifera

Kelp

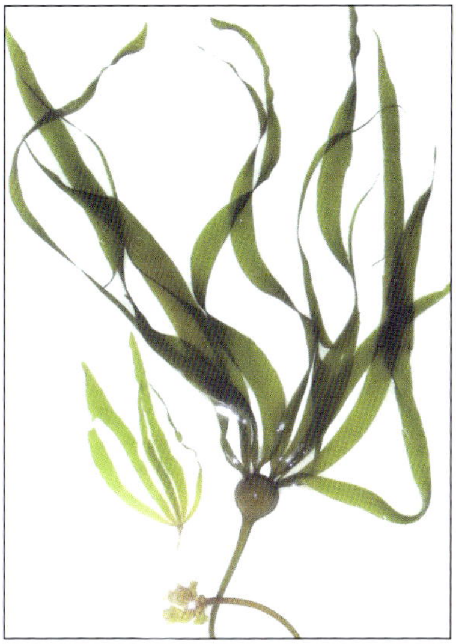

Familie: Phaeophyceae, Braunalgen

Herkunft: Heimisch in den Meeren der Nordhalbkugel

Pflanzenteile: Thallus „Blätter"

Temperatur: kühl

Geschmack: salzig

Funktionskreis: Leber, Milz, Niere, Magen, Lunge, Gedärme

Eigenschaften: entgiftend, stoffwechselanregend, entgiftend, cholesterinsenkend, Thyroxinbildung anregend

Inhaltsstoffe: Schleimstoffe, Algin, Mannitol, Beta-Carotin, Zeaxanthin, Jod, Brom, Kalium, ätherische Öle, Mineralstoffe

Wirkung

1 **Schleim-Hitze auflösen**

Verhärtung, Schwellung, Knotenbildung, Schleim, Geschwür, Plumpit-Qi-Syndrom, Engegefühl im Hals, Kropf, Struma, Lymphadenitis, Lymphdrüsenschwellung, Tumore, Prostataadenom, Prostatahyperplasie, Prostatahypertrophie, Prostatavergrösserung, Brustknoten, Myom, Lipom, Zyste (äusserliche Auflagen und Wickel), Krebs-Prophylaxe, Krebs, Hypertonie, Bluthochdruck, Herzschmerzen, Thrombose, Schleim chronisch, Husten produktiv, Asthma bronchiale keuchend, Unfruchtbarkeit

1 **Hitze eliminieren und Toxine ausleiten**

Toxine, Schwermetallbelastung, radioaktive Belastung, Husten chronisch, Hauterkrankungen mit Rötung

1 **Nässe/Feuchtigkeit auflösen/transformieren**

Adipositas, Übergewicht, Ödeme, Cellulite, Hodenschwellung, Cholesterinwert erhöht, Dickdarmkrebs-Prophylaxe, Rheuma, Candida albicans, Pilzerkrankungen

1 **Nässe/Feuchtigkeit und Hitze ausleiten**

Drüsenentzündung, Ohrentzündung, Arthritis, Zystitis, Blasenentzündung, Urinieren schmerzhaft, Oligurie, Urinieren vermindert, Nephritis, Nierenentzündung akut, Zahnfleischentzündung, Gingivitis, Candida albicans, Colitis (Kombu eingeweicht in kleine Vierecke schneiden und zusammen mit Tamari und Wasser so lange kochen bis die Flüssigkeit verdunstet und die Alge weich geworden ist; bei jeder Mahlzeit einige Stücke essen)

1 **Qi regulieren und bewegen**

Leber-Qi Stagnation, Obstipation, Verstopfung, Darmperistaltik verlangsamt

▶

◄

1 **Qi tonisieren**

tonisiert Nieren-Qi, tonisiert Milz-Qi, Hypothyreose, Schilddrüsenunterfunktion, Stoffwechselschwäche, Grundstoffwechsel reduziert, Kreislaufschwäche, Unfruchtbarkeit des Mannes, Entwicklung mental verlangsamt, Entwicklung physisch verlangsamt, Adipositas, Übergewicht, Yun Hua Funktion vermindert, Transport- und Umwandlungs-Funktion der Milz vermindert, Verdauungsschwäche, Abwehrschwäche, Infektanfälligkeit, Immunschwäche, tonisiert Wei-Qi

1 **Blut tonisieren**

tonisiert Leber-Blut, tonisiert Herz-Blut, Anämie, Blutmangel, Haut welk, Haar spröde, Haar trocken, Nägel spröde, Trockenheit, Ekzem, Dermatitis, Ausschlag, Psoriasis, Schuppenflechte, Müdigkeit, Abgeschlagenheit, Energiemangel, Erschöpfung, Palpitationen, Herzklopfen, Augenlider blasse, Blässe

1 **Yin tonisieren**

Trockenheit, Säftemangel, Durst, Haut welk, Haar glanzlos, Haar spröde, Zellbildung vermindert, Knochenschwäche, Sehnenschwäche, Rachitis, Obstipation, Verstopfung trocken, Menopausensyndrom, Wechseljahrbeschwerden, Klimakterium, Diabetes mellitus-Prophylaxe, Angiopathie, arteriosklerotische Veränderungen, Neuropathie

1 **Hitze eliminieren und Feuer reduzieren**

Magen-Hitze, Magenbrennen, Gastritis, Magenschleimhautentzündung, Colitis-Prophylaxe, Enteritis-Prophylaxe, Darmentzündungs- Prophylaxe

Vorsicht: Bei Hyperthyreose. Bei Kälte der Mitte mit Durchfall. Bei Yang-Mangel (mit wärmenden Heilkräutern kombinieren).

Mahonia aquifolium

Mahonienwurzel

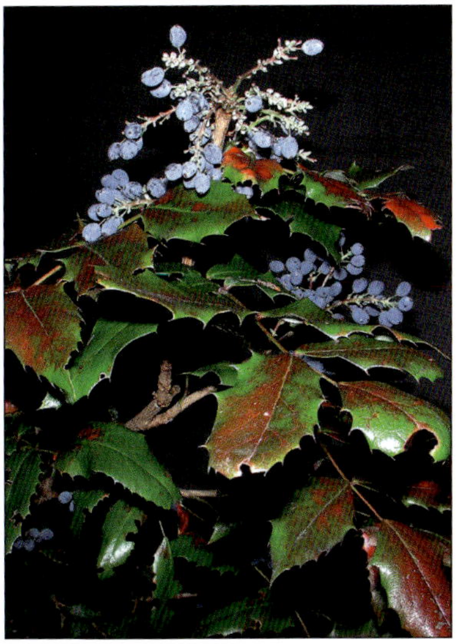

Familie: Berberidaceae, Sauerdorngewächse

Herkunft: Heimisch im pazifischen Nordamerika, in Europa als Zierstrauch

Pflanzenteile: Rinde mit Kraut

Temperatur: kühl

Geschmack: bitter

Funktionskreis: Leber, Gallenblase, Gedärme

Eigenschaften: stoffwechselanregend, Leber unterstützend, laxierend / abführend, antibakteriell, blutreinigend, diuretisch / harntreibend, kräftigend

Inhaltsstoffe: Vor allem in der Wurzel und der oberirdischen Rinde Isochinolinalkaloide wie Berberin, Berbamin, Oxyacanthin und Palmatin

Wirkung

1 **Hitze eliminieren und Nässe trocknen**

Ikterus, Gelbsucht, Hepatitis, Cholezystitis, Gallenblasenentzündung, Appetitlosigkeit, Bronchitis, Gastritis, Magenschleimhautentzündung, Colitis, Enteritis, Darmentzündung, Pharyngitis, Rachenentzündung, Krankheit chronisch degenerativ, Krebs, Arthritis

2 **Hitze eliminieren und Blut kühlen**

Hauterkrankungen durch Blutgifte, Psoriasis, Schuppenflechte, Ekzem, Ausschlag, Dermatitis, Haut schuppig

2 **Blut tonisieren**

Anämie, Blutmangel (hilft der Leber das Eisen zu speichern), Ekzem, Ausschlag, Haut schuppig, Psoriasis, Schuppenflechte, Augenkrankheit

Marrubium vulgare
Andorn, gemeiner

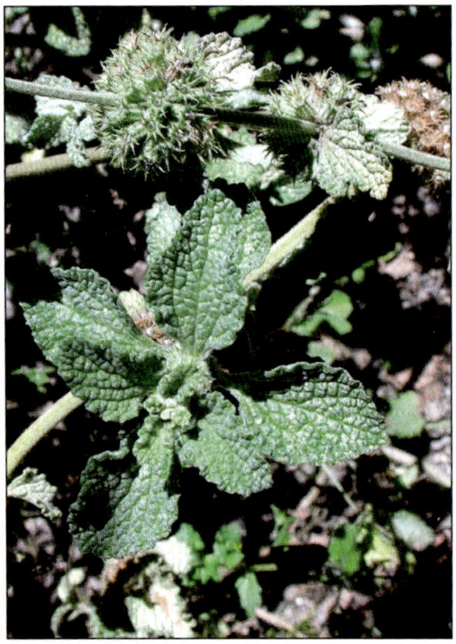

Familie: Lamiaceae, Lippenblütengewächse

Herkunft: Heimisch im Mittelmeerraum und Zentralasein, eingebürgert in Nordeuropa, eingeschleppt in Amerika, Südafrika und Australien

Pflanzenteile: oberidische Teile

Temperatur: neutral

Geschmack: bitter

Funktionskreis: Lunge, Milz, Leber, Herz

Eigenschaften: sekretolytisch / schleimlösend, expectorierend / auswurffördernd, bitteres Tonikum, diaphoretisch / schweisstreibend, diuretisch / harntreibend, blutbildend, antiinflammatorisch / entzündungshemmend

Inhaltsstoffe: Marrubiin u. a. Diterpenbitterstoffe, Lamiaceen-Gerbstoffe, Flavonoide, etwas ätherisches Öl

Wirkung

1 Schleim-Hitze auflösen

Husten, Lungenschwäche, Heiserkeit, Katarrh der Atemwege, Bronchitis, Pertussis, Keuchhusten, Asthma, Lungenkatarrh tuberkulös, Erkältung

1 Hitze eliminieren und Nässe trocknen

Ikterus, Gelbsucht, Dyspeptische Beschwerden, Völlegefühl, Gastritis, Magenschleimhautentzündung, Darmentzündung, Colitis, Enteritis, Wundheilung schlecht, Geschwür, Ekzem, Ausschlag, Dermatitis, Typhusfieber mit Leberschmerzen

2 Qi tonisieren

Niereninsuffizienz, Nierenfunktion vermindert, Abwehrschwäche, Infektanfälligkeit, Immunschwäche, Gallenblasenerkrankungen, Leberfunktion vermindert, Kreislaufschwäche, Schwäche, Flatulenz, Blähungen, Appetitlosigkeit, Diarrhö, Durchfall

2 Blut tonisieren

tonisiert Herz-Blut, Anämie, Blutmangel, Amenorrhö, Menstruationsblutung ausbleibend, Schreckhaftigkeit, Herzprobleme nervlich bedingt, Palpitationen, Herzklopfen, Ekzem

3 Qi regulieren und bewegen

Dysmenorrhö, Menstruationsblutung schmerzhaft, Obstipation, Verstopfung schmerzhaft, senkt Lungen-Qi ab, Kreislaufschwäche

Matricaria recutita
Kamille

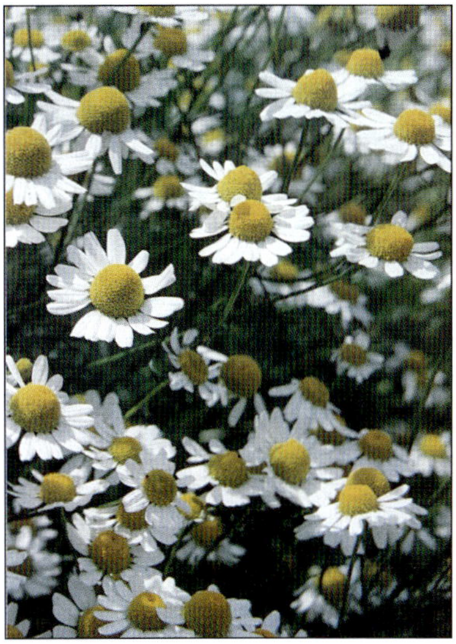

Familie: Asteraceae, Korbblütengewächse

Herkunft: Heimisch in Europa und Nordwestasien, eingebürgert in Nordamerika

Pflanzenteile: ganze Pflanze oder Blüte

Temperatur: kühl

Geschmack: leicht bitter, süss, aromatisch

Funktionskreis: Leber, Magen, Lunge, Gedärme, Herz

Eigenschaften: sedierend / beruhigend, spasmolytisch / krampflösend, analgetisch / schmerzstillend, antiinflammatorisch / entzündungshemmend, antimikrobiell (Pilze, Vieren), antipyretisch / fiebersenkend, diaphoretisch / schweisstreibend, emmenagog / menstruationsfördernd, carminativ / blähungs- und gärungswidrig, Wöchnerinnen unterstützend, Östrogenbildung anregend (Östriol, Östrol, Östradiol, in den Ovarien gebildet)

Inhaltsstoffe: Ätherisches Öl mit Chamazulen, Bisabolol und Bisabololoxiden, En-In-Dicycloether (Spiroether), Flavonoide, vor allem Apigenin, Hydroxycumarine. Das therapeutisch wertvolle Chamazulen bildet sich erst bei der Gewinnung des ätherischen Öles durch Wasserdampfdestillation bzw. bei der Bereitung von Aufgüssen aus seiner Vorstufe, dem Proazulen Matricin

Wirkung

1 Qi regulieren und bewegen

Krämpfe, Spasmen, Abdominalschmerzen, Bauchschmerzen, senkt das Magen-Qi, Sodbrennen, Verdauungsbeschwerden emotionelle, Verdauungsschwäche, Colon irritabile, PMS, Prämenstruelles Syndrom, Dysmenorrhö, Menstruationsblutung schmerzhaft, Reizbarkeit, Wutausbruch bei Frauen, Wehenschmerzen, Obstipation, Verstopfung, Kaffeeunverträglichkeit, Unruhe der Kleinkinder mit Bauchschmerzen

1 Shen/Geist beruhigen

Nervosität, Angst, Insomnia, Schlaflosigkeit

1 Hitze eliminieren und Toxine ausleiten

Uterusentzündung, Mundhöhlenentzündung, Speiseröhrenentzündung, Gastritis, Magenschleimhautentzündung, Ulkus ventriculi, Ulkus duodeni (Rollkur), Dünndarmentzündung, Enteritis, Colitis, Darmentzündung (Einlauf), Rhinitis, Nasenschleimhautentzündung, äusserlich: Wunde entzündet, Wundheilung schlecht, Geschwür faulig, Ausschlag, Ekzem juckend, Ekzem nässend, Dermatitis, Fisteln, Stomatitis, Mundschleimhautentzündung, Lymphfluss vermindert (Bäder), Blasenleiden (Bäder), Unterleibschmerzen (Bäder), Prostataprobleme (Bäder), Vaginareizung, Scheidenreizung (Bäder), Hämorrhoiden (Bäder), Hautentzündung (Bäder), Akne (Bäder)

▶

◀

1 **Inneren Wind unterdrücken**

Spasmen, Schmerzen stark, Kopfschmerzen, Gesichtsneuralgie, Zahnschmerzen, zahnende Babys (innerlich und äusserlich), Ohrenschmerzen, Nierenkolik, Gallenkolik, Asthmaanfall, Asthma bronchiale spastisch

2 **Qi tonisieren**

tonisiert Magen-Qi, Verdauungssäftemangel, Flatulenz, Blähungen, Stuhl weich, Diarrhö, Durchfall, Wochenbett, Schwangerschaftsbeschwerden

3 **Wind-Hitze eliminieren**

Erkrankungen fieberhafte, Erkältung, Grippe, Husten trocken

3 **Wind-Kälte eliminieren**

Erkältung, Grippe, Schnupfen

Vorsicht: Bei Empfindlichkeit auf Korbblütengewächse (Auge).

Melilotus officinalis
Steinklee, echter

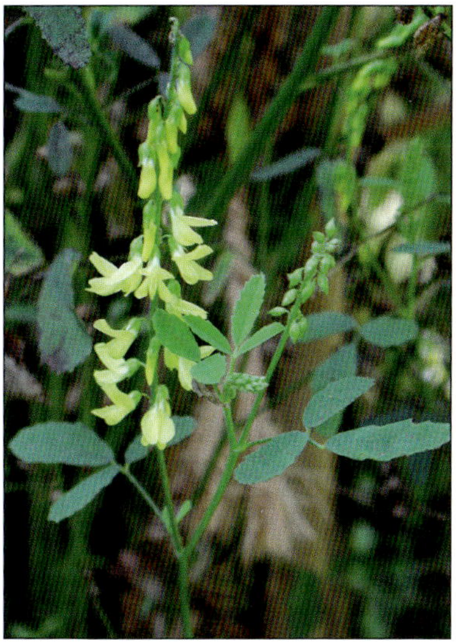

Familie: Fabaceae, Schmetterlingsblütengewächse

Herkunft: Heimisch in Europa und Vorderasien

Pflanzenteile: oberirdische Pflanzenteile

Temperatur: neutral, warm

Geschmack: süss

Funktionskreis: Milz, Herz

Eigenschaften: zerteilend, erweichend, diaphoretisch / schweisstreibend, analgetisch / schmerzstillend, sedierend / beruhigend, verdünnt und bewegt das Blut

Inhaltsstoffe: Cumaringlykoside wie Melilotosid, aus denen beim Trocknen u. a. das nach Waldmeister duftende Cumarin abgespalten wird; Flavonoide, Triterpensaponine, Schleim

Wirkung

1 Blut bewegen

Varizen, Krampfadern, Hämorrhoiden, Phlebitis, Venenentzündung, Thrombophlebitis, Venenentzündung mit thrombischem Verschluss, postthrombotisches Syndrom, Venenschmerzen, Extremitäten schmerzhaft, Veneninsuffizienz chronisch, Thrombose, Embolie, Beinödeme, Beine schwere, Lymphflussstau, Prellung, Verstauchung, Quetschung, Bluterguss, Hämatom, Mastodynie, Milchdrüsenschwellung, Drüsenschwellung, äusserlich: Wundränder verhärtet, Geschwür, Leberschwellung, Magenschmerzen, Gastralgie, Gallenflussstau, Lymphangitis, Lymphgefässentzündung, Ohrenschmerzen, Entzündung des kleinen Beckens, Gelenkschwellung, Weichteilschwellung, Milchdrüsenentzündung

2 Nässe/Feuchtigkeit auflösen/transformieren

Gelenkschmerzen, Lymphflussstau, Lymphangitis, Lymphgefässentzündung gestaut, Ödeme, Beine offene, Ulkus cruris, Wundheilung schlecht, Konzentrationsstörungen, Denken festgefahrenes

Vorsicht: Nicht während der Schwangerschaft oder Stillzeit anwenden. Bei starken Menstruationsblungen, Blutungsneigung, Einnahme von Blutgerinnungshemmern (z.B. Aspirin, Marcumar, Knoblauchpräparate, Ginkopräparate). Bei Bluthochdruck, Blutfülle im Kopf, Migräneneigung. Bei vorgeschädigter Leber oder bei Einnahme anderer, möglicherweise leberschädigender Arzneimittel.

Melissa officinalis
Zitronenmelisse

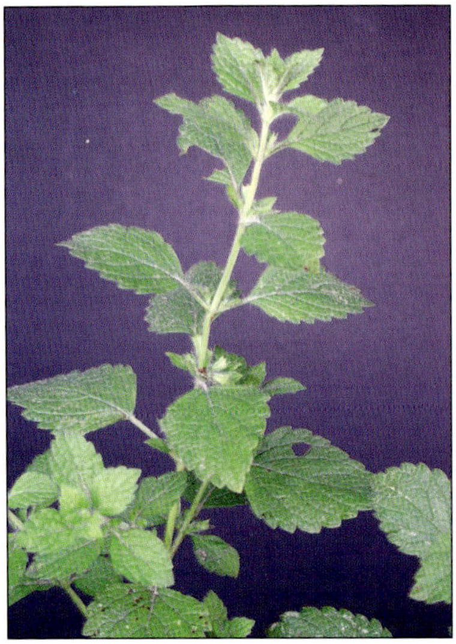

Familie: Lamiaceae, Lippenblütengewächse

Herkunft: Heimisch im östlichen Mittelmeergebiet und in Westasien, kultiviert in Mitteleuropa

Pflanzenteile: Blätter

Temperatur: warm

Geschmack: aromatisch, bitter, leicht scharf

Funktionskreis: Herz, Leber, Magen, Milz, Lunge, Gedärme

Eigenschaften: sedierend / beruhigend, blutdrucksenkend, spasmolytisch / krampflösend, carminativ / blähungs- und gärungswidrig, diaphoretisch / schweisstreibend, emmenagog / menstruationsfördernd, magenstärkend, carminativ / blähungs- und gärungswidrig, antiviral (äusserlich), antibakteriell

Inhaltsstoffe: ätherisches Öl mit Menthol als Hauptkomponente, daneben Menthon, Menthylacetat, Menthofuran, geringe Mengen Jasmon, das zum Aroma wesentlich beiträgt; Lamiaceen- Gerbstoffe, Flavonoide

Wirkung

1 **Shen/Geist beruhigen**

Nervosität, Hysterie, Insomnia, Schlaflosigkeit, Einschlafstörungen, Melancholie, Depressionen, Herz-Feuer, Herzschmerzen durch Stress, Herzschmerzen psychovegetativ, Verdauungsbeschwerden nervlich bedingt, Palpitationen, Herzklopfen, Unruhe, Tachykardie, Herzrasen, Extrasystolen, hyperthyreotisches Herz, Tinnitus, Schwindel, Wechseljahrbeschwerden, Klimakterium, Menopausensyndrom, Neurasthenie sexuelle, Schwäche sexuelle, Anorexie, Magersucht

1 **Qi regulieren und bewegen**

Krämpfe, Angina pectoris, Blutzirkulation vermindert, Durchblutungsstörungen, Kolik, Gallenkolik, Gallenblasenschmerzen, Migräne, Sodbrennen, Übelkeit, Erbrechen, Schwangerschaftserbrechen mit Benommenheit und Kopfschmerzen, Magenschmerzen nervlich bedingt, Gastralgie, Magenkrämpfe, Darmkrämpfe, Gallenwegsverkrampfung, Gebärmutterkrampf, Oligomenorrhö, Menstruationsblutung verspätet, Dysmenorrhö, Menstruationsblutung schmerzhaft, Mastodynie, Milchdrüsenschwellung (äusserlich), Hypertonie, Bluthochdruck

1 **Hitze eliminieren, die durch Yin-Mangel verursacht wird**

Gastritis, Magenschleimhautentzündung, Ulkus ventriculi, Ulkus duodeni, Magen nervöser, Magendruck, Wechseljahrbeschwerden, Klimakterium, Menopausensyndrom, Hitzewallungen, Depressionen, Palpitationen, Herzklopfen, Unruhe

2 **Wind-Hitze eliminieren**

Erkältung, Grippe, Fieber, Bronchitis chronisch, Kinderkrankheit akut, Herpes labialis (Melissensalbe)

2 **Qi tonisieren**

tonisiert Magen-Qi, Milz-Qi, Flatulenz, Blähungen, Dyspeptische Beschwerden, Gedächtnisschwäche, Vergesslichkeit

Mentha piperita
Pfefferminze

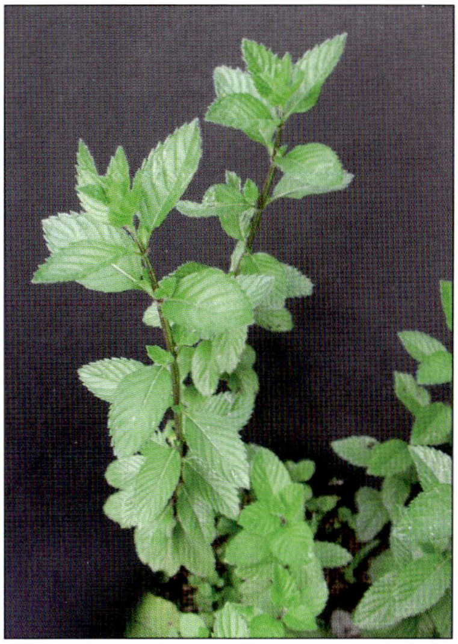

Familie: Lamiaceae, Lippenblütengewächse

Herkunft: Heimisch in Europa und Nordamerika, meist kultiviert

Pflanzenteile: oberirdische Teile

Temperatur: kühl, neutral, warm

Geschmack: aromatisch, scharf

Funktionskreis: Lunge, Milz, Gedärme, Magen, Leber, Gallenblase, Niere, Blase, Uterus

Eigenschaften: hepatotoxisch / lebertoxisch bei Daueranwendung, diaphoretisch / schweisstreibend, carminativ / blähungs- und gärungswidrig, sedierend / beruhigend, spasmolytisch / krampflösend, cholagog / galletreibend, choleretisch / lebergallefördernd, antimikrobiell (äth. Öl)

Inhaltsstoffe: ätherisches Öl, Menthon, Limonen; Kaffeesäurederivate; Flavonoide

Wirkung

1 **Wind-Hitze eliminieren**

Erkältung, Grippe, Fieber, Kopfschmerzen mit Augenrötung, Halsentzündung, Laryngitis, Husten, Bronchitis, Otitis media, Mittelohrentzündung, Ohrenschmerzen

2 **Qi tonisieren**

tonisiert Magen-Qi, tonisiert Milz-Qi, Verdauungsschwäche, Flatulenz, Blähungen, Völlegefühl, Fettunverträglichkeit, Diarrhö, Durchfall, Benommenheit

2 **Qi regulieren und bewegen**

Gallenflussstau, Gallenwegsverkrampfung, Gallenkolik, Colon irritabile, Migräne, Augenrötung, Schwindel, Kopfschmerzen, Spasmen, PMS, Prämenstruelles Syndrom, Unterleibkrämpfe, Amenorrhö, Menstruationsblutung ausbleibend, Oligomenorrhö, Menstruationsblutung verspätet, Spannung nervlich bedingt, rebellierendes Magen-Qi, Reflux, Aufstossen, Sodbrennen, Übelkeit, Muskelverspannung, Schmerzen (äusserliche)

3 **Hitze eliminieren und Feuer reduzieren**

Mundgeruch, Zahnfleischentzündung, Gingivitis, Stomatitis, Stomatitis, Mundschleimhautentzündung

Vorsicht: Bei Verschluss der Gallenwege. Bei Gallenblasenentzündungen. Bei schweren Leberschäden. Nicht während der Stillzeit anwenden.

Mentha pulegium

Polei-Minze

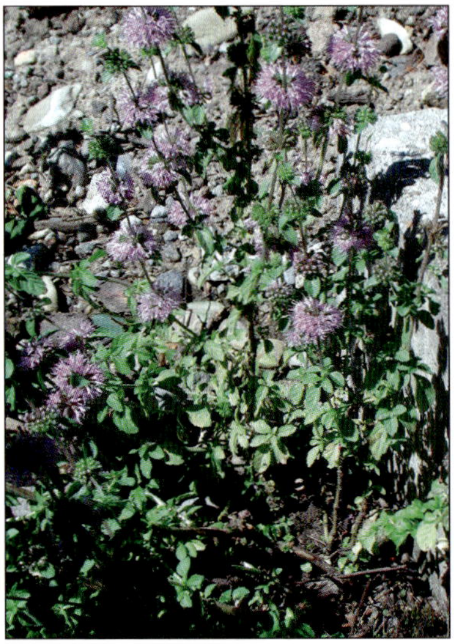

Familie: Lamiaceae, Lippenblütengewächse

Herkunft: Heimisch in West-Süd- und Mitteleuropa Kaukasus, Iran, Naher Osten und Athiopien. In Amerika ist sie eingebürgert

Pflanzenteile: die ganze Pflanze

Temperatur: warm

Geschmack: aromatisch, scharf

Funktionskreis: Herz, Uterus, Lunge, Niere, Leber

Eigenschaften: hepatotoxisch / lebertoxisch, diaphoretisch / schweisstreibend, verdauungsfördernd, carminativ / blähungs- und gärungswidrig, adstringierend / zusammenziehend, emmenagog / menstruationsfördernd, gebärmutteranregend, spasmolytisch / krampflösend (Uterus), leicht sedierend / beruhigend

Inhaltsstoffe: ätherisches Öl, Pulegon, Isomenthon, Menthon; Gerbstoffe; Flavonoide

Wirkung

1 **Qi regulieren und bewegen**

Dysmenorrhö, Menstruationsblutung schmerzhaft, Oligomenorrhö, Menstruationsblutung verspätet, Amenorrhö, Menstruationsblutung ausbleibend, Nachgeburt austreibend, Plazentaretention, Festhalten der Plazenta, Abdominalspasmen, Bauchkrämpfe, Kolik, Gallenkolik, Leberschmerzen, Schmerzen, Geburt verlangsamt

2 **Qi tonisieren**

Flatulenz, Flatulenz, Blähungen, Übelkeit, Verdauungsschwäche

2 **Shen/Geist beruhigen**

Palpitationen, Erregbarkeit ängstliche, Angst, Verzweiflung, Schock, Anspannung, Panik

3 **Wind-Kälte eliminieren**

Erkältung, Grippe

Vorsicht: Nicht während der Schwangerschaft anwenden.

Myrica cerifera

Wachsmyrte

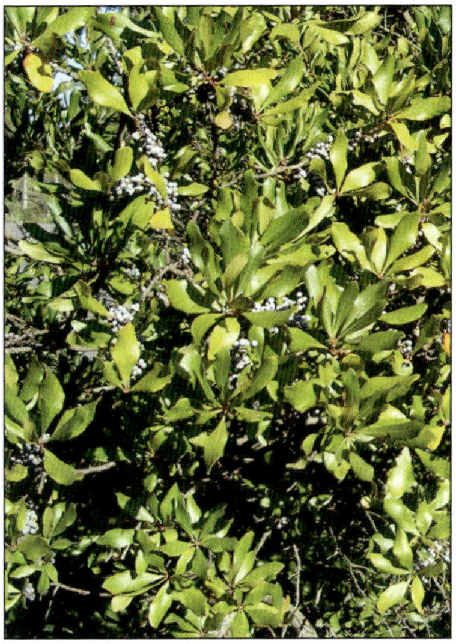

Familie: Myricaceae, Gagelstrauchgewächse

Herkunft: Heimisch an den küstennahen Gebieten der USA und um den Eare-See

Pflanzenteile: Rinde

Temperatur: warm

Geschmack: scharf, adstringierend, bitter

Funktionskreis: Magen, Gedärme, Leber, Gallenblase, Herz, Lunge, Uterus

Eigenschaften: stimulierend, herzstärkend, analgetisch / schmerzstillend

Inhaltsstoffe: ätherisches Öl; Flavonoide; Gerbstoffe; Harze

Wirkung

1 **Blut bewegen**

Blutzirkulation vermindert, Durchblutungsstörungen, Wundheilung schlecht, Myalgie, Muskelschmerzen, äusserlich: Geschwür, Hauterkrankungen

1 **Qi tonisieren**

Körpertemperatur tief, Untertemperatur, Kältegefühl, Appetitlosigkeit, Verdauungsschwäche, Diarrhö, Durchfall, Darmentzündung, Colitis, Enteritis

2 **Qi regulieren und bewegen**

Depressionen, Cholezystitis, Gallenblasenentzündung, Schweregefühl, Durchblutungsstörungen

2 **Wind-Kälte/Hitze-Nässe eliminieren (Rheuma/Bi-Syndrom)**

Rheuma, Fibromyalgie, Glieder kalt, Muskelschmerzen

2 **Schleim-Kälte auflösen**

Bronchitis chronisch, Sinusitis, Erkältung, Halsentzündung, Grippe

2 **Adstringieren**

Menorrhagie, Menstruationsblutung stark und lang, Hypermenorrhö, Menstruationsblutung stark, Leukorrhö, Ausfluss, Fluor vaginalis

Myristica fragrans
Muskatnuss

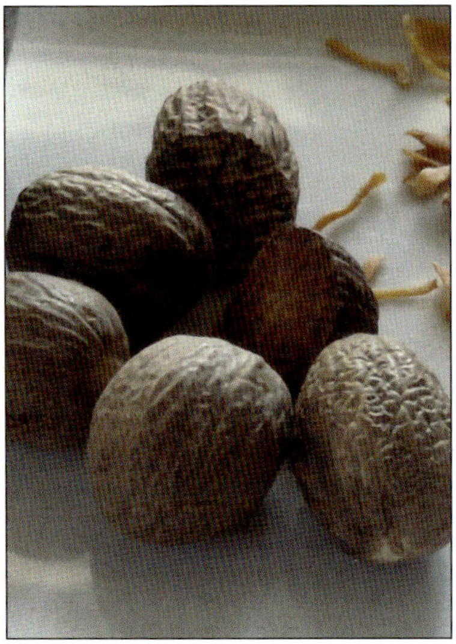

Familie: Myristicaceae, Muskatnußgewächse

Herkunft: Heimisch auf den Molukken und Neuguinea. Verbreitet in Indonesien, Indien und anderen tropischen Regionen

Pflanzenteile: Samen

Temperatur: warm

Geschmack: scharf, adstringierend

Funktionskreis: Milz, Magen, Gallenblase, Gedärme, Herz

Eigenschaften: leicht toxisch, adstringierend / zusammenziehend, Magenmittel, carminativ / blähungsund gärungswidrig, kreislaufstärkend, herzstärkend, spasmolytisch / krampflösend, analgetisch / schmerzstillend

Inhaltsstoffe: ätherisches Öl; Triterpensaponine; Steroide; Fettsäuren wie Laurin, Myristicin

Wirkung

1 **Inneres/Li erwärmen**

Diarrhö, Durchfall, Dysenterie, Verdauungsschwäche, Appetitlosigkeit, Kolik, Gallenkolik, Gallensteine, Cholelithiasis, Krämpfe, Magenschmerzen, Gastralgie, Magen verdorben, Flatulenz, Blähungen mit Insomnia, Schlaflosigkeit, Impotenz, Schwäche, Depressionen, Neuralgie, Mundgeruch

2 **Qi tonisieren**

Diarrhö, Durchfall, Herzmuskelschwäche, Herzinsuffizienz, Herzschwäche, Kreislaufschwäche

Vorsicht: Nicht während der Schwangerschaft anwenden.

Nasturtium officinale

Brunnenkresse

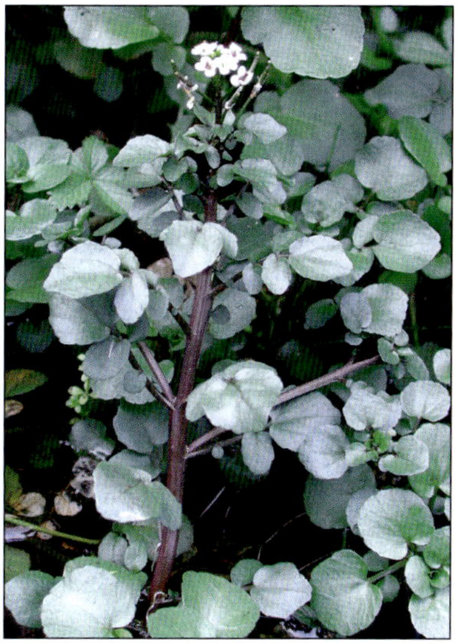

Familie: Brassicaceae, Kreuzblütengewächse

Herkunft: Heimisch weltweit, kultiviert vielerorts

Pflanzenteile: oberirdische Teile

Temperatur: neutral

Geschmack: scharf, bitter, leicht salzig, leicht süss

Funktionskreis: Niere, Blase, Leber, Gallenblase, Magen, Milz, Lunge

Eigenschaften: cholagog / galletreibend, choleretisch / lebergallefördernd, emmenagog / menstruationsfördernd, anaphrodisiak / geschlechtstriebhemmend, Prolaktin hemmend, Hypothlamus-Hypophys-Corpus luteum wirksam, Östrogenbildung hemmend, Progesteronbildung anregend, Östrogenhaushalt und Gestrogenhaushalt ausgleichend, Thyroxinbildung anregend

Inhaltsstoffe: Glucosinolat (Senfölglykosid) Gluconasturtiin, Phenylethylsenföl freisetzend; Flavonoide, Vitamin C

Wirkung

1 Schleim-Kälte auflösen

Bronchitis chronisch, Atemnot, Dyspnö, Keuchen, Lungenschleim zäh, Schleim im Verdauungstrakt, Akne, Exanthem chronisch, Lymphflussstau, Lymphknotenverhärtung, Nephrolithiasis, Nierensteine, Nierengries, Gallensteine, Cholelithiasis, Verhärtung, Tumore benigner maligner, Struma, Kropf, Hypothyreose, Schilddrüsenunterfunktion

1 Qi tonisieren

Verdauungsschwäche, Flatulenz, Blähungen, Gallensaftproduktionsmangel, Umwandlungsschwäche im mittleren Erwärmer, Appetitlosigkeit, Müdigkeit, Abgeschlagenheit, Energiemangel, Erschöpfung, Schwäche, Diabetes mellitus, Fettstoffwechselstörungen, Magensäuremangel, Appetitlosigkeit, Stuhl breiig, Diarrhö, Durchfall, Hypothyreose, Schilddrüsenunterfunktion, Schwerhörigkeit, Parodontose, Zähne locker

1 Nässe/Feuchtigkeit und Hitze ausleiten

Ikterus, Gelbsucht, Hepatosplenomegalie (HSM), Leberschwellung, Milzschwellung, Juckreiz vaginal, Atemwegsentzündung, Pigmentflecken (äusserlich)

2 Nässe ausleiten und Diurese fördern

Wasserretention, Harnstau, Hydrops, Ödeme

2 Qi regulieren und bewegen

Gallenflussstau, Cholelithiasis, Obstipation, Verstopfung, Depressionen, Frühjahrsmüdigkeit, Blutzirkulation vermindert, Durchblutungsstörungen

▶

◄

3 **Wind-Kälte/Hitze-Nässe eliminieren (Rheuma/Bi-Syndrom)**

Gicht, Arthritis, Rheuma

3 **Blut tonisieren**

Anämie, Blutmangel, Blässe, Haarausfall

Vorsicht: Bei Magen- und Darmgeschwüren. Bei entzündliche Nierenerkarnkungen. Keine Anwendung bei Kindern unter 4 Jahren.

Ocimum basilicum

Basilikum

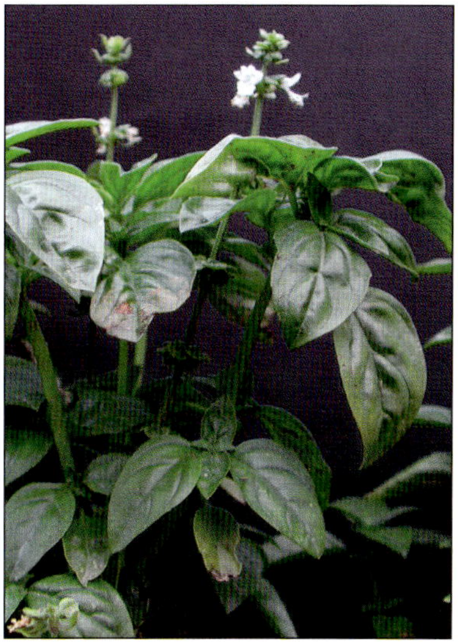

Familie: Lamiaceae, Lippenblütengewächse

Herkunft: Heimisch in Indien, auf der ganzen Welt verbreitet

Pflanzenteile: oberirdische Teile

Temperatur: warm

Geschmack: scharf, leicht bitter, leicht süss

Funktionskreis: Herz, Lunge, Milz, Magen, Leber, Gallenblase, Niere

Eigenschaften: diaphoretisch / schweisstreibend, antipyretisch / fiebersenkend, spasmolytisch / krampflösend, carminativ / blähungs- und gärungswidrig, Magenmittel, galaktagog / milchflussfördernd, Androgenbildung anregend, Testosteronbildung anregend

Inhaltsstoffe: Ätherisches Öl mit Methylchavicol (Estragol) als Hauptbestandteil, Linalool, Eugenol, Cineol, Ocimen; Lamiaceen-Gerbstoffe, Flavonoide

Wirkung

1 Yang tonisieren

Schwäche, Konzentrationsstörungen, Benommenheit, Kältegefühl, Husten mit weissem Schleim, Nephritis, Nierenentzündung chronisch, Husten, Asthma, Rückenschmerzen, Lumbago, Infertilität, Frigidität, hormonelle Unausgeglichenheit, Impotenz, Ejaculatio praecox, Yang-Kollaps, Apathie, Schock, Koma, Ohnmacht, Willensschwach, Lustlosigkeit, Laktationsmangel, Milchbildungsmangel

1 Qi tonisieren

Magenkrämpfe, Verdauungsschwäche, Gastritis, Magenschleimhautentzündung, Übelkeit, Darmentzündung, Colitis, Enteritis, Brechreiz, Flatulenz, Blähungen

1 Qi regulieren und bewegen

Obstipation, Verstopfung, Dysmenorrhö, Menstruationsblutung schmerzhaft, Menstruationsblutung unregelmässig, Amenorrhö, Menstruationsblutung ausbleibend, Hypomenorrhö, Menstruationsblutung schwach, Menstruationskopfschmerzen, Spasmen, PMS, Prämenstruelles Syndrom, Depressionen, Melancholie, Alpträume, vegetative Dystonie, Druckgefühl in der Brust

2 Shen/Geist beruhigen

Melancholie, Depressionen, Herzrhythmusstörungen durch Aufregung, Insomnia, Schlaflosigkeit, Träume beunruhigende

2 Schleim-Kälte auflösen

Husten mit weissem Schleim, Husten bellend, Mastopathie, Mastitis, Brustdrüsenentzündung, Ohrenschmerzen, Konzentrationsstörungen, Benommenheit

3 Wind-Kälte eliminieren

Erkältung, Grippe, Fieber

Oenothera biennis L.

Nachtkerzen

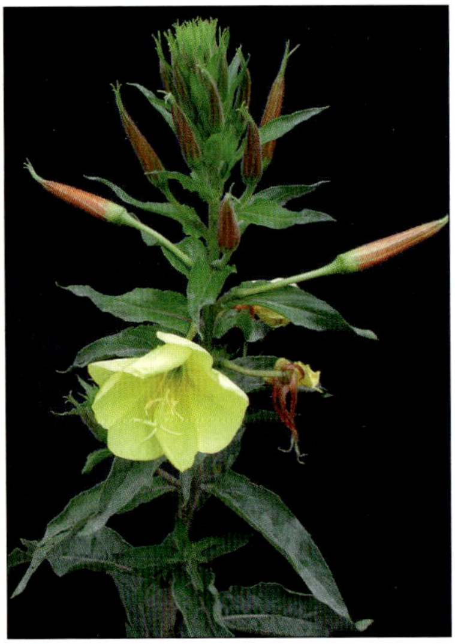

Familie: Onagraceae, Nachtkerzengewächse

Herkunft: Europa

Pflanzenteile: Samenöl

Temperatur: neutral

Geschmack: süss

Funktionskreis: Leber

Eigenschaften: antiinflammatorisch / entzündungshemmend, spasmolytisch / krampflösend

Inhaltsstoffe: Triglyceride vor allem mit Linolsäure, Gamma-Linolensäure, Ölsäure und Palmitinsäure

Wirkung

1 **Yin tonisieren**

Wechseljahrbeschwerden, Menopausensyndrom, Klimakterium, Schwitzen, Insomnia, Schlaflosigkeit, Trockenheit, Schleimhauttrockenheit, Ausschlag, Ekzem atopisches, Dermatitis, Neurodermitis, Dermatitis atopische, Psoriasis, ADHS, Hyperaktivität, Haut rissig

1 **Qi regulieren und bewegen**

PMS, Prämenstruelles Syndrom, Dysmenorrhö, Menstruationsblutung schmerzhaft, Brustspannen

Ononis spinosa
Hauhechel, dorniger

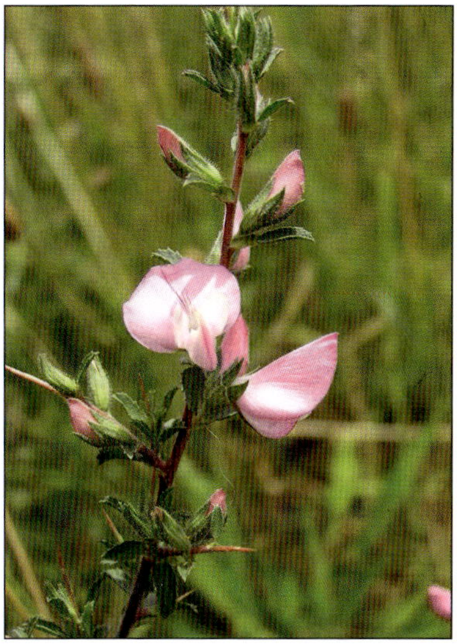

Familie: Fabaceae / Leguminosae, Schmetterlingsblütengewächse

Herkunft: Die Pflanze ist in fast ganz Europa verbreitet

Pflanzenteile: Wurzel

Temperatur: kühl

Geschmack: bitter

Funktionskreis: Blase, Niere

Eigenschaften: antibakteriell, antiinflammatorisch / entzündungshemmend, blutreinigend, diuretisch / harntreibend, steinlösend, Östrogenbildung anregend

Inhaltsstoffe: Triterpene wie Onocerin (Onocol); Isoflavonoidglykoside wie Ononin und Trifolirhizin; Ononid (eine glycyrrhizinähnliche Verbindung), ätherisches Öl mit Anethol, Carvon, Menthol u. a., Mineralsalze, Phytosterole

Wirkung

1 **Nässe ausleiten und Diurese fördern**

Nierengries (Durchspülungstherapie), Nephrolithiasis-Prophylaxe, Nierenstein-Prophylaxe, Ödeme, Wasserretention

1 **Hitze eliminieren und Nässe trocknen**

Harnwegsinfekt, Zystitis, Blasenentzündung, Urethritis, Harnröhrenentzündung, Urolithiasis, Harnsteinbildung, Pyelitis, Pyelonephritis, Nierenbeckenentzündung

2 **Wind-Kälte/Hitze-Nässe eliminieren (Rheuma/Bi-Syndrom)**

Gicht, Rheuma

Vorsicht: Bei Ödemen infolge eingeschränkter Herz- oder Nierentätigkeit.

Origanum majorana
Majoran

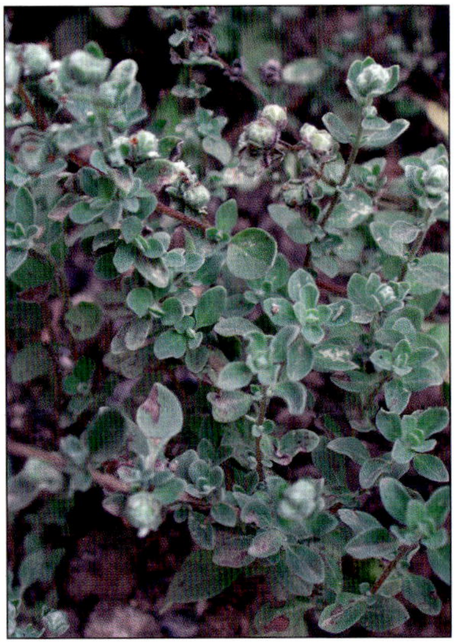

Familie: Lamiaceae / Labiatae, Lippenblütengewächse

Herkunft: Heimisch im südöstlichen Mittelmeerraum, kultiviert in Europa

Pflanzenteile: oberirdische Teile

Temperatur: warm

Geschmack: scharf, etwas bitter, aromatisch

Funktionskreis: Lunge, Gedärme, Leber, Magen, Milz, Herz, Chong Mai

Eigenschaften: diaphoretisch / schweisstreibend, carminativ / blähungs- und gärungswidrig, sekretolytisch / schleimlösend, expectorierend / auswurffördernd, verdauungsfördernd, zerteilend, erweichend, spasmolytisch / krampflösend, sedierend / beruhigend

Inhaltsstoffe: ätherisches Öl vor allem mit Sabinenhydrat; geringe Mengen Phenolglykoside wie Arbutin; Flavonoide, Lamiaceen-Gerbstoffe

Wirkung

1 Qi regulieren und bewegen

Menstruationsprobleme, Dysmenorrhö, Menstruationsblutung schmerzhaft, Hypomenorrhö, Menstruationsblutung schwach, Menstruationsblutung unregelmässig, Oligomenorrhö, Menstruationsblutung verspätet, Amenorrhö, Menstruationsblutung ausbleibend, Unfruchtbarkeit, Mastodynie, Milchdrüsenschwellung, Brustverhärtung, Brustschwellung vor der Menstruationsblutung, Drüsenschwellung, Drüsenverhärtung, Globus hystericus, Kloss im Hals

1 Wind-Kälte eliminieren

Erkältung, Grippe, Fieber

2 Schleim-Kälte auflösen

Fluor vaginalis, Leukorrhö, Ausfluss, Nephrolithiasis, Nierensteine, Bettnässen, Übelkeit durch Schleim, Kopf schwer trüb, Alkoholkater, Kopfschmerzen dumpf, Psychosen, Verwirrtheit durch Schleim, Vergesslichkeit, Verständnislosigkeit, Schlafsucht, Strangurie, Harndrang schmerzhaft, Dysurie, Urinieren erschwert, Oligurie, Urinieren vermindert, Bronchitis, Husten, Asthma, Nase verstopft, Schnupfen (innerlich und äusserlich), Schleim blockiert das Herz, Tachykardie, Herzrasen, Palpitationen, Angst, Depressionen, Drüsenverhärtung, Milchdrüsenverhärtung

2 Shen/Geist beruhigen

Unruhe, Angst, Insomnia, Schlaflosigkeit, Reizbarkeit, Erregbarkeit, Nervosität, Psychosen, Paranoia, Wahnvorstellung, Phobie, Angst, Neurosen, Träume erotisch mit Entleerung, sexuell übererregt

2 **Inneren Wind unterdrücken**

Schwindel, Tinnitus, Zittern, Muskelzuckung, Tic, Spasmen, Migräne, Hysterie, Erregbarkeit, Unruhe, Insomnia, Schlaflosigkeit, Gesichtslähmung, Hemiplegie, Paralyse, Lähmung, Apoplexie, Schlaganfall, Migräne rechtsseitig

3 **Inneres/Li erwärmen**

Verdauungsschwäche, Flatulenz, Blähungen, Borborygmus, Bauchgurgeln, Stuhl lose, Dyspeptische Beschwerden, Colitis, Enteritis, Darmentzündung, Gastritis, Magenschleimhautentzündung, Infertilität durch Kälte

3 **Wind-Kälte/Hitze-Nässe eliminieren (Rheuma/Bi-Syndrom)**

rheumatische Arthritis, Arthrose, Gicht, Steifheit der Gelenke

3 **Blut bewegen**

Infertilität, Blutstagnation im Uterus, Verletzung, Verstauchung, Verrenkung, Prellung, Hämatom, Bluterguss

Vorsicht: Majoransalbe sollte bei Säuglingen und Kleinkindern nicht angewendet werdene. Wegen des Arbutingehaltes ist die Droge nicht für längerfristigen Gebrauch geeignet.

Origanum vulgare
Oregano

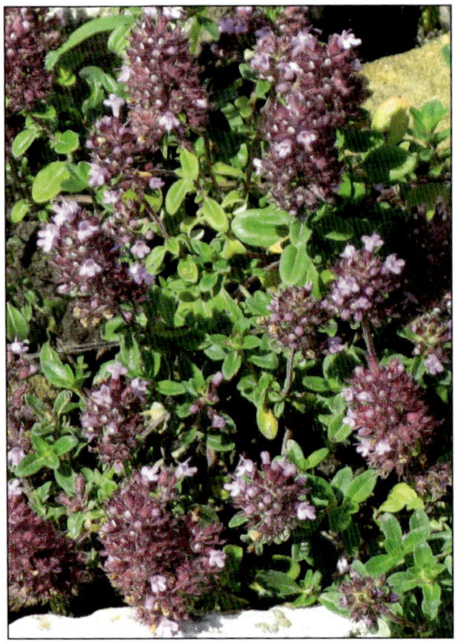

Familie: Lamiaceae, Lippenblütengewächse

Herkunft: Heimisch überall in Europa, Asien und Nordafrika

Pflanzenteile: oberirdische Teile

Temperatur: warm

Geschmack: scharf, leicht bitter, aromatisch

Funktionskreis: Lunge, Gedärme, Magen, Milz, Herz, Chong Mai

Eigenschaften: diaphoretisch / schweisstreibend, carminativ / blähungs- und gärungswidrig, sekretolytisch / schleimlösend, expectorierend / auswurffördernd, verdauungsfördernd, antiviral, antibiotisch, antiseptisch / desinfizierend / keimtötend

Inhaltsstoffe: Ätherisches Öl mit Carvacrol, Limonen, Pinen, Caryophyllen, Thymol, je nach Herkunft unterschiedlicher Zusammensetzung; Lamiceen-Gerbstoffe, Flavonoide

Wirkung

1 **Qi regulieren und bewegen**

Oligomenorrhö, Menstruationsblutung verspätet, Dysmenorrhö, Menstruationsblutung schmerzhaft, Hypomenorrhö, Menstruationsblutung schwach, Amenorrhö, Menstruationsblutung ausbleibend, Menstruationsblutung unregelmässig, Unfruchtbarkeit, Mastodynie, Milchdrüsenschwellung, Brustverhärtung, PMS, Prämenstruelles Syndrom, Brustschwellung vor der Menstruationsblutung, Milchdrüsenverhärtung, Drüsenschwellung, Drüsenverhärtung

1 **Wind-Kälte eliminieren**

Erkältung, Grippe, Fieber

2 **Shen/Geist beruhigen**

Unruhe, Angst, Insomnia, Schlaflosigkeit, Reizbarkeit, Erregbarkeit, Nervosität, Paranoia, Wahnvorstellung, Phobie, Angst, Neurosen, Träume erotisch mit Entleerung, sexuell übererregt

2 **Inneren Wind unterdrücken**

Schwindel, Tinnitus, Zittern, Muskelzuckung, Tic, Spasmen, Migräne, Hysterie, Erregbarkeit, Unruhe, Insomnia, Schlaflosigkeit, Gesichtslähmung, Hemiplegie, Paralyse, Lähmung

3 **Inneres/Li erwärmen**

Verdauungsschwäche, Flatulenz, Blähungen, Borborygmus, Bauchgurgeln, Stuhl lose, Dyspeptische Beschwerden, Colitis, Enteritis, Darmentzündung, Infertilität durch Kälte

3 **Wind-Kälte/Hitze-Nässe eliminieren (Rheuma/Bi-Syndrom)**

rheumatische Arthritis, Arthrose, Gicht

3 **Blut bewegen**

Infertilität, Blutstagnation im Uterus, Verletzung, Verstauchung, Verrenkung, Prellung, Hämatom, Bluterguss

3 **Schleim-Kälte auflösen**

Fluor vaginalis, Leukorrhö, Ausfluss, Nephrolithiasis, Nierensteine, Bettnässen, Übelkeit durch Schleim, Kopf schwer trüb, Alkoholkater, Kopfschmerzen dumpf durch Schleim, Vergesslichkeit, Verständnislosigkeit, Schlafsucht, Globus hystericus, Kloss im Hals, Strangurie, Harndrang schmerzhaft, Dysurie, Urinieren erschwert, Oligurie, Urinieren vermindert, Bronchitis, Husten, Asthma, Nase verstopft, Schnupfen (innerlich und äusserlich), Schleim blockiert das Herz, Tachykardie, Herzrasen, Palpitationen, Angst, Depressionen

Paeonia officinalis
Pfingstrose

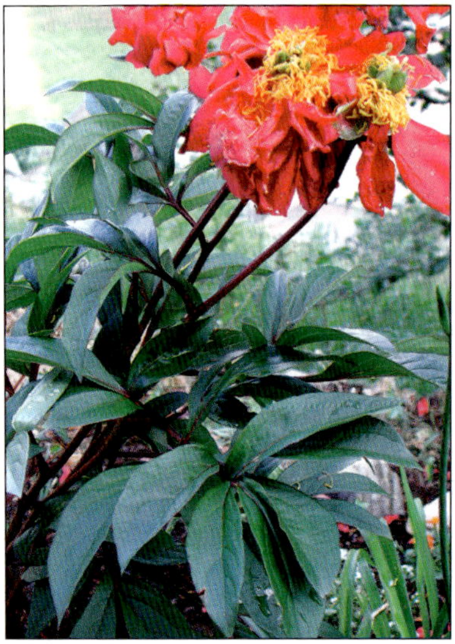

Familie: Paeoniaceae, Pfingstrosengewächse

Herkunft: Heimisch in den Gebirgen Südeuropas von Portugal bis Albanien und Ungarn bis Kleinasien

Pflanzenteile: unterirdische Teile

Temperatur: kühl

Geschmack: sauer, bitter

Funktionskreis: Herz, Leber, Niere

Eigenschaften: stoffwechselanregend, antipyretisch / fiebersenkend, spasmolytisch / krampflösend, emmenagog / menstruationsfördernd

Inhaltsstoffe: In den Blüten Anthocyanfarbstoffe wie Paeonin; Flavonoide, Gerbstoff; in den Wurzeln die Glykoside Paeoniflorin und Peregrinin, Gerbstoffe

Wirkung

1 **Hitze eliminieren und Blut kühlen**
Hypermenorrhö, Menstruationsblutung stark, Zwischenblutung

1 **Blut bewegen**
Dysmenorrhö, Menstruationsblutung schmerzhaft

1 **Blut tonisieren**
Anämie, Blutmangel, Sicht verschwommen, Hände gefühllos, Füsse gefühllos

1 **Qi regulieren und bewegen**
Muskelkrämpfe, Magenkrämpfe, Darmkrämpfe

2 **Hitze eliminieren, die durch Yin-Mangel verursacht wird**
Yin-Mangel-Hitze, Nachtschweiss

2 **Yin tonisieren**
Ohrensausen, Tinnitus, Schwindel, Migräne

Vorsicht: Nicht während der Schwangerschaft anwenden.

Panax ginseng

Ginseng

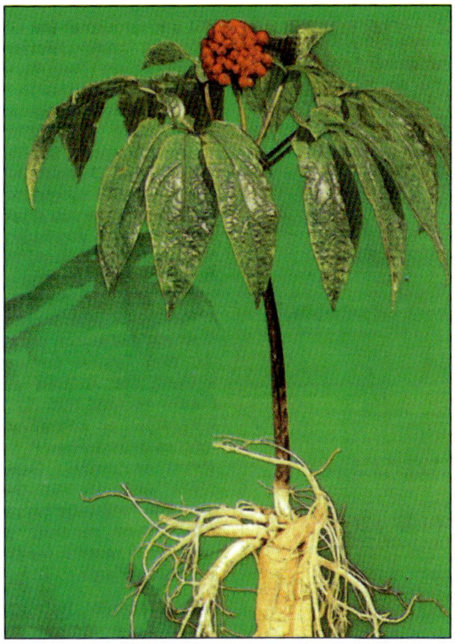

Familie: Aaliaceae, Efeugewächse

Herkunft: Heimisch von Nepal bis in die Mandschurei, kultiviert in China, Russland, Japan und Korea

Pflanzenteile: Wurzel

Temperatur: warm

Geschmack: bitter, süss

Funktionskreis: Niere, Herz, Milz, Lunge, Perikard

Eigenschaften: leistungssteigernd, schleimhautreizungsmildernd, stimulierend, verjüngend, adaptogen, stresstoleranzerhöhend, Immunsystem stärkend, Östrogenbildung anregend (Östriol, Östrol, Östradiol, in den Ovarien gebildet), Androgenbildung anregend, Testosteronbildung anregend

Inhaltsstoffe: Triterpensaponine (Ginsenoside), Acetylen-Verbindungen, Peptidoglycane (Panaxane), Polysaccharide

Wirkung

1 **Qi tonisieren**

tonisiert Lungen-Qi, tonisiert Herz-Qi, tonisiert Milz-Qi, Müdigkeit, Abgeschlagenheit, Energiemangel, Erschöpfung, Antriebslosigkeit, Schwäche, Rekonvaleszenz, Immunschwäche, Abwehrschwäche, Infektanfälligkeit, Atemnot, Dyspnö, Kurzatmigkeit, Asthenie, Schwitzen profus, Trockenheit, Durst, Schock, Kollaps, Hypotonie, Bluttiefdruck, Erkrankungen chronische und fieberhafte, Anorexie, Magersucht, Diarrhö chronisch, Durchfall, Blutzuckerschwankung, Diabetes mellitus, Blutbildung vermindert, Gedächtnisschwäche, Vergesslichkeit, Konzentrationsstörungen, kalte Extremitäten, Impotenz, Libido vermindert

2 **Shen/Geist beruhigen**

Schlafstörungen, Alpträume, Palpitationen durch Angst, Erregbarkeit, Stressanpassungsprobleme

Vorsicht: Bei Bluthochdruck. Bei Leber-Hitze. Bei Kopfschmerzen. Bei Hyperaktivität, Schlafstörungen.

Passiflora incarnata

Passionsblume

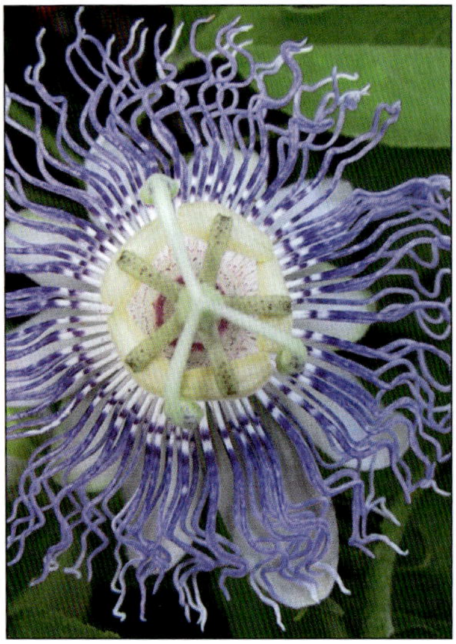

Familie: Passifloraceae, Passionsblumengewächse

Herkunft: Heimisch von den südöstlichen Staaten der USA bis nach Argentinien und Brasilien, kultiviert in Europas Gärten

Pflanzenteile: oberirdische Teile

Temperatur: neutral, kühl

Geschmack: leicht bitter

Funktionskreis: Herz, Leber, Lunge, Niere

Eigenschaften: antipyretisch / fiebersenkend, sedierend / beruhigend, hypnotisch / schlaffördernd, analgetisch / schmerzstillend, spasmolytisch / krampflösend, entspannend, unterstützt die Shen Seele

Inhaltsstoffe: Flavonglykoside, Flavonoide; cyanogene Glykoside

Wirkung

1 **Shen/Geist beruhigen**

Einschlafstörungen, Insomnia, Schlaflosigkeit chronisch, Unruhe, Nervosität, Anspannung, Angst, psychosomatische Störungen, Depressionen, Überreizung psychisch, Überreizung nervlich, Neurasthenie, Nervenschwäche, Hysterie, Herzneurose, Palpitationen

1 **Inneren Wind unterdrücken**

Parkinson, Epilepsie, Asthma bronchiale spastisch, Spasmen, Eklampsie, Krampfanfälle mit Bewusstseinsverlust, Wehen im letzten Schwangerschaftsdrittel, Zittern, Delirium tremens, Kopfschmerzen, Neuralgie, Herpes zoster, Gürtelrose, Spannung nervlich bedingt, Angina pectoris, Krämpfe bei Kindern, Pertussis, Keuchhusten, Hustenanfall, Asthma bronchiale

2 **Qi regulieren und bewegen**

Hypertonie, Bluthochdruck, Alkoholabusus, Morphiumsucht, Nikotinsucht, Zorn, Wutausbruch, Depressionen nervös gespannt

Petasites hybridus

Pestwurz, gemeine

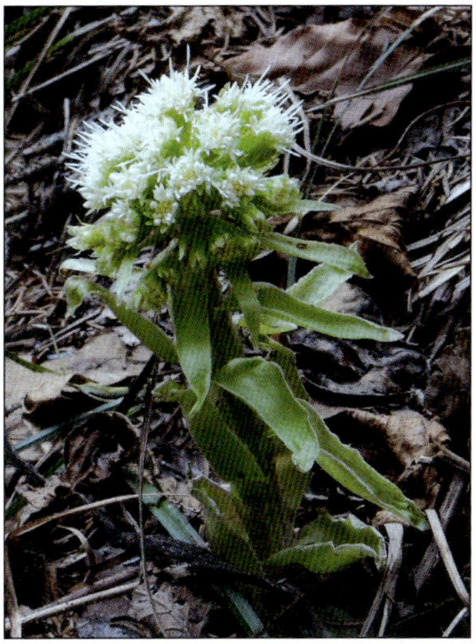

Familie: Asteraceae, Korbblütengewächse

Herkunft: Heimisch in Europa, im nördlichen Asien, teilweise in Nordamerika

Pflanzenteile: ganze Pflanze

Temperatur: warm

Geschmack: leicht bitter, süss

Funktionskreis: Lunge, Herz, Milz, Niere, Leber

Eigenschaften: hepatotoxisch / lebertoxisch, spasmolytisch / krampflösend, sekretolytisch / schleimlösend, entgiftend, diuretisch / harntreibend, diaphoretisch / schweisstreibend, antiinflammatorisch / entzündungshemmend, sedierend / beruhigend, analgetisch / schmerzstillend, cholagog / galletreibend

Inhaltsstoffe: Sesquiterpene wie Petasin und Isopetasin; toxische Pyrrolizidinalkaloide

Wirkung

1 **Schleim-Kälte auflösen**

Husten mit Schleim, Atemnot, Dyspnö, Husten, Asthma bronchiale, Bronchitis chronisch, Pertussis, Keuchhusten, Pollenallergie, Heuschnupfen, Herzkranzgefässverengung

1 **Qi regulieren und bewegen**

Leber-Qi Stagnation, PMS, Prämenstruelles Syndrom, Dysmenorrhö, Menstruationsblutung schmerzhaft, Oligomenorrhö, Menstruationsblutung verspätet, Amenorrhö, Menstruationsblutung ausbleibend, Migräne, Spannungskopfschmerzen, Gallenflussstau, Abdominalschmerzen, Bauchschmerzen, Kolik, Gallenkolik, Gastritis, Magenschleimhautentzündung, Asthma, Spannung, Spasmen, Angst

1 **Inneren Wind unterdrücken**

Migräne, Spannungskopfschmerzen, Nackenkopfschmerzen, Migräne-Prophylaxe, Bronchitis spastisch, Asthma bronchiale, Hustenreiz, Gallenkolik, Nierenkolik, Blasenkrämpfe, Magenkrämpfe, Darmkrämpfe, Prostataverkrampfung vegetativ, Miktionsstörungen, Urinieren krampfhaft, Urinieren nervlich bedingt, Angina pectoris

2 **Wind-Kälte eliminieren**

Schwitzen ausbleibend, Husten, Kopfschmerzen, Nackenschmerzen, Fieber, Erkältung, Grippe, Pollenallergie

2 **Wind-Kälte/Hitze-Nässe eliminieren (Rheuma/Bi-Syndrom)**

Rheuma, Neuralgie akut speziell im unteren Rücken, Gelenkneuralgie

Vorsicht: Wegen der toxischen Eigenschaft sollte Petasites hybridus in prozessierter Pyrrolizidinalkaloid freier Form, oder z.B. spagyrisch, verabreicht werden. Nicht während Schwangerschaft und Stillzeit anwenden. Bei Kindern unter 12 Jahren. Bei Leberentzündungen und Leberzellschädigung.

Petroselinum crispum

Petersilie

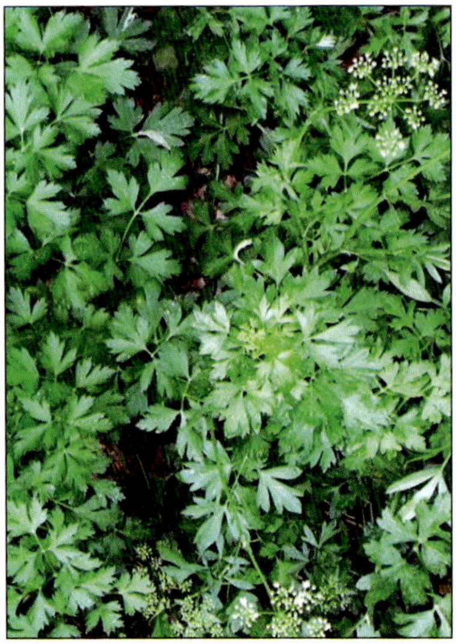

Familie: Apiaceae, Doldenblütengewächse

Herkunft: Heimisch im Mittelmerraum, wird aber heute auf der ganzen Welt angebaut

Pflanzenteile: ganze Pflanze

Temperatur: warm, neutral, kühl

Geschmack: scharf, aromatisch

Funktionskreis: Niere, Blase, Gedärme, Uterus, Leber, Milz, Magen

Eigenschaften: diuretisch / harntreibend, carminativ / blähungs- und gärungswidrig, stimulierend, vermizid / wurmabtötend, emmenagog / menstruationsfördernd (speziell die Samen), sekretolytisch / schleimlösend, Östrogenbildung anregend (Östriol, Östrol, Östradiol, in den Ovarien gebildet)

Inhaltsstoffe: Besonders in den Früchten ätherisches Öl mit den Phenylpropanen Apiol, Myristicin und Allyltetramethoxybenzol sowie Pinen, Phellandren u. a. Monoterpenen; Flavonoide wie Apiin; Furocumarine, in den Wurzeln auch Phthalide (Geruchsträger) und Polyine wie Falcarinon

Wirkung

1 **Nässe auflösen und Yang wärmen**

Ödeme, Wasserretention, Bettnässen, Urinieren häufig, Zystitis, Blasenentzündung, Nephrolithiasis, Nierensteine, Würmer

2 **Blut bewegen**

Wehen schwach, Nachgeburt austreibend, Oligomenorrhö, Menstruationsblutung verspätet, Dysmenorrhö, Menstruationsblutung schmerzhaft (Samen)

3 **Qi tonisieren**

tonisiert Milz-Qi, Blutbildung vermindert, Appetitlosigkeit, Flatulenz, Blähungen, Verdauungsschwäche, Frühjahrsmüdigkeit

3 **Wind-Kälte/Hitze-Nässe eliminieren (Rheuma/Bi-Syndrom)**

rheumatische Erkrankungen, Rheuma, Arthritis, Arthrose, Gicht

Vorsicht: Nicht während der Schwangerschaft anwenden (abortive Wirkung!). Bei Allergie gegen Petersilie oder Apiol. Bei Nierenentzündungen. Übermässige Mengen der Samen sind giftig.

Phytolacca americana
Kermesbeere

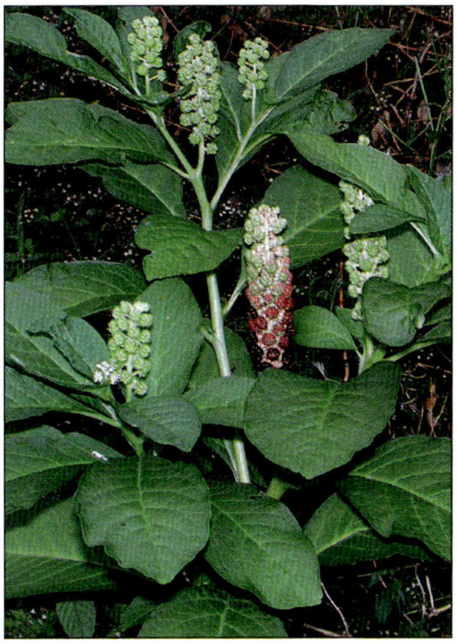

Familie: Phytolaccaceae, Kermesbeerengewächse

Herkunft: Heimisch in Nordamerika und im Mittelmerraum

Pflanzenteile: Wurzel

Temperatur: kühl

Geschmack: scharf, leicht bitter

Funktionskreis: Lunge, Leber, Gallenblase

Eigenschaften: toxisch, analgetisch / schmerzstillend, auflösend, zerteilend, reinigend, laxierend / abführend, stoffwechselanregend

Inhaltsstoffe: Vor allem in Wurzeln und Samen Triterpensaponine (Phytolaccatoxin), Lectine mit immunstimulierender Wirkung, im Fruchtfleisch Betacyan-Farbstoffe wie Phytolaccanin

Wirkung

1 Hitze eliminieren und Toxine ausleiten

Entzündung akut, Mastitis, Brustdrüsenentzündung, Karbunkel, Furunkel, Abszess, Ausschlag gerötet nass, Ekzem, Dermatitis, Geschwür, Wunde, Virusinfekt, Herpes simplex, Lymphangitis, Lymphgefässentzündung, Mumps, Testitis, Hodenentzündung, Pankreasentzündung, Angina tonsillaris, Tonsillitis, Mandelentzündung, Halsentzündung, Angina tonsillaris, Tonsillitis, Mandelentzündung, Diphtherie, Laryngitis, Sinusitis, Konjunktivitis, Bindehautentzündung, Otitis media, Mittelohrentzündung, Kopfschmerzen, Stomatitis, Mundschleimhautentzündung, Parotitis, Ohrspeicheldrüsenentzündung, Prostatitis, Prostataentzündung, Orchitis, Hodenentzündung, Ovaritis, Eierstockentzündung, Zahnherde, Osteomyelitis, Knochenmarkentzündung, Hautinfektion, Ulkus, Krebstherapie-Begleitung, Brustkrebs

2 Wind-Kälte/Hitze-Nässe eliminieren (Rheuma/Bi-Syndrom)

Gelenkschmerzen chronisch, Myalgie, Muskelschmerzen, Arthritis, Rheuma, Gicht, Neuralgie, Schmerzen neuralgisch entlang der Beinaussenseite, rheumatische Schmerzen nach Angina tonsillaris, Tonsillitis, Mandelentzündung

2 Schleim-Kälte auflösen

Erkältung, Lymphadenitis, Lymphdrüsenschwellung, Drüsenschwellung, Lymphflussstau, Pusteln, Mastitis, Brustdrüsenentzündung, Milchfluss irregulärer, Milchstau, Mastodynie Zyklus bedingt, Milchdrüsenschwellung, Zyste, Knotenbildung, Brustknoten, Gewebeverdichtung, Verhärtung, Tumore, Krebstherapie-Begleitung, Brustkrebs, Lymphknotenverhärtung, Adipositas, Übergewicht, Leukorrhö, Ausfluss, Fluor vaginalis, Amenorrhö, Menstruationsblutung ausbleibend, Infertilität, CFS, Chronic Fatigue Syndrom

▶

◄

3 **Stuhlgang regulieren/abführen**

Frische oder getrocknete Wurzel ist ein starkes giftiges Abführmittel und führt zu Vergiftungen; daher nicht emphehlenswert.

Vorsicht: Wegen der toxischen Eigenschaft sollte Phytolacca americana in prozessierter Form, z.B. spagyrisch, verabreicht werden. Nicht während der Schwangerschaft und Stillzeit anwenden.

Pimpinella anisum

Anis

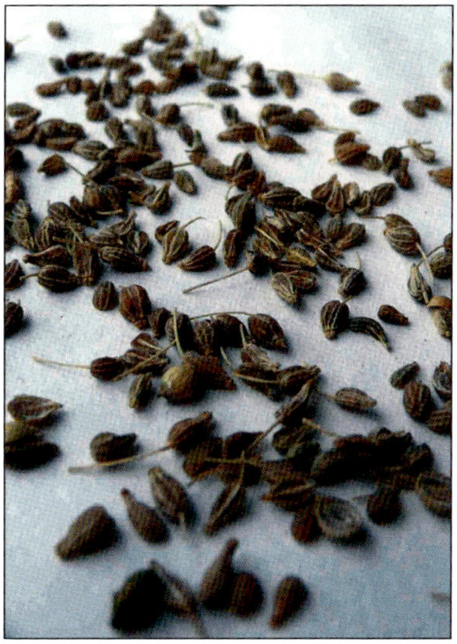

Familie: Apiaceae, Doldenblütengewächse

Herkunft: Kultiviert in Südeuropa, Türkei, Asien und Südamerika

Pflanzenteile: Samen

Temperatur: warm

Geschmack: aromatisch, leicht süss, leicht scharf

Funktionskreis: Magen, Milz, Leber, Gallenblase, Lunge, Gedärme, Herz, Uterus

Eigenschaften: stimulierend, carminativ / blähungs- und gärungswidrig, spasmolytisch / krampflösend, sekretolytisch / schleimlösend, expektorierend / auswurffördernd, sedierend / beruhigend, antiseptisch / desinfizierend / keimtötend, mildert die Auswirkung von Abführmittel, galaktagog / milchflussfördernd, Östrogenbildung anregend (Östriol, Östrol, Östradiol, in den Ovarien gebildet)

Inhaltsstoffe: Ätherisches Öl mit trans-Anethol als Hauptbestandteil und Geruchsträger, Methylchavicol (Estragol) und Anisaldehyd; Cumarine

Wirkung

1 **Inneres/Li erwärmen**

Verdauungsschwäche, Flatulenz, Blähungen, Magenkrämpfe, Gastrointestinaltraktspasmen, Abdominalspasmen, Bauchkrämpfe, Abdominalschmerzen, Bauchschmerzen, Diarrhö, Durchfall, Reizdarm, Römheld Syndrom, Laktationsmangel, Milchbildungsmangel

2 **Qi regulieren und bewegen**

gegenläufiges Magen-Qi, Übelkeit, Brechreiz (Anis-Tee einnehmen; zwischendurch Anisgewürz kauen), Spasmen, Dysmenorrhö, Menstruationsblutung schmerzhaft, Magenkrämpfe, Darmkrämpfe, Gallenkolik, Pseudo-Angina pectoris, Hustenreiz krampfartig, Asthma bronchiale, Geburt verlangsamt

2 **Shen/Geist beruhigen**

Insomnia, Schlaflosigkeit, Unruhe stressbedingt, Unausgeglichenheit, Gedanken kreisende, Unzufriedenheit (äth. Anisöl den Raum beduften; 8 Tropfen potenzierter Anis morgens und abends einnehmen), Unruhe der Säuglinge, Palpitationen

3 **Schleim-Kälte auflösen**

Lungenschleim, Erkältung mit Schleim, Husten, Bronchitis, Schleim benebelt den Kopf

Vorsicht: Nicht während der Schwangerschaft anwenden. Bei Allergie gegen Anis bzw. Anethol.

Piper nigrum

Pfeffer, schwarz

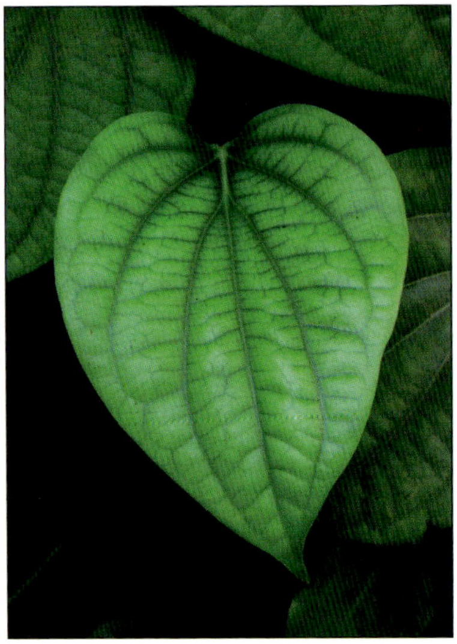

Familie: Piperaceael, Pfeffergewächse

Herkunft: Wächst im Südindien wild und wird im tropischen Asien und in der Karibik angebaut

Pflanzenteile: Früchte

Temperatur: heiss

Geschmack: scharf

Funktionskreis: Niere, Milz, Magen

Eigenschaften: stimulierend, verdauungsfördernd

Inhaltsstoffe: ätherisches Öl; Säureamide; Dihydroxyphenylethanolglykoside (Substrat für die enzymatische Schwarzfärbung der frischen Früchte); Polysaccharide; fettes Öl

Wirkung

1 **Inneres/Li erwärmen**

Magenschmerzen, Gastralgie, Nahrungsretention, Verdauungsstörungen, Verdauungsschwäche, Erbrechen, Diarrhö, Durchfall, Kältegefühl, Blutzirkulation vermindert, Durchblutungsstörungen, Halsentzündung

Piscidia piscipula
Fischrinde

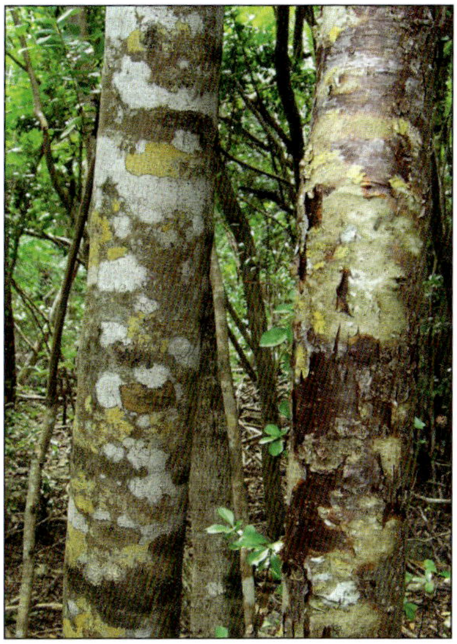

Familie: Fabaceae, Schmetterlingsblütengewächse

Herkunft: Heimisch in den mittleren und nördlichen Regionen von Südamerika

Pflanzenteile: Wurzelrinde

Temperatur: kalt

Geschmack: bitter

Funktionskreis: Herz, Leber, Niere, Uterus

Eigenschaften: sedierend / beruhigend, spasmolytisch / krampflösend, analgetisch / schmerzstillend

Inhaltsstoffe: Isoflavonoide: u.a. Jamaicin, Ichthynon, Piserythron, Lisetin, Rotenoide: u.a. Rotenon, Milleton, Isomilleton, Dehydromilleton; Gerbstoffe

Wirkung

1 **Inneren Wind unterdrücken**

Neuralgie, Trigeminusneuralgie, Ischias, Tic, Zuckungen, Muskelkrämpfe, Migräne, Schmerzen stark, Zahnschmerzen, Arthritis, Abdominalschmerzen, Bauchschmerzen, Nierenkolik, Muskelkrämpfe, Dysmenorrhö, Menstruationsblutung schmerzhaft, Krebs, Knochenbrüche, Cholera, Delirium

1 **Shen/Geist beruhigen**

Insomnia, Schlaflosigkeit, Angst, Reizbarkeit, Delirium, Kopfschmerzen, Anspannung nervlich mental, Krämpfe, Dysmenorrhö, Menstruationsblutung schmerzhaft durch Angst, Stress

Plantago afra
Flohsamen

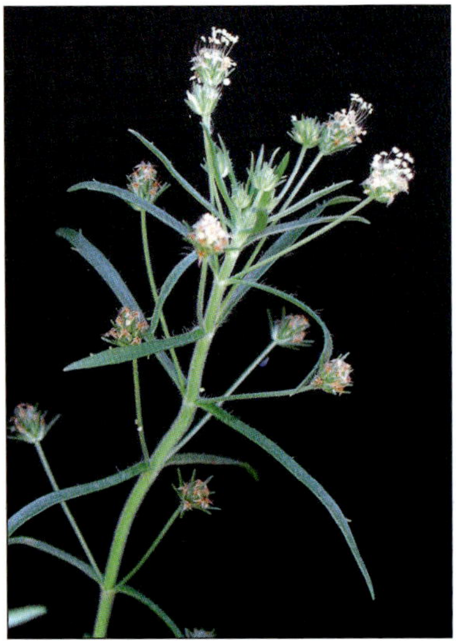

Familie: Plantaginaceae, Wegerichgewächse

Herkunft: Heimisch in Mittelmeerraum und Westasien, kultiviert in Europa, Asien und Südamerika

Pflanzenteile: Samen

Temperatur: neutral

Geschmack: süss

Funktionskreis: Gedärme, Magen

Eigenschaften: laxierend / abführend, schleimhautreizungsmildernd, schleimhautschützend

Inhaltsstoffe: In der Epidermis der Samenschale Schleimstoffe, vorwiegend Arabinoxylane; Iridoid Aucubin, Eiweissstoffe, fettes Öl

Wirkung

1 **Darm befeuchten**

Obstipation, Verstopfung chronisch, Stuhl hart, Colon irritabile, Morbus Crohn, Darmentzündung, Colitis, Enteritis, Magenschleimhautreizung, Rachenkatarrh, Gastritis, Magenschleimhautentzündung (nur den Schleim einnehmen)

Vorsicht: Bei krankhafter Verengung im Magen-Darm-Trakt, entzündliche Erkrankungen des Magen-Darm-Traktes (Gefahr von Irritationen und Spasmen!), drohender oder bestehender Darmverschluss, schwer einstellbarer Diabetes mellitus.

Plantago lanceolata
Spitzwegerich

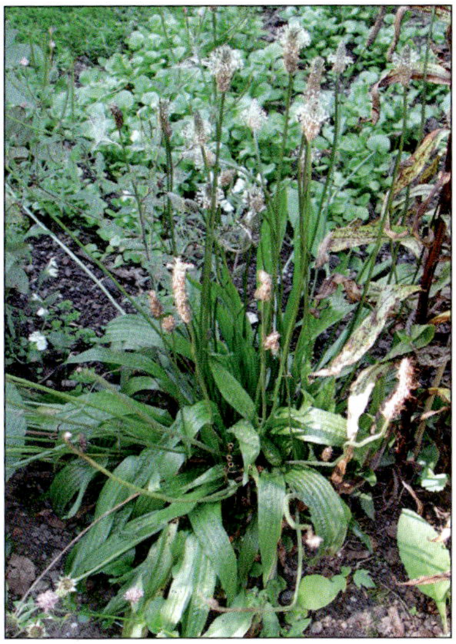

Familie: Plantaginaceae, Wegerichgewächse

Herkunft: Heimisch in kühl-gmässigten Regionen weltweit

Pflanzenteile: oberirdsche Teile

Temperatur: kühl

Geschmack: adstringierend, bitter

Funktionskreis: Lunge, Gedärme, Blase, Leber, Niere

Eigenschaften: diuretisch / harntreibend, stoffwechselanregend, adstringierend / zusammenziehend, erfrischend, anregend, antibakteriell, natürliches Antibiotikum, antiviral, entgiftend, reizlindernd, antiinflammatorisch / entzündungshemmend

Inhaltsstoffe: Iridoidglykoside (Aucubin, Catalpol, Asperulosid), Phenylethanoide (Acetosid), Schleimpolysaccharide, Flavonoide, Phenolcarbonsäuren, Gerbstoffe, Kieselsäure, Kalium, Zink

Wirkung

1 **Hitze eliminieren und Toxine ausleiten**

Entzündung, Harnwegsinfekt, Zystitis, Blasenentzündung, Atemwegsinfekt, Bronchitis mit zähem gelben Schleim, Asthma bronchiale chronisch, Reizhusten, Pertussis, Keuchhusten, Pneumonie, Lungenentzündung mit Schleim, Laryngitis, Angina tonsillaris, Tonsillitis, Mandelentzündung, Pharyngitis, Rhinopharyngitis, Nasen-Rachen-Entzündung, Otitis media, Mittelohrentzündung, Erkältung, Schnupfen, Allergie, Grippe, Stomatitis, Mundschleimhautentzündung, Pharyngitis, Rachenentzündung, Bacillus subtilis, Klebsiella pneumoniae, Pseudomonas aeruginosa, Staphylokokkeninfekt, Streptokokkeninfekt, Proteus vulgaris, Salmonelleninfektion, Shigellen, Krebs, Tumore, Fieber, Blasenhalsreizung, Chemotherapie-Begleitung, Hepatitis, Leberzirrhose, Furunkel, Karbunkel, Abszess, Geschwür, Vereiterung, Schleimhautentzündung, Ekzem, Ausschlag, Dermatitis, Psoriasis, Schuppenflechte, Brandwunde, Augenentzündung chronisch, Zahnfleischentzündung, Gingivitis, äusserlich: Insektenstich (frische Blätter)

1 **Nässe ausleiten und Diurese fördern**

Zystitis, Blasenentzündung, Nephritis, Nierenentzündung, Nephrolithiasis, Nierensteine, Enuresis, Blasenschwäche, Fluor vaginalis, Ausfluss, Enteritis chronisch, Colitis, Darmentzündung, Drüsenschwellung, Struma, Kropf

2 **Blutungen stillen und regulieren**

Blutgerinnung vermindert, Hypermenorrhö, Menstruationsblutung stark, Epistaxis, Nasenbluten, Hämatemesis, Bluterbrechen, Hämorrhoiden blutend, Hämaturie, Blut im Urin

Vorsicht: Bei Kälte-Symptomatik der Lunge.

Podophyllum peltatum
Maiapfel

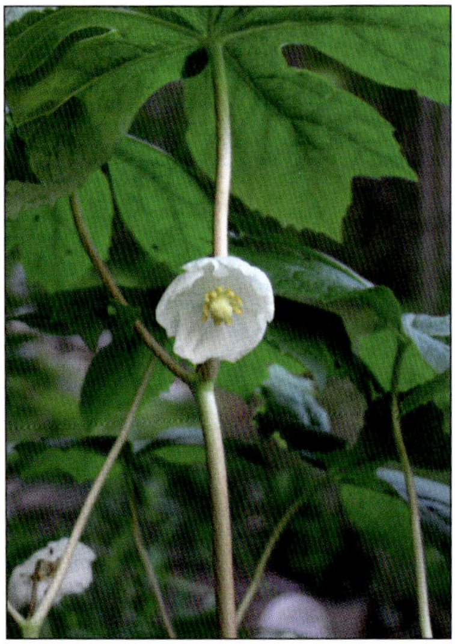

Familie: Berberidaceae, Sauerdorngewächse

Herkunft: Nordöstliches Nordamerika

Pflanzenteile: das getrocknete Rhizom

Temperatur: kalt

Geschmack: bitter

Funktionskreis: Leber, Gedärme

Eigenschaften: toxisch, laxierend / abführend, diuretisch / harntreibend

Inhaltsstoffe: in der Wurzel: Podophyllin: Gemisch ethanollöslicher Extraktivstoffe der Wurzel

Wirkung

1 **Nässe/Feuchtigkeit und Hitze ausleiten**

Lymphflussstau durch Feuchte-Hitze der Leber und Gallenblase, Ödeme, Gallenflussstau, Hydrops, Bronchitis, Schmerzen rheumatische, Schmerzen neuralgische, Skrofula

3 **Stuhlgang regulieren/abführen**

Wurde früher als Abführmittel verwendet. Obstipation, starke Verstopfung mit hartem trockenem und tonfarbenem Stuhl; giftiges Abführmittel eliminiert exzessive Abdominal- Flüssigkeit

3 **Qi regulieren und bewegen**

Leber-Qi Stagnation, Leberschmerzen, Hauterkrankungen verursacht durch Leber-Qi Stagnation

Vorsicht: Wegen der toxischen Eigenschaft sollte Podophyllum peltatum nur in prozessierter Form, z.B. spagyrisch, verabreicht werden. Nicht während der Schwangerschaft und Stillzeit anwenden.

Polygala senega
Schlangenwurzel, virginische

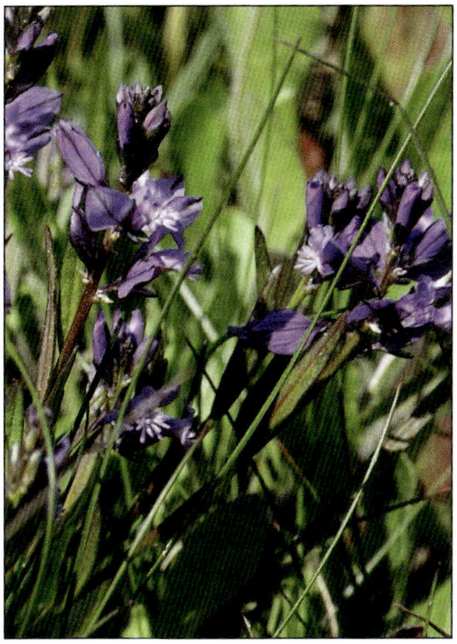

Familie: Fabaceae, Schmetterlingsblütengewächse

Herkunft: Diese Pflanze ist in der westlichen und mittleren USA heimisch

Pflanzenteile: Wurzel

Temperatur: warm

Geschmack: bitter, scharf

Funktionskreis: Herz, Lunge, Leber, Gedärme

Eigenschaften: stimulierend, sekretolytisch / schleimlösend, expectorierend / auswurffördernd, diuretisch / harntreibend, diaphoretisch / schweisstreibend

Inhaltsstoffe: in der Wurzel von Polygala senega: Triterpensaponine; Oligosaccharidester; Xanthonderivate; in der Wurzel von Polygala tenuifolia: Triterpensaponine; Oligosaccharidester; Glykoside

Wirkung

1 **Shen/Geist beruhigen**

Insomnia, Schlaflosigkeit, Palpitationen, Herzklopfen, Angst, Unruhe, Instabilität mental, Erregbarkeit ängstliche

1 **Sinnesorgane öffnen**

Schleim verstopft die Öffnungen, Verwirrtheit, Vergesslichkeit, Desorientiertheit

2 **Schleim-Kälte auflösen**

Bronchitis mit zähem Schleim, Luftröhrenkatarrh, Pneumonie, Lungenentzündung, Bronchialkatarrh akut, Krupp, Kehlkopfenge, Asthma mit viel Schleim, Atemnot, Dyspnö, Husten bellend, Husten chronisch, Rheuma, Angina pectoris, Bewusstseinstrübung

Vorsicht: Nicht während der Schwangerschaft anwenden.

Polygonatum multiflorum
Salomonsiegel

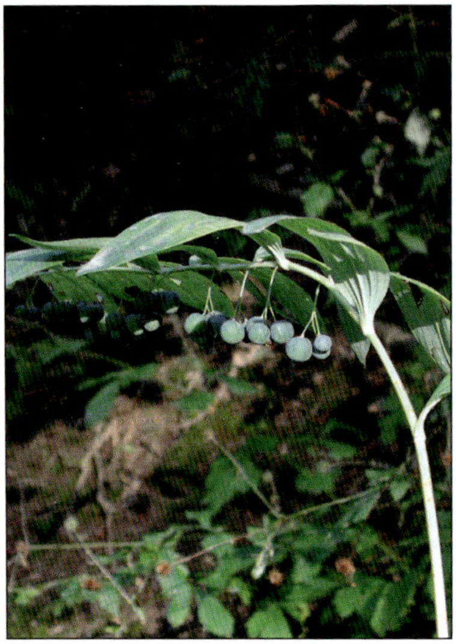

Familie: Liliaceae, Liliengewächse

Herkunft: Heimisch in Europa, Vorder- und Ostasien, Sibirien und Nordamerika

Pflanzenteile: Wurzel

Temperatur: neutral

Geschmack: süss, bitter, adstringierend

Funktionskreis: Lunge, Milz, Niere, Herz

Eigenschaften: nährend, kräfigend, sekretolytisch / schleimlösend, expectorierend / auswurffördernd, leicht diaphoretisch / schweisstreibend, diuretisch / harntreibend, entspannend, blutzuckersenkend, Insulinbildung anregend

Inhaltsstoffe: Steroidsaponine; Schleimstoffe; Tannine, Potassium, Saccharide, Stärke, Pektine, Mineralien

Wirkung

1 **Yin tonisieren**

Schwindsucht, TBC, Tuberkulose, Diabetes mellitus, Husten trocken, Husten keuchend, Krupp, Mundtrockenheit, Rachentrockenheit, Durst, Stuhltrockenheit, Knochenbrüche, Sexualsekretmangel, Insomnia, Schlaflosigkeit, Hitzewallungen, Gewichtsverlust, Lendenwirbelsäulenschwäche, Kniegelenkschwäche, Überanstrengung, Erschöpfung, Krankheit chronisch, Ergrauen frühzeitig

1 **Adstringieren**

Fluor vaginalis, Ausfluss, Spermatorrhö, Nykturie, nächtliches Urinieren, Ergrauen frühzeitig, Lendenwirbelsäulenschwäche, Kniegelenkschwäche, Überanstrengung, Erschöpfung, Krankheit chronisch

1 **Qi tonisieren**

tonisiert Milz-Qi, tonisiert Herz-Qi, Malabsorptionsstörungen, Müdigkeit, Abgeschlagenheit, Energiemangel, Erschöpfung, Gewichtsverlust, Stuhl weich, Herzinsuffizienz, Altersherz, Herzinfarkt, Nachbehandlung, Kurzatmigkeit

2 Blut tonisieren

Anämie, Blutmangel, Obstipation, Verstopfung, Stuhltrockenheit, Stuhl hart, Insomnia, Schlaflosigkeit, Ekzem juckend, Ausschlag juckend, Dermatitis

2 **Hitze eliminieren und Toxine ausleiten**

Furunkel, Knoten im Nacken, Lymphadenitis, Lymphdrüsenschwellung

3 **Wind-Kälte/Hitze-Nässe eliminieren (Rheuma/Bi-Syndrom)**

Myalgie, Muskelschmerzen, Rheuma, Arthritis, Gicht

Polygonum aviculare
Vogelknöterich

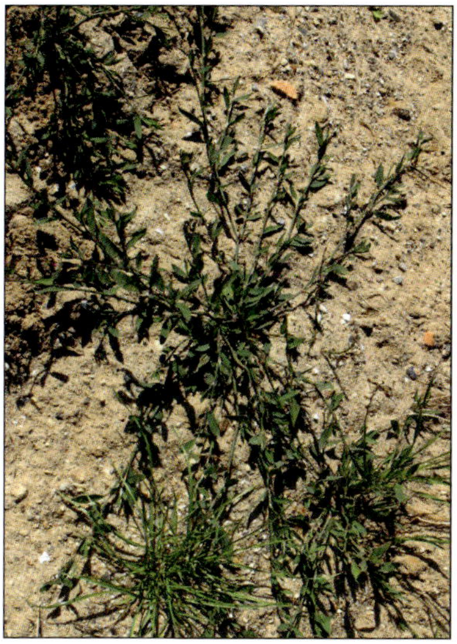

Familie: Polygonaceae, Knöterichgewächse

Herkunft: Heimisch in allen gemässigten Regionen der Welt

Pflanzenteile: oberirdische Teile

Temperatur: kühl

Geschmack: sauer, leicht bitter

Funktionskreis: Blase, Niere, Leber, Lunge, Gedärme

Eigenschaften: diuretisch / harntreibend, steinlösend, adstringierend / zusammenziehend, blutungsstillend, anregend

Inhaltsstoffe: Kieselsäure (zum Teil wasserlöslich), Gerbstoffe (Gallotannine und Catechingerbstoffe), Flavonoide, insbesondere Avicularin, Hydroxycumarine, Schleimstoffe

Wirkung

1 **Nässe ausleiten und Diurese fördern**

Harnwegsinfekt, Pyelitis, Pyelonephritis, Nierenbeckenentzündung, Nephrolithiasis, Nierensteine, Nierengries, Ikterus, Gelbsucht, Enteritis, Colitis, Darmentzündung, Diarrhö, Durchfall, Dysenterie, Ruhr, Ausschlag, Ekzem nässend, Dermatitis

2 **Nässe/Feuchtigkeit und Hitze ausleiten**

Urin schleimig, Hämaturie, Blut im Urin, Leukorrhö, Ausfluss, Fluor vaginalis, Bronchitis, Husten, Blut im Sputum, Stomatitis, Mundschleimhautentzündung, Pharyngitis, Rachenentzündung

2 **Wind-Kälte/Hitze-Nässe eliminieren (Rheuma/Bi-Syndrom)**

Rheuma, Gicht, Rheuma der Finger

Populus alba
Silberpappel

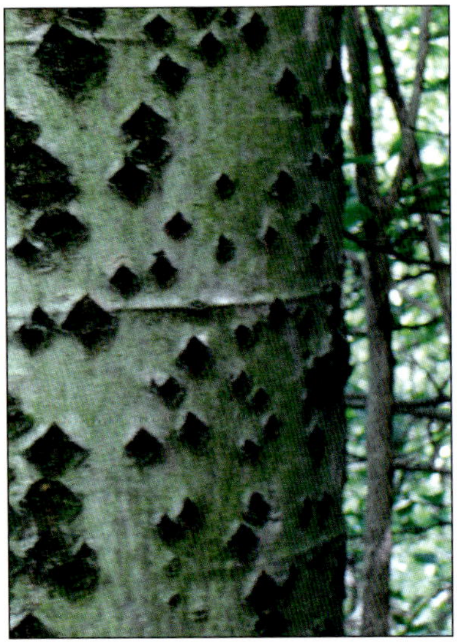

Familie: Salicaceae, Weidengewächse

Herkunft: Nordamerika und Europa

Pflanzenteile: Rinde und Blätter

Temperatur: neutral, kühl

Geschmack: bitter, adstringierend

Funktionskreis: Milz, Magen, Leber, Gedärme, Blase

Eigenschaften: stoffwechselanregend, antipyretisch / fiebersenkend, antiinflammatorisch / entzündungshemmend, diuretisch / harntreibend

Inhaltsstoffe: Salicylsäure liefernde Glykoside und Ester, Salireposid, Populin, Tremuloidin

Wirkung

1 **Wind-Kälte/Hitze-Nässe eliminieren (Rheuma/Bi-Syndrom)**

Rheuma, Arthritis, Ischias, Rückenschmerzen, Myalgie, Muskelschmerzen, Gicht

1 **Hitze eliminieren und Nässe trocknen**

Entzündung, Prostatitis, Prostataentzündung, Reizblase, Zystitis, Blasenentzündung, Strangurie, Harndrang schmerzhaft, Dysurie, Urinieren erschwert, Lungenschleim, Nephropathie, Nierenerkrankungen, Abdominalschmerzen, Bauchschmerzen, Beckenschmerzen, Fieber

2 **Qi tonisieren**

tonisiert Milz-Qi, Verdauungsschwäche, Durchfall chronisch, Diarrhö mit Erschöpfung, Schwäche

Potentilla erecta
Blutwurz

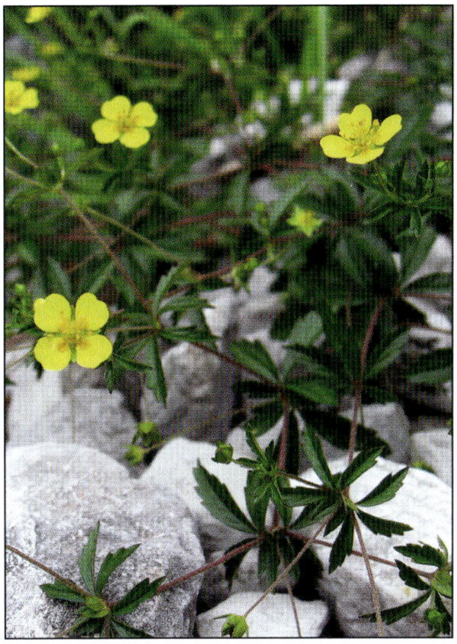

Familie: Rosaceae, Rosengewächse

Herkunft: Heimisch in Europa, Asien, gemässigte Zonen bis weit in den Norden

Pflanzenteile: Wurzel

Temperatur: kühl, neutral

Geschmack: adstringierend, bitter

Funktionskreis: Gedärme, Blase, Magen, Milz, Lunge

Eigenschaften: adstringierend / zusammenziehend, antiinflammatorisch / entzündungshemmend, antibakteriell, blutungsstillend, entgiftend, Immunsystem stärkend, spasmolytisch / krampflösend

Inhaltsstoffe: Catechingerbstoffe, bei Lagerung in unlösliche Phlobaphene (Tormentillrot) übergehend; daneben Ellagitannine wie Agrimoniin; Triterpene, darunter Tormentosid

Wirkung

1 **Blutungen stillen und regulieren**

Blutung, Uterusblutung, Hypermenorrhö, Menstruationsblutung stark, Epistaxis, Nasenbluten, Zahnfleischbluten, Hämatemesis, Bluterbrechen, Hämoptyse, Bluthusten, Hämaturie, Blut im Urin, Darmblutung, Hämorrhoiden blutend, Hämorrhoiden

1 **Nässe/Feuchtigkeit und Hitze ausleiten**

Ikterus, Gelbsucht, Enteritis, Colitis, Darmentzündung, Colitis ulcerosa, Morbus Crohn, Diarrhö, Durchfall, Dysenterie, Gastroenteritis, Zystitis, Blasenentzündung, Fluor vaginalis, Leukorrhö, Ausfluss, äusserlich: Konjunktivitis, Bindehautentzündung, Wundheilung schlecht, Wunde, Abszess, Furunkel, Karbunkel, Parodontose, Zahnfleischentzündung, Gingivitis, Stomatitis, Mundschleimhautentzündung, Pharyngitis, Rachenentzündung, Halsentzündung, Aphte, Mundfäule, Lippe rissig, Haut rissig, Ekzem, Ausschlag, Dermatitis, Analfisur, Afterjucken

2 **Qi tonisieren**

Appetitlosigkeit, Diarrhö, Durchfall, Magenschmerzen, Gastralgie, Diabetes mellitus, Uterusprolaps, Blasenprolaps, Organsenkungen, Abwehrschwäche, Infektanfälligkeit, Immunschwäche

Primula veris
Schlüsselblume

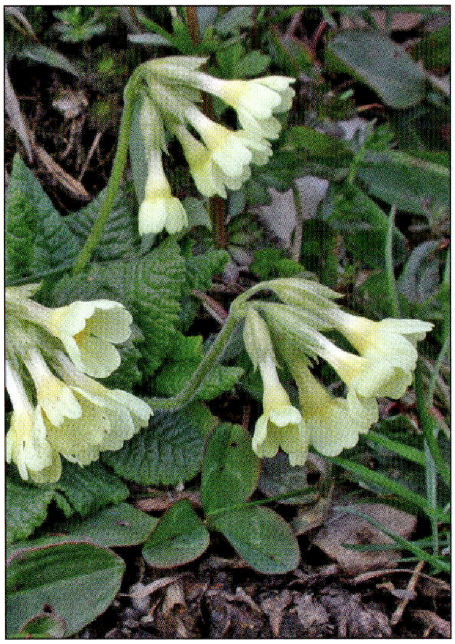

Familie: Primulaceae, Primelgewächse

Herkunft: Heimisch im ganzen mittleren Europa bis in die südeuropäischen Gebirge

Pflanzenteile: Blüte, Wurzel

Temperatur: neutral

Geschmack: Blüten: süss, leicht scharf, Wurzel: scharf, bitter

Funktionskreis: Lunge, Herz, Leber

Eigenschaften: auflösend, stimulierend, aufbauend, trocknend, verflüssigend, anregend, expektorierend / auswurffördernd, sekretolytisch / schleimlösend

Inhaltsstoffe: Triterpensaponine (3-12%), darunter Primulasäure A, Phenolglykoside wie Primulaverin, das verantwortlich für den typischen, an Methylsalicylat erinnernden Geruch der getrockneten (!) Wurzeln ist. Die Blüten enthalten nur im Kelch Saponine (bis 2%), in den Kronen Flavonoide, Carotinoide und Spuren von ätherischem Öl. In den oberirdischen Teilen geringe Mengen Primin (s. bei P. obconica S 218)

Wirkung

1 **Wind-Hitze eliminieren**

Grippe, Erkältung mit Fieber, Pneumonie, Lungenentzündung, Erkältung mit Kopfschmerzen, Fieber

1 **Nässe/Feuchtigkeit und Hitze ausleiten**

Sinusitis, Bronchitis, Asthma, Pertussis, Keuchhusten, Lungenschleim zäh, Husten mit zähem Schleim, Asthma bronchiale, Stockschnupfen, Myocarditis, Ikterus, Gelbsucht, Zystitis, Blasenentzündung chronisch, Nephritis, Nierenentzündung, Pyelitis, Pyelonephritis, Nierenbeckenentzündung

2 **Shen/Geist beruhigen**

Insomnia, Schlaflosigkeit, Depressionen, Nervosität, Stottern, Palpitationen, Neurasthenie, Nervenschwäche

2 **Wind-Kälte/Hitze-Nässe eliminieren (Rheuma/Bi-Syndrom)**

Neuralgie, rheumatische Arthritis, Gicht, harnsaure Diathese, Kopfgicht

3 **Inneren Wind unterdrücken**

Migräne, Schwindel drehend, Drehschwindel, Tremor, Bewegungsstörungen, Spasmen, Kopfschmerzen halbseitig, Arterienverengung im Kopf, Neuralgie, Apoplexie-Prophylaxe, Schlaganfall-Prophylaxe, Paralyse, Lähmung

3 **Qi tonisieren**

Kraftlosigkeit, Müdigkeit, Abgeschlagenheit, Energiemangel, Erschöpfung, Ohnmachtsneigung, Traurigkeit, orthostatischer Schwindel, Konzentrationsstörungen, Gedächtnisschwäche, Vergesslichkeit, tonisiert Herz-Qi, Herzschwäche, Hydrops durch Herzschwäche

Prunella vulgaris
Braunelle, gemeine

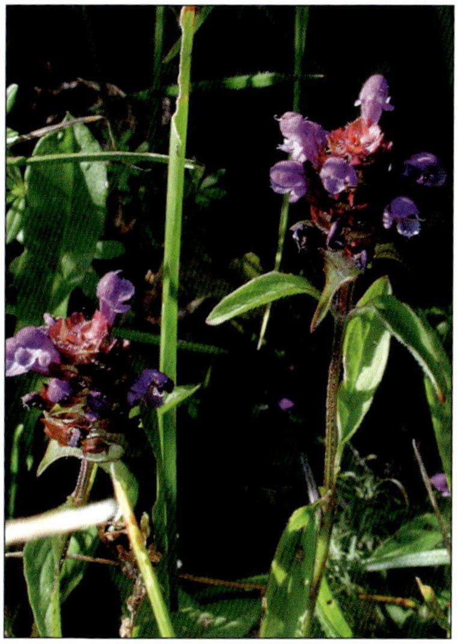

Familie: Lamiaceae, Lippenblütengewächse

Herkunft: Heimisch in Europa, Asien und fast allen gemässigten Regionen der Erde

Pflanzenteile: Blüten

Temperatur: kalt

Geschmack: bitter, scharf

Funktionskreis: Leber, Magen, Gedärme

Eigenschaften: antipyretisch / fiebersenkend, stoffwechselanregend, cholagog / galletreibend, adstringierend / zusammenziehend, diuretisch / harntreibend, blutungsstillend

Inhaltsstoffe: Gerbstoffe, Bitterstoffe, Triterpensaponine, Flavonoide. Beide Arten wurden bisher unzureichend untersucht

Wirkung

1 **Hitze eliminieren und Feuer reduzieren**

Fieber, Fieberkrampf, Darmentzündung, Colitis, Enteritis, Gastritis, Magenschleimhautentzündung, Halsentzündung, Stomatitis, Mundschleimhautentzündung, Gaumenentzündung, Ohrentzündung, Laryngitis, Mastitis, Brustdrüsenentzündung, Augenentzündung, Konjunktivitis, Bindehautentzündung akut, Infekt bakteriell, Infekt viral, Leber-Hitze, Augenschmerzen, Tinnitus, Kopfschmerzen, Hypertonie, Bluthochdruck, Hepatitis, Ikterus, Gelbsucht

2 **Nässe ausleiten und Diurese fördern**

Ödeme, Wasserretention, Drüsenschwellung

2 **Blutungen stillen und regulieren**

Hitze-Blutung überall im Körper, Wunde, Verletzung, Menorrhagie, Menstruationsblutung stark und lang, Hypermenorrhö, Menstruationsblutung stark

2 **Wind-Kälte/Hitze-Nässe eliminieren (Rheuma/Bi-Syndrom)**

Gicht, Arthritis, Rheuma, Gelenkschmerzen

3 **Schleim-Hitze auflösen**

Tumor-Prophylaxe, Krebs

Prunus persica
Pfirsich

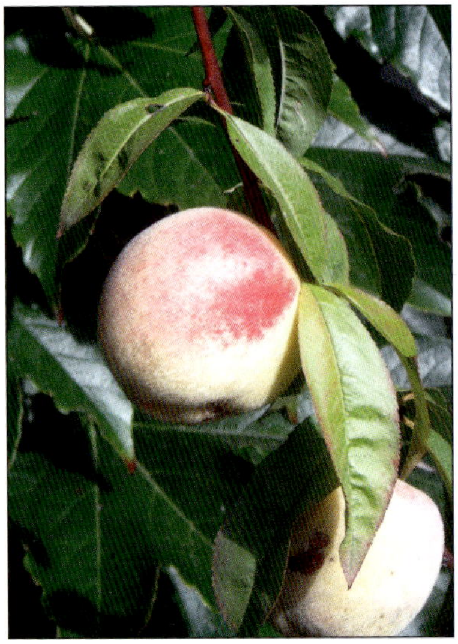

Familie: Rosaceae, Rosengewächse

Herkunft: Europa, Amerika und Asien

Pflanzenteile: innerer Kern des Samens

Temperatur: neutral

Geschmack: bitter, süss

Funktionskreis: Herz, Leber, Gedärme

Eigenschaften: emmenagog / menstruationsfördernd, schleimhautreizungsmildernd, laxierend / abführend

Inhaltsstoffe: Amygdalin, Emulsin, Ölsäure, Glycerin, Linolsäure

Wirkung

1 **Blut bewegen**

Amenorrhö, Menstruationsblutung ausbleibend, Oligomenorrhö, Menstruationsblutung verspätet, Unterleibschmerzen, Abdominalschmerzen, Bauchschmerzen, Verletzung (innerlich und äusserlich als Umschlag anwenden), Tumore, Zyste

2 **Stuhlgang regulieren/abführen**

Obstipation, Verstopfung (in Kombination mit anderen Drogen)

Vorsicht: Nicht während der Schwangerschaft anwenden.

Pulmonaria officinalis
Lungenkraut

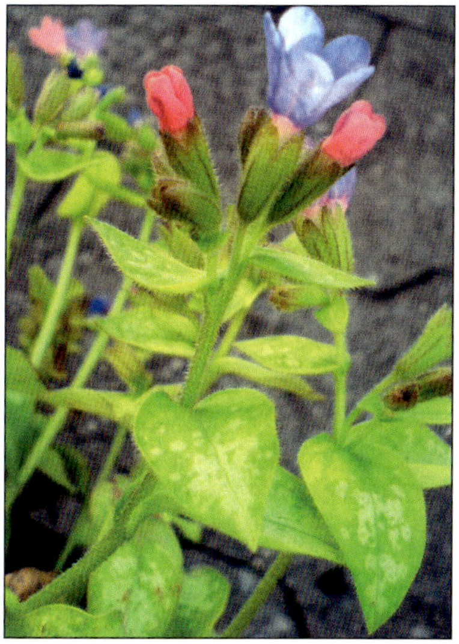

Familie: Boraginaceae, Borretschgewächse, Raublattgewächse

Herkunft: Heimisch in den grössten Teilen Europas

Pflanzenteile: Kräuter mit Blüten

Temperatur: kühl

Geschmack: süss, leicht bitter, adstringierend

Funktionskreis: Lunge, Gedärme

Eigenschaften: sekretolytisch / schleimlösend, expectorierend / auswurffördernd, schleimhautreizungsmildernd, antitussiv / hustenstillend, adstringierend / zusammenziehend, tonisierend, blutungsstillend, erweichend, diuretisch / harntreibend, diaphoretisch / schweisstreibend, expektorierend / auswurffördernd, stärkt das Lungengewebe, reizlindernd, unterstützt die Po Seele

Inhaltsstoffe: Schleimstoffe (Polygalacturonane), Gerbstoffe, Flavonoide, Mineralstoffe, darunter lösliche und unlösliche Kieselsäure, Allantoin. Die für andere Raublattgewächse nachgewiesenen giftigen Pyrrolizidinalkaloide kommen nicht vor.

Wirkung

1 Schleim-Hitze auflösen

Husten, Bronchitis, Halsentzündung, Halsschmerzen, Heiserkeit, Katarrh der Atemwege, Erkältung, Augenentzündung, Diarrhö, Durchfall, Dysenterie, Darmentzündung, Colitis, Enteritis, Zystitis, Blasenentzündung, Pyelitis, Pyelonephritis, Nierenbeckenentzündung, Struma, Kropf, Tumore, Schwellung, Entzündung, Verletzung, Wunde, Pickel

1 Blutungen stillen und regulieren

Hämoptyse, Bluthusten, Hämaturie, Blut im Urin, Hämorrhoiden

2 Yin tonisieren

tonisiert Lungen-Yin, Trockenheit, Schleimhauttrockenheit, Durst, Säftemangel

Pulsatilla vulgaris
Küchenschelle, kleine

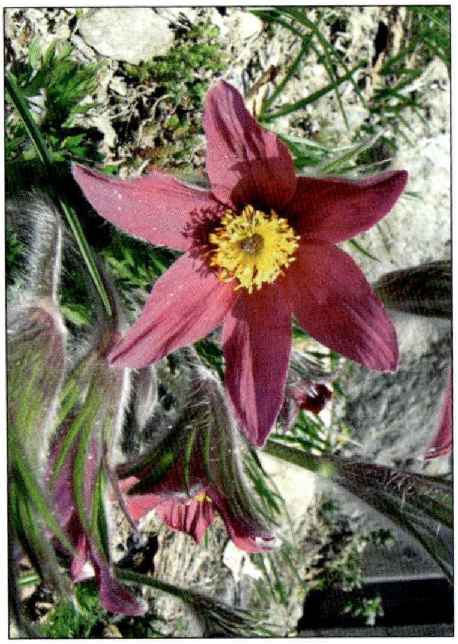

Familie: Ranunculaceae, Hahnenfussgewächse

Herkunft: Heimisch in Mittel- und Osteuropa

Pflanzenteile: ganze Pflanze, roh toxisch

Temperatur: kalt

Geschmack: bitter

Funktionskreis: Herz, Niere, Leber, Magen, Gedärme

Eigenschaften: toxisch, stoffwechselanregend, spasmolytisch / krampflösend, sedierend / beruhigend, diaphoretisch / schweisstreibend, Östrogenbildung hemmend

Inhaltsstoffe: In der frischen Pflanze Protoanemonin, das beim Trocknen in unbekanntem Umfang über Anemonin in unwirksame Anemoninsäure übergeht; Triterpensaponine

Wirkung

1 **Shen/Geist beruhigen**

Angst, Nieren-Angst, Unruhe, Nervosität, Menopausensyndrom, Wechseljahrbeschwerden, Klimakterium, Hitzewallungen, Insomnia, Schlaflosigkeit, Unruhe, Hyperaktivität, Schock, Panikattacke, Herzerkrankungen mit starken mentalen Symptomen, Angst vor drohender Gefahr oder Krankheit

1 **Blut bewegen**

Dysmenorrhö, Menstruationsblutung schmerzhaft, Amenorrhö, Menstruationsblutung ausbleibend, Menstruationsblutung unregelmässig

2 **Qi regulieren und bewegen**

Dysmenorrhö, Menstruationsblutung schmerzhaft durch Qi-Stagnation der Niere, Stress, Überbeanspruchung nervlich, Leber-Qi Stagnation emotional bedingt, PMS, Prämenstruelles Syndrom, Kopfschmerzen, Prostataerkrankungen, Probleme der Fortpflanzungsorgane, Stagnation durch Schock oder Kraftlosigkeit

2 **Hitze eliminieren und Toxine ausleiten**

Atemwegsentzündung, Iritis, Regenbogenhautentzündung, Skleritis, Augenentzündung, Katarakt, Grauer Star, Augenlinsentrübung, Glaukom, Grüner Star, Otitis media, Mittelohrentzündung, Magenentzündung, Darmentzündung, Colitis, Enteritis, Uterusentzündung, Zystitis, Blasenentzündung, Neuralgie, Magenerkrankungen, Darmerkrankungen, Zahnschmerzen, Obstipation, Verstopfung und Durchfall abwechslungsweise, Diarrhö, Schmerzen, Mumps, Masern

Vorsicht: Wegen der toxischen Eigenschaft sollte Pulsatilla vulgaris nur in prozessierter Form, z.B. spagyrisch, verabreicht werden. Nicht während der Schwangerschaft anwenden.

Quercus robur
Stieleiche

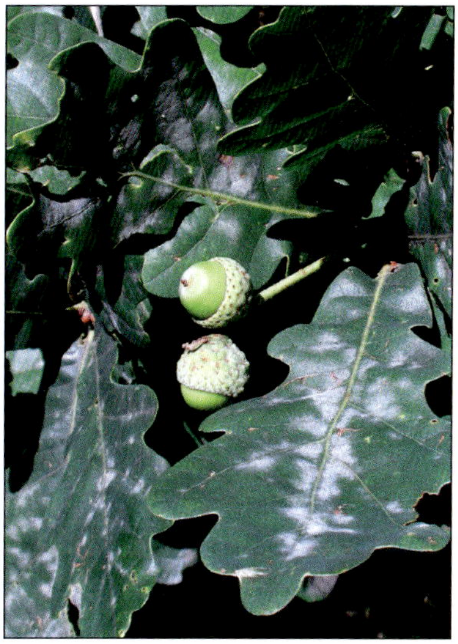

Familie: Fagaceae, Buchengewächse

Herkunft: Heimisch in Europa, Kleinasien und den Kaukasusländern

Pflanzenteile: Rinde junger Zweige u. Stockausschlägen

Temperatur: neutral, kühl

Geschmack: adstringierend, leicht bitter

Funktionskreis: Magen, Gedärme, Milz, Lunge, Niere

Eigenschaften: adstringierend / zusammenziehend, blutungsstillend, antiseptisch / desinfizierend / keimtötend

Inhaltsstoffe: Bis 20% Gerbstoffe vom Catechin-Typ (vorwiegend oligomere Proanthocyanidine), zum Teil auch Ellagitannine; daneben Triterpene, Beta-Sitosterol

Wirkung

1 Adstringieren

Schwitzen profus, Nachtschweiss, Diarrhö, Durchfall, Blutung, Leukorrhö, Prolaps, Organsenkungen, Uterusprolaps, Analprolaps, Mastdarmvorfall, Hämorrhoiden, Krampfadern, Schnarchen, Gaumenzäpfchen spannungslos, Fisteln, Nykturie, nächtliches Urinieren, Enuresis, Hyperhidrosis, Schwitzen übermässig, Spermatorrhö, Albuminurie, Eiweiss im Urin, Osteoporose, Knochenschwund, äusserlich: Äderchen geplatzt, Zähne locker, Parodontose

1 Blutungen stillen und regulieren

Blutung innere, Darmblutung, Uterusblutung, Blutung kapillar, Hämoptyse, Bluthusten, äusserlich: Hämorrhoiden blutend, Krampfadern, Uterusblutung, Zahnfleischbluten

2 Nässe/Feuchtigkeit und Hitze ausleiten

Enteritis, Colitis, Darmentzündung, Dysenterie, Gastritis, Magenschleimhautentzündung, Ulkus ventriculi, Ulkus duodeni, Colitis ulcerosa, Morbus Crohn, Verdauungstraktentzündung chronisch, Zahnfleischentzündung, Gingivitis, Genitalentzündung, Analentzündung, Leukorrhö, Ausfluss, Fluor vaginalis, Ulkus hartnäckig, Husten chronisch, Mundgeschwür, Ringflechte, Hautgeschwür tief, Schwellung durch Gifte, Veratine-Vergiftung und andere pflanzliche Alkaloid-Vergiftung, Strychninvergiftung, äusserlich: Leukorrhö, Ausfluss (Waschungen), Ausschlag, Psoriasis, Schuppenflechte, Ausschlag, Ekzem juckend schuppend nässend, Dermatitis, Augenentzündung

2 Yin tonisieren

Hyperthyreose, Schilddrüsenüberfunktion

Vorsicht: Bei grossflächigen Hautausschlägen darf keine äusserliche Anwendung erfolgen. Bei fieberhaften und infektiösen Erkrankungen, Herzinsuffizienz der Stadien III und IV, Hypertonie Stadium IV.

Rhamnus frangula
Faulbaum

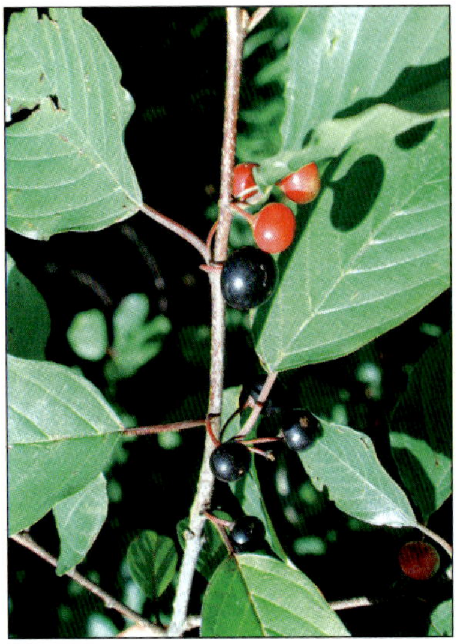

Familie: Rhamnaceae, Kreuzdorngewächse

Herkunft: Heimisch in ganz Europa und Westasien

Pflanzenteile: Rinde von Stamm und Zweigen

Temperatur: kühl

Geschmack: bitter, adstringierend

Funktionskreis: Gedärme, Magen, Leber, Milz, Gallenblase

Eigenschaften: laxierend / abführend, antiabsorbtiv / wasseraufnahmehemmend, reinigend, entgiftend, diuretisch / harntreibend, stoffwechselanregend, blutreinigend

Inhaltsstoffe: In frischem Zustand magenschleimhautreizende Anthron- und Dianthronglykoside, die beim Lagern zu den besser verträglichen Anthrachinonglykosiden wie Glucofranguline und Franguline oxidieren; Peptidalkaloide, Gerbstoffe

Wirkung

1 **Stuhlgang regulieren/abführen**

Obstipation, Verstopfung trocken, Bauch hart geschwollen, Gesichtsrötung, Kopfschmerzen, Enteritis, Darmentzündung, Colitis ulcerosa, Appendizitis, Blinddarmentzündung akut, Hämorrhoiden

2 **Hitze eliminieren und Toxine ausleiten**

Fieber, Toxine (in kleinen Mengen zu Mischungen und heiss trinken), Hauterkrankungen, Ikterus, Gelbsucht, Leberzirrhose, Abszess, Krätze, Arteriosklerose, Stomatitis, Mundschleimhautentzündung, Zahnfleischentzündung, Gingivitis

3 **Qi regulieren und bewegen**

Leber-Qi Stagnation, Flanken geschwollen, Übelkeit, Gallensteine, Cholelithiasis, Adipositas, Übergewicht, Gallenflussstau, Gallenkolik, Leberschwellung

Vorsicht: Nicht während der Schwangerschaft und während der Stillzeit anwenden. Bei Darmverschluss, akut-entzündlichen Erkrankungen des Darmes, Appendizitis und bei Kindern unter 12 Jahren.

Rheum officinale

Rhabarber, echter

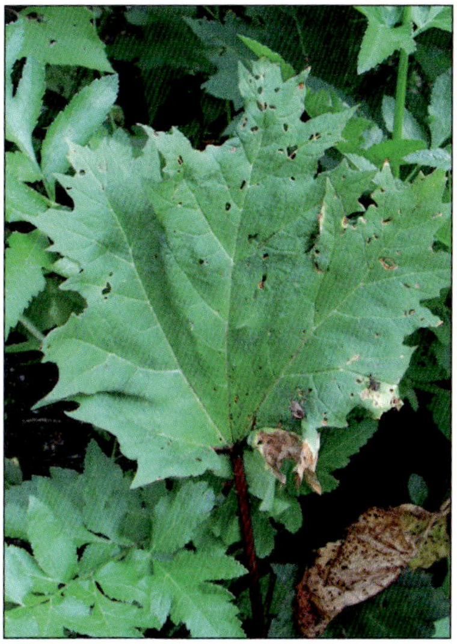

Familie: Polygonaceae, Knöterichgewächse

Herkunft: Heimisch in Nordosttiebet und Nordwestchina, kultiviert in den meisten Teilen der Welt

Pflanzenteile: Wurzel

Temperatur: kühl, kalt

Geschmack: bitter, adstringierend

Funktionskreis: Gedärme, Magen, Leber, Herz

Eigenschaften: laxierend / abführend, in kleiner Dosis adstringierend / zusammenziehend, stoffwechselanregend, antibiotisch, vermizid / wurmabtötend, anregend

Inhaltsstoffe: Anthrachinonglykoside mit den Anglykonen Rhein, Rheum-Emodin, Aloe-Emodin, Chrysophanol, Physcion u.a.; Dianthronglykoside wie Sennoside; Gallotanningerbstoffe, Flavonoide, Naphtolglykoside

Wirkung

1 **Stuhlgang regulieren/abführen**

Obstipation, Verstopfung trocken, Bauch hart, Durst

2 **Qi regulieren und bewegen**

Leber-Qi Stagnation, Übelkeit, Flanken geschwollen, Bauch geschwollen, Cholezystitis, Gallenblasenentzündung, Pankreasentzündung, Gallensteine, Cholelithiasis, Ikterus, Gelbsucht, Stuhl hell ungeformt, Flatulenz, Blähungen, Appetitlosigkeit, Gastritis akut

2 **Hitze eliminieren und Feuer reduzieren**

Fieber, Gastritis, Magenschleimhautentzündung, Ulkus, Mundgeruch, Heisshunger, Hypertonie, Bluthochdruck, Hauterkrankungen akut, Blutung

2 **Nässe/Feuchtigkeit und Hitze ausleiten**

Diarrhö, Durchfall, Gastroenteritis (kleine Dosis)

Vorsicht: Nicht während der Schwangerschaft und während der Stillzeit anwenden. Bei Darmverschluss, akut-entzündliche Erkrankungen des Darmes, Appendizitis, abdominale Schmerzen unbekannter Ursache. Bei Kindern unter 12 Jahren.

Rhus aromatica / coriaria L. / glabra

Essigbaum

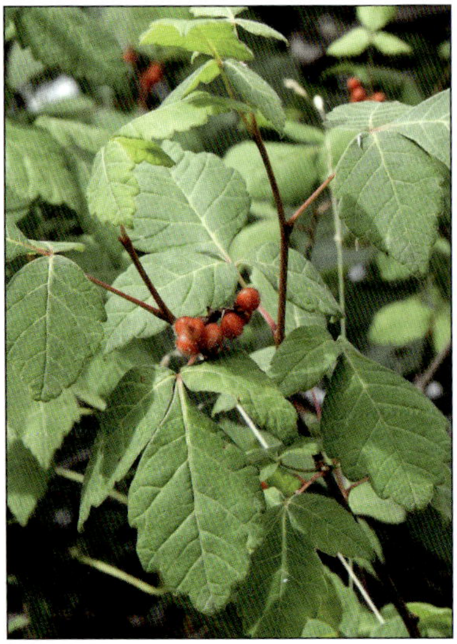

Familie: Anacardiaceae, Anakardiengewächse

Herkunft: Rhus aromatica ist im atlantischen Nordamerika heimisch. Verschiedene Arten der Gattung Rhus wachsen im Mittelmeergebiet; nur die Art R. coriaria liefert jedoch das Sumach-Gewürz. Rh. coriaria kommt wild in Sizilien und dem östlichen und den angrenzenden Gebieten Arabiens und Zentralasiens vor

Pflanzenteile: Tinktur: Wurzelrinde

Temperatur: kalt

Geschmack: sauer, adstringierend

Funktionskreis: Niere, Leber, Gedärme, Uterus

Eigenschaften: adstringierend / zusammenziehend, antiseptisch / desinfizierend / keimtötend, stoffwechselanregend, unterstützt die Zhi Seele

Inhaltsstoffe: Gerbstoffe; Phenolglykoside; ätherisches Öl; Triterpene; verschiedene Steroide

Wirkung

1 Adstringieren

Reizblase, Harninkontinenz, Enuresis nocturna, Bettnässen, Schwitzen profus durch Schwäche, Gebärmutterblutung, Leukorrhö, Ausfluss, Fluor vaginalis, Diarrhö, Durchfall, Hämorrhagie, Blutung, Diarrhö, Diabetes mellitus

2 Hitze eliminieren und Toxine ausleiten

Nephropathie, Nierenerkrankungen, Gonorrhö, Tripper, Fieber ruhelos, Skrofula, Dysenterie

Rosmarinus officinalis
Rosmarin

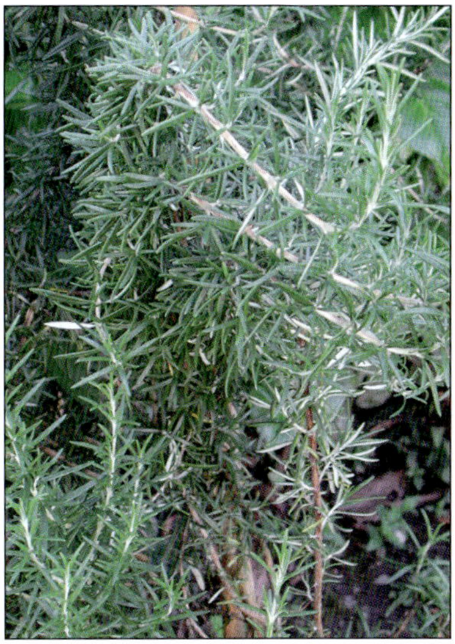

Familie: Lamiaceae, Lippenblütengewächse

Herkunft: Heimisch Im Mittelmeergebiet und Portugal, kultiviert in Südasien, Australien und USA

Pflanzenteile: Blätter

Temperatur: warm

Geschmack: aromatisch, bitter, scharf

Funktionskreis: Herz, Leber, Milz, Magen, Niere, Gedärme

Eigenschaften: stimulierend, auflösend, adstringierend / zusammenziehend, aufbauend, cholagog / galletreibend, choleretisch / lebergallefördernd, Östrogenbildung anregend (Östriol, Östrol, Östradiol, in den Ovarien gebildet)

Inhaltsstoffe: ätherisches Öl vor allem mit Cineol, Campher und Borneol; Verbenon als Geruchsträger; bitter schmeckende Diterpene wie Carnosolsäure, Rosmadial; Triterpensäuren, Lamiaceen-Gerbstoffe wie Rosmarinsäure; Flavonoide

Wirkung

1 Yang tonisieren

tonisiert Herz-Yang, Hypotonie, Bluttiefdruck, Schwäche, kalte Glieder, kalte Extremitäten, Kältegefühl, Herzschwäche, Herzinsuffizienz, Depressionen, Schüchternheit, Müdigkeit, Abgeschlagenheit, Energiemangel, Erschöpfung, Antriebslosigkeit, Schlafsucht, Rekonvaleszenz, Impotenz, Uterus kalt

1 Qi tonisieren

tonisiert Milz-Qi, Magen-Qi, Verdauungsschwäche, Appetitlosigkeit, Stuhl lose, Diarrhö, Durchfall, Flatulenz, Blähungen, Völlegefühl, Kältegefühl, Colitis, Enteritis, Darmentzündung, Anorexie, Magersucht, Depressionen, CFS, Chronic Fatigue Syndrom, Herzschwäche, Hypotonie, Schwindel orthostatischer, Ohnmachtsneigung, Gedächtnisschwäche, Vergesslichkeit, Konzentrationsstörungen, Ich-Wahrnehmung geschwächt, Müdigkeit, Antriebslosigkeit, Adipositas, Übergewicht, Diabetes mellitus, Kopfschmerzen durch Qi- Mangel

2 Qi regulieren und bewegen

Verdauungsbeschwerden nervlich bedingt, Fettunverträglichkeit, Nahrungsmittelunverträglichkeit, Medikamentunverträglichkeit, Lethargie, Apathie, Psychosen, Herzneurose, Depressionen, Dysmenorrhö, Menstruationsblutung schmerzhaft, Migräne, Amenorrhö, Menstruationsblutung ausbleibend, Darmkrämpfe, Magenkrämpfe, Verkrampfung

2 Blut bewegen

Herz-Blut-Stagnation, Sklerose koronare, Blutzirkulation vermindert, Durchblutungsstörungen des Gehirns, Durchblutungsstörungen peripher, Morbus Ménière, Apoplexie, Schlaganfall, äusserlich: Quetschung, Verstauchung, Haarausfall, Haarwuchs schwach, Haarschuppen, Haut welk rissig gealtert, Wunde

▶

◄

3 **Wind-Kälte eliminieren**

Husten, Kälteaversion, Schmerzen, Erkältung, Grippe, Sinusitis

3 **Wind-Kälte/Hitze-Nässe eliminieren (Rheuma/Bi-Syndrom)**

Rheuma, Neuralgie

3 **Schleim-Kälte auflösen**

Fluor vaginalis, Leukorrhö, Ausfluss, Tumore, Schleim, Infertilität durch Schleim

Vorsicht: Nicht während der Schwangerschaft anwenden.

Rubus idaeus
Himbeere

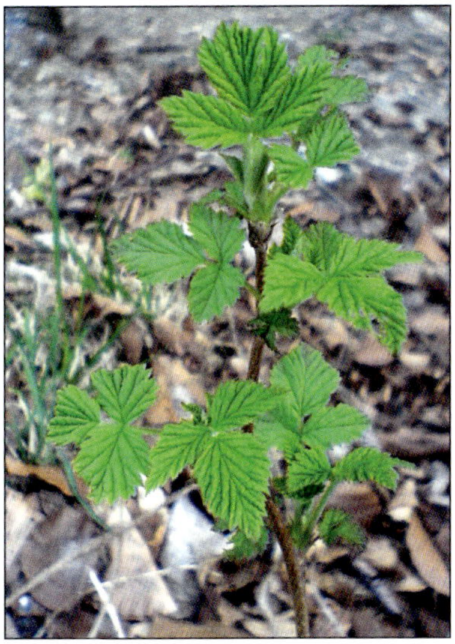

Familie: Rosaceae, Rosengewächse

Herkunft: Heimisch in Europa, kulitviert in den gmässigten Zonen der ganzen Welt

Pflanzenteile: Blätter

Temperatur: neutral

Geschmack: bitter, adstringierend

Funktionskreis: Gedärme, Uterusmenziehend, leicht stoffwechselanregend, geburtfördernd, antiinflammatorisch / entzündungshemmend, diaphoretisch / schweisstreibend

Inhaltsstoffe: Blätter: Gerbstoffe vom Gallus- und Ellagsäuretyp, Flavonoide, Fruchtsäuren. Früchte: Mineralstoffe, Vitamine, Fruchtsäuren, Farbstoffglykoside, Aromastoffe aus etwa 100 Komponenten

Wirkung

1 **Adstringieren**

Leukorrhö, Diarrhö, Durchfall, Dysenterie, Hämorrhoiden blutend

1 **Blutungen stillen und regulieren**

Hypermenorrhö, Menstruationsblutung stark, Hämorrhoiden blutend

1 **Qi regulieren und bewegen**

Geburtsunterstützung, Geburt verlangsamt, Geburtsvorbereitung, Menstruationsblutung unregelmässig

2 **Hitze eliminieren und Toxine ausleiten**

äusserlich: Schleimhautentzündung, Augenbindehautentzündung, Stomatitis, Mundschleimhautentzündung, Pharyngitis, Rachenentzündung, Mundgeschwür, Halsentzündung, Gastritis, Magenschleimhautentzündung, Darmentzündung, Colitis, Enteritis, Zahnfleischentzündung, Gingivitis, Zähne locker, Parodontose

Vorsicht: Nicht in den ersten Schwangerschaftsmonaten anwenden.

Rumex crispus
Krauser Ampfer

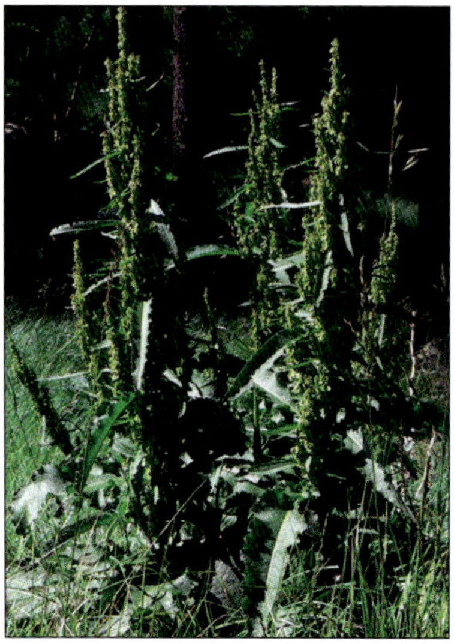

Familie: Polygonaceae, Knöterichgewächse

Herkunft: Heimisch in Eurpa und Afrika

Pflanzenteile: unterirdsche Teile

Temperatur: kühl

Geschmack: adstringierend, leicht bitter

Funktionskreis: Leber, Gedärme

Eigenschaften: stoffwechselanregend, cholagog / galletreibend, adstringierend / zusammenziehend, laxierend / abführend, blutbildend

Inhaltsstoffe: In den unterirdischen Organen Anthranoide, Naphtalenderivate, Gerbstoffe, in den kautigen Teilen Oxalate und freie Oxalsäure

Wirkung

1 **Blut tonisieren**

Anämie, Blutmangel, Eisenmangel

2 **Hitze eliminieren und Toxine ausleiten**

Urtikaria, Nesselfieber, Ekzem, Ausschlag, Dermatitis, Psoriasis, Schuppenflechte, Hauterkrankungen, Hitzesymptomatik der Leber, Gallenblasenerkrankungen

3 **Stuhlgang regulieren/abführen**

Obstipation, Verstopfung trocken (wirkt leicht abführend; ist sanfter als Rhabarber)

3 **Blutungen stillen und regulieren**

Lungenblutung, Hämorrhoiden, Hämorrhoiden blutend

3 **Wind-Kälte/Hitze-Nässe eliminieren (Rheuma/Bi-Syndrom)**

Rheuma

Ruta graveolens

Feldraute

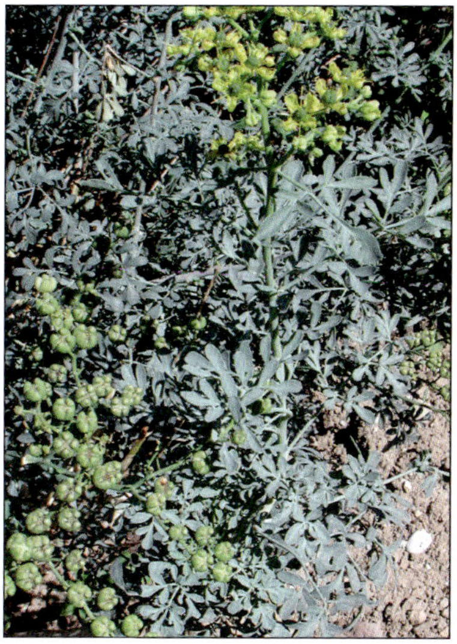

Familie: Rutaceae, Rautengewächse

Herkunft: Heimisch im Balkan, Siebenbürgen, Ober- und Mittelitalien, kultiviert in den Südalpen, Südfrankreich und Spanien

Pflanzenteile: oberirdische Teile

Temperatur: warm, neutral, kühl

Geschmack: bitter, leicht aromatisch, leicht scharf

Funktionskreis: Niere, Leber, Herz, Uterus, Milz, Gedärme, Lunge, Chong Mai

Eigenschaften: phototoxisch, emmenagog / menstruationsfördernd, spasmolytisch / krampflösend, sedierend / beruhigend, entschleimend, zerteilend, abortiv / schwangerschatfsabbrechend, cholagog / galletreibend, choleretisch / lebergallefördernd, entgiftend

Inhaltsstoffe: Ätherisches Öl u. a. mit Methyl-n-nonylketon; Flavonoide, vor allem Rutin; Furocumarine wie Bergapten und Psoralen; etwa 40 Alkaloide: Chinoline, Chinazoline (z. B. Dictamnin), Cinoline und Acridone

Wirkung

1 Blut bewegen

Amenorrhö, Menstruationsblutung ausbleibend, Gleichgewichtsstörungen, Hypertonie, Bluthochdruck, Multiple Sklerose, Angina pectoris, Palpitationen, Hämorrhoiden, Bluterguss, Hämatom, Verrenkung, Zerrung, Verstauchung, Prellung, Schwellung nach Verletzung, Blutzirkulation vermindert, Durchblutungsstörungen, Gangrän, Schwindel, Tinnitus, Arteriosklerose, Augentrockenheit, Augendurchblutung schlechte, Sehschwäche, Linsentrübung, Geburt verlangsamt, Nachgeburt austreibend, äusserlich: Ohrenschmerzen (Blätter in Öl einlegen; einträufeln ins Ohr)

1 Qi regulieren und bewegen

Oligomenorrhö, Menstruationsblutung verspätet, Hypomenorrhö, Menstruationsblutung schwach, Amenorrhö, Menstruationsblutung ausbleibend, Dysmenorrhö, Menstruationsblutung schmerzhaft, PMS, Prämenstruelles Syndrom, PMS-Kopfschmerzen, Geburt verlangsamt, Bänder verkürzt, Krämpfe, Muskelkrämpfe, Fazialisparese, Rheuma, Kolik mit nervöser Spannung, Schwindel, Gebärmuttermuskulaturschwäche, Gallenflussstau

1 Shen/Geist beruhigen

Insomnia, Schlaflosigkeit, Alpträume, Palpitationen, Angst, Anspannung nervlich, Nervosität, Hysterie, Epilepsie

2 Qi tonisieren

Flatulenz, Blähungen, Verdauungsschwäche, Appetitlosigkeit, Ödeme, Hydrops

2 Hitze eliminieren und Toxine ausleiten

Toxine, Pilzvergiftung, Ausschlag, Ekzem, Dermatitis, Furunkel, Karbunkel

▶

◀

3 **Schleim-Kälte auflösen**

Atemnot, Dyspnö, Bronchitis, Husten mit zähem Schleim, Ohrenschmerzen, Epilepsie, Schwindel, Magenschleim, Schleim im Verdauungstrakt, Nierengries, Nephrolithiasis, Nierensteine, Anurie, Harnverhalten

Vorsicht: Nicht während der Schwangerschaft anwenden.

Salix nigra

Weide, schwarze

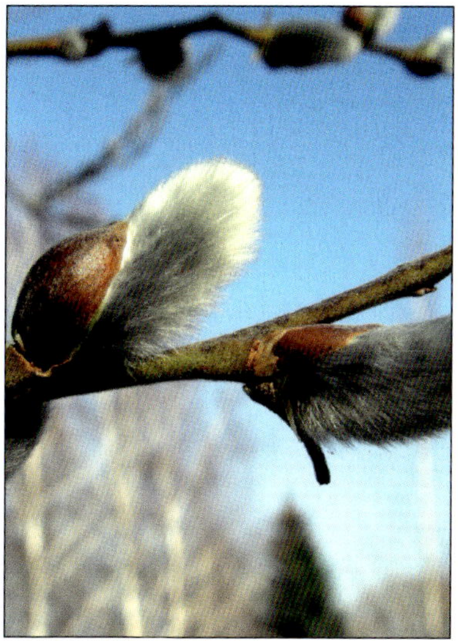

Familie: Salicaceae, Weidengewächse

Herkunft: Heimisch in Mittel- und Südeuropa

Pflanzenteile: Rinde

Temperatur: kalt

Geschmack: bitter, adstringierend

Funktionskreis: Leber, Niere, Herz, Lunge

Eigenschaften: stoffwechselanregend, analgetisch / schmerzstillend, antipyretisch / fiebersenkend, diuretisch / harntreibend, antiinflammatorisch / entzündungshemmend, antiseptisch / desinfizierend / keimtötend, adstringierend / zusammenziehend, anthelminthisch / gegen Würmer

Inhaltsstoffe: Phenolglykoside; Gerbstoffe; Flavonoide

Wirkung

1 **Hitze eliminieren und Feuer reduzieren**

Fieber wiederkehrend, Rekonvaleszenz, Erkrankungen akut, rheumatisches Fieber, Erkältung mit Fieber, Grippe, Angina tonsillaris, Tonsillitis, Mandelentzündung, Zahnschmerzen, äusserlich: Ohrenschmerzen, Nervenentzündung, Kopfhautentzündung schuppig

1 **Hitze eliminieren und Nässe trocknen**

Kopfschmerzen durch Feuchte-Hitze im Gastrointestinaltrakt, Gonorrhö, Eierstockschmerzen, Verdauungsstörungen, Durchfall chronisch, Diarrhö akut, Diarrhö blutig, Ruhr, Amöbenruhr, Dysenterie, Ödeme, Fussschweiss, Hyperhidrosis, Schwitzen übermässig (Bäder), Harnsäurewert erhöht

1 **Hitze eliminieren und Blut kühlen**

Epistaxis, Nasenbluten, Zahnfleischbluten, Blut im Sputum, Hämatemesis, Bluterbrechen, Darmblutung

2 **Wind-Kälte/Hitze-Nässe eliminieren (Rheuma/Bi-Syndrom)**

Rheuma, Gicht, Gelenkrheuma, Arthritis, rheumatisches Fieber, Neuralgie, Trigeminusneuralgie

2 **Shen/Geist beruhigen**

Unruhe, Nervosität, Insomnia, Schlaflosigkeit aufgrund unbefriedigender Sexualität (Tee aus den Kätzchen),

Vorsicht: Nicht während der Schwangerschaft anwenden. Überempfindlichkeit gegen Salicylate.

Salvia officinalis

Salbei

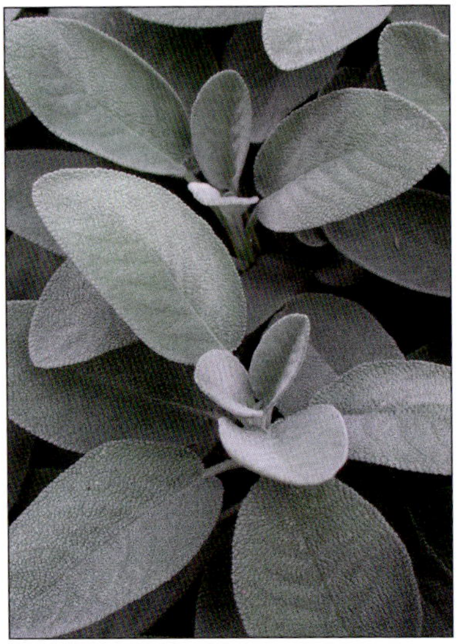

Familie: Lamiaceae, Lippenblütengewächse

Herkunft: Heimisch im Mittelmeerraum, kultiviert in ganz Europa und Nordamerika

Pflanzenteile: Blätter

Temperatur: warm, neutral, kühl

Geschmack: aromatisch, bitter, scharf

Funktionskreis: Lunge, Herz, Leber, Uterus, Gallenblase, Niere, Gedärme

Eigenschaften: verdauungsfördernd, carminativ / blähungs- und gärungswidrig, Schweissbildung hemmend, stimulierend, spasmolytisch / krampflösend, sedierend / beruhigend, antimikrobiell, antiseptisch / desinfizierend / keimtötend, antiinflammatorisch / entzündungshemmend, granulationsfördernd / wundheilend, adstringierend / zusammenziehend, obstipierend / durchfallhemmend, milchflusshemmend, cholagog / galletreibend, choleretisch / lebergallefördernd, Östrogenbildung anregend (Östriol, Östrol, Östradiol, in den Ovarien gebildet), Progesteronbildung anregend, Insulinbildung anregend

Inhaltsstoffe: Ätherisches Öl mit hohem Thujon- (33-60%) und geringerem Cineol- (Eucalyptol-) und Camphergehalt; Lamiaceen-Gerbstoffe wie Rosamarinsäure; Diterpen-Bitterstoffe wie Carnosol; Triterpene, Flavonoide

Wirkung

1 **Wind-Hitze eliminieren**

Halsentzündung (gurgeln), Laryngitis, Pharyngitis, Heiserkeit, Erkältung, Rhinitis, Nasenschleimhautentzündung, Sinusitis, Bronchitis, Angina tonsillaris, Tonsillitis, Mandelentzündung, Lungenkatarrh, Husten

1 **Wind-Kälte eliminieren**

Erkältung, Rhinitis, Nasenschleimhautentzündung, Sinusitis, Bronchitis, Husten, Asthma, Schleim wässrig bis weiss, Gliederschmerzen, Kopfschmerzen

1 **Adstringieren**

Nachtschweiss, Schwitzen am Tag übermässig, Handschweiss, Kopfschweiss (äth. Öl; Spagyrik; Salbeiblütenessig einreiben), Leukorrhö, Ausfluss, Fluor vaginalis, Milchfluss übermässig, Abstillprobleme, Diarrhö chronisch, Durchfall chronisch

1 **Hitze eliminieren, die durch Yin-Mangel verursacht wird**

Wechseljahrbeschwerden, Klimakterium, Menopausensyndrom, Hitzewallungen, Nachtschweiss, Schwitzen in der Pubertät (äth. Öl; Spagyrik), Unruhe, Nervosität, Spannung nervlich bedingt, CFS, Chronic Fatigue Syndrom, Kopfschmerzen, Hyperthyreose, Schilddrüsenüberfunktion, Östrogenmangel, Unfruchtbarkeit, Infertilität, Neurasthenie, Nervenschwäche, sexuelle Begierde übermässig, Haarausfall (äusserlich)

2 **Qi regulieren und bewegen**

Gallenflussstau, Menstruationsblutung unregelmässig, Dysmenorrhö, Menstruationsblutung schmerzhaft, Amenorrhö, Menstruationsblutung ausbleibend, PMS, Prämenstruelles Syndrom, Kopfschmerzen, Muskelkrämpfe, Abdominalspasmen, Bauchkrämpfe, psychosomatische Herzbeschwerden, Palpitationen, Angst, Unruhe, Hypotonie, Bluttiefdruck, Geburt verlangsamt, Nachgeburt austreibend

3 **Schleim-Hitze auflösen**

Husten mit Schleim, Bronchitis, Asthma bronchialee

3 **Qi tonisieren**

tonisiert Wei-Qi, tonisiert Lungen-Qi, tonisiert Milz-Qi, tonisiert Nieren-Qi, Autoimmunerkrankungen, Infektionskrankheit rezidivierend, Schwitzen profus bei geringer Anstrengung, Dyspnö, Atemnot, Atemwegserkrankungen chronisch, Flatulenz, Blähungen, Verdauungsschwäche, Borborygmus, Bauchgurgeln, Appetitlosigkeit, Diabetes mellitus, Adipositas, Übergewicht, Diarrhö, Durchfall, Stuhl breiig, Müdigkeit, Abgeschlagenheit, Energiemangel, Erschöpfung, Blasenschwäche, Impotenz, Frigidität, Zystitis, Blasenentzündung chronisch mit häufigem Harndrang, Fluor vaginalis, Leukorrhö, Ausfluss

Vorsicht: Nicht während der Schwangerschaft und Stillzeit anwenden.

Sambucus nigra

Holunder, schwarzer

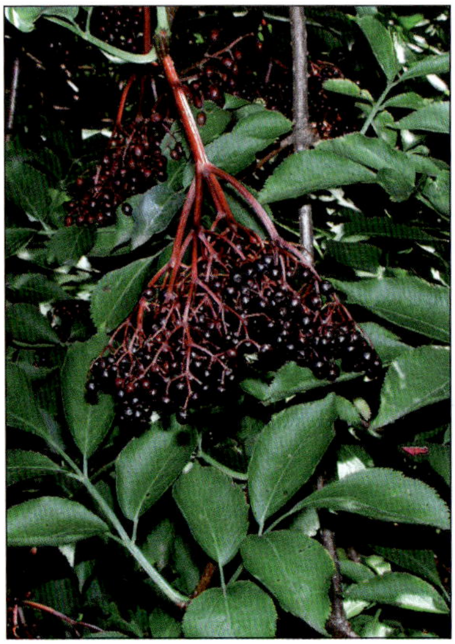

Familie: Caprifoliaceae, Geissblattgewächse

Herkunft: Heimisch in ganz Europa

Pflanzenteile: Blüten

Temperatur: kühl

Geschmack: scharf, leicht bitter

Funktionskreis: Lunge, Niere, Blase

Eigenschaften: diaphoretisch / schweisstreibend, anregend, stoffwechselanregend, entgiftend, blutreinigend, blutungsstillend, antiinflammatorisch / entzündungshemmend, erweichend, diuretisch / harntreibend, spasmolytisch / krampflösend, antimykotisch / wirksam gegen Pilzinfektionen, sekretolytisch / schleimlösend

Inhaltsstoffe: Blüten: Flavonoide, ätherisches Öl, Kaffeesäurederivate, Gerbstoffe, Schleim Früchte: Flavonoide, Anthocyane wie Sambucin, Vitamine, Fruchtsäuren, in den Samen Blausäureglykoside wie Sambunigrin. Blätter und Rinde enthalten diese Glykoside in weit höherer Konzentration

Wirkung

1 **Wind-Hitze eliminieren**

Erkältung, Grippe, Fieber, Schnupfen, Rhinitis, Nasenschleimhautentzündung allergisch, Heuschnupfen, Bronchitis, Husten, Augenentzündung, Konjunktivitis, Bindehautentzündung, Halsschmerzen, Heiserkeit, Kehlkopfentzündung, Luftröhrenkatarrh, Gelenkentzündung, Gürtelrose, Herpes simplex

2 **Hitze eliminieren und Blut kühlen**

Akne, Abszess, Ekzem, Ausschlag, Dermatitis, Erysipel, Wundrose, Furunkel, Hautentzündung, Insektenstich, Pruritus, Juckreiz, Wundheilung schlecht

2 **Schleim-Hitze auflösen**

Sinusitis, Nebenhöhlenentzündung, Tubenkatarrh mit Hörschwäche, Ohrenschmerzen, Atemwegserkrankungen, Asthma bronchiale, Angina pectoris, Arteriosklerose, Zystitis, Blasenentzündung

2 **Sommerhitze eliminieren**

Sonnenbrand

3 **Qi tonisieren**

Abwehrschwäche, Infektanfälligkeit, Immunschwäche, Flatulenz, Blähungen, Cellulite, Ödeme, Füsse geschwollen, Fussschweiss, Adipositas, Übergewicht, Diabetes mellitus, Müdigkeit, Abgeschlagenheit, Energiemangel, Erschöpfung, Kreislaufschwäche, Leberfunktion vermindert, Niereninsuffizienz, Nierenfunktion vermindert, Hämorrhoiden

3 **Wind-Kälte/Hitze-Nässe eliminieren (Rheuma/Bi-Syndrom)**

Gicht, Ischias, Rheuma, Arthritis, Kniegelenkentzündung, Knieschmerzen, Neuralgie, Hexenschuss

Sanguinaria canadensis
Blutwurz, kanadische

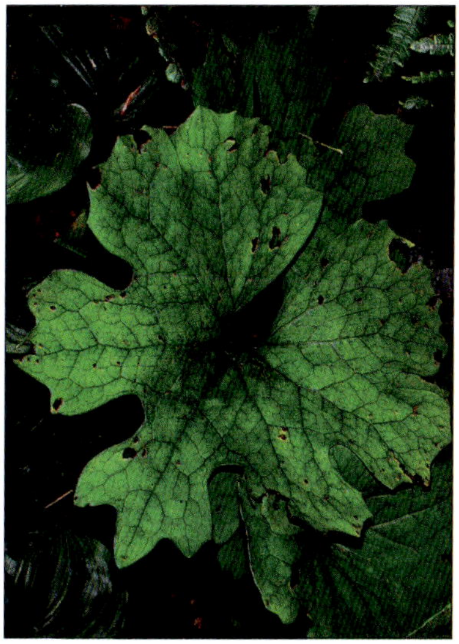

Familie: Papaveraceae, Mohngewächse

Herkunft: Heimisch im Nordosten Nordamerikas

Pflanzenteile: Wurzel

Temperatur: warm

Geschmack: bitter, scharf

Funktionskreis: Lunge, Herz, Leber

Eigenschaften: leicht toxisch, sekretolytisch / schleimlösend, expectorierend / auswurffördernd, spasmolytisch / krampflösend, stoffwechselanregend, stimulierend, diuretisch / harntreibend, antipyretisch / fiebersenkend, sedierend / beruhigend, in grosser Dosis emetisch / brechreizfördernd

Inhaltsstoffe: Isochinolinalkaloide; Berberin, Coptisin; Protopin, alpha- und beta-Allocryptopin; Harze; Stärke

Wirkung

1 **Schleim-Kälte auflösen**

Bronchitis chronisch, Sinusitis, Laryngitis, Halsentzündung, Asthma bronchiale mit Schleim, Krupp, Pneumonie, Lungenentzündung, Atemwegserkrankungen, Depressionen, äusserlich: Pilzerkrankungen, Candida albicans, Virenerkrankungen der Haut, Fusspilz, Warzen, Ekzem, Ausschlag, Tumore, Krebs, Hauterkrankungen

1 **Qi regulieren und bewegen**

Pertussis, Keuchhusten, Asthma bronchiale, Krupp, Herz-Qi Stagnation, Lungen-Qi Stagnation

Vorsicht: Nicht während der Schwangerschaft und Stillzeit anwenden. Bei Glaukom, Grüner Star.

Sanguisorba officinalis

Wiesenknopf, grosser

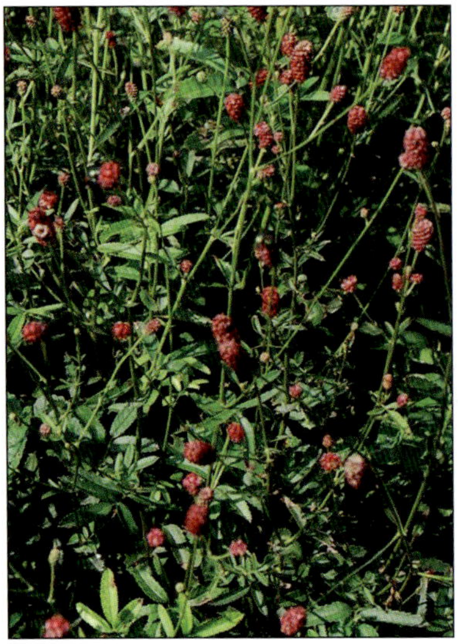

Familie: Rosaceae, Rosengewächse

Herkunft: Heimisch im nördlichen gmässigten Europa, in Asien und Nordamerika

Pflanzenteile: oberirdische Teile

Temperatur: kühl

Geschmack: abstringiernd, bitter

Funktionskreis: Gedärme, Uterus, Leber

Eigenschaften: blutungsstillend, adstringierend / zusammenziehend, antibakteriell, antiinflammatorisch / entzündungshemmend, diuretisch / harntreibend, analgetisch / schmerzstillend, tonisierend

Inhaltsstoffe: Gerbstoffe (Ellagitannine), Triterpenglykoside, darunter Sanguisorbin, Flavonoide

Wirkung

1 **Blutungen stillen und regulieren**

Blutung, Hypermenorrhö, Menstruationsblutung stark im Klimakterium, Gebärmutterblutung, Myomblutung, Colitis, Enteritis, Darmentzündung, Darmblutung, Dysenterie, Diarrhö, Oligurie, Urinieren vermindert, Phlebitis, Venenentzündung, Varizen, Krampfadern, äusserlich: Hämorrhoiden blutend, Wunde

1 **Hitze eliminieren und Toxine ausleiten**

Diarrhö, Durchfall bakteriell, Virusenteritis, Ruhr, Stomatitis, Mundschleimhautentzündung, Pharyngitis, Rachenentzündung, Angina tonsillaris, Tonsillitis, Mandelentzündung, Fieber, Gastritis, Magenschleimhautentzündung, Colitis, Enteritis, Darmentzündung, Wundheilung schlecht, äusserlich: Hauterkrankungen chronisch, Furunkel, Ekzem, Ausschlag, Dermatitis, Verbrennung

Satureja hortensis
Bohnenkraut

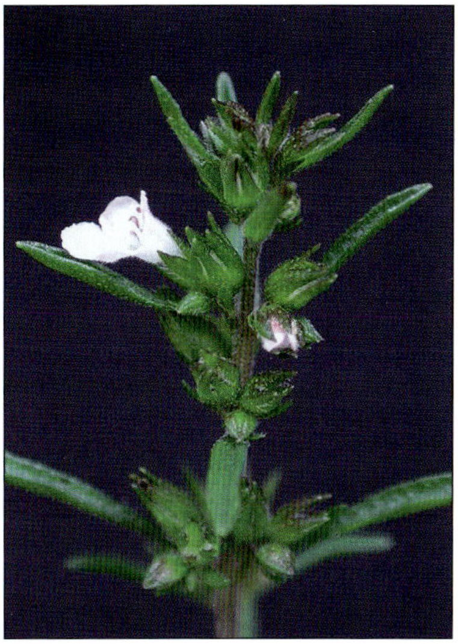

Familie: Lamiaceae, Lippenblütengewächse

Herkunft: Heimisch im Mittelmeergebiet, Nahen Osten, in West-Asien und Nordamerika

Pflanzenteile: oberirdische Teile

Temperatur: warm

Geschmack: scharf, leicht bitter

Funktionskreis: Lunge, Magen, Leber, Niere

Eigenschaften: diaphoretisch / schweisstreibend, carminativ / blähungs- und gärungswidrig, stimulierend, emmenagog / menstruationsfördernd, Androgenbildung anregend, Testosteronbildung anregend

Inhaltsstoffe: Ätherisches Öl mit Carvacrol und Cymol als Hauptkomponenten, ferner Thujen, Myrcen, Thymol u. a. Monoterpene; Lamiaceen-Gerbstoff wie Rosmarinsäure

Wirkung

1 **Wind-Kälte eliminieren**

Erkältung, Grippe, Lungenschleim zäh, Brustenge, Bronchitis, Asthma, Keuchen, Schwitzen ausbleibend

2 **Inneres/Li erwärmen**

Verdauungsschwäche, Darmkrämpfe, Flatulenz, Blähungen, Magenschmerzen, Gastralgie

2 **Yang tonisieren**

tonisiert Nieren-Yang, Lumbago, sexuell uninteressiert, Impotenz, Infertilität, Unfruchtbarkeit, Schock, Ohnmacht, Kollaps, Koma, Gehirnerschütterung, Epilepsie, Depressionen

3 **Qi regulieren und bewegen**

Oligomenorrhö, Menstruationsblutung verspätet, Dysmenorrhö, Menstruationsblutung schmerzhaft, Menstruationsblutung stoppend, Amenorrhö, Menstruationsblutung ausbleibend, Hypermenorrhö, Menstruationsblutung schwach

Scrophularia nodosa

Braunwurz, knotige

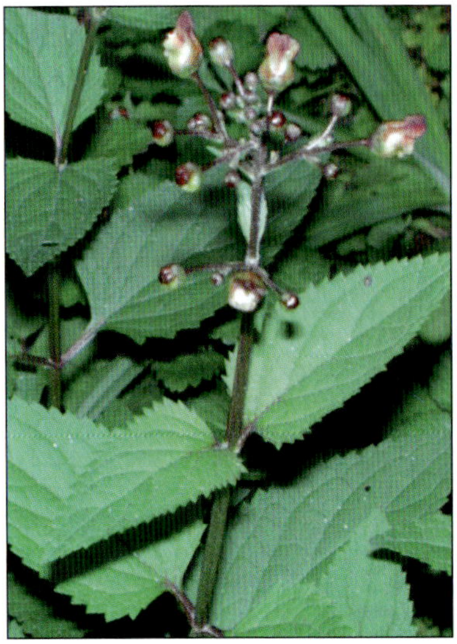

Familie: Scrophulariaceae, Rachenblütengewächse

Herkunft: Heimisch in Europa, Mittelasien und Nordamerika

Pflanzenteile: ganze Pflanze, Wurzel

Temperatur: kühl

Geschmack: leicht bitter

Funktionskreis: Lunge, Leber, Niere

Eigenschaften: schleimhautreizungsmildernd, sekretolytisch / schleimlösend, stoffwechselanregend, analgetisch / schmerzstillend, stimuliert das Lymphsystem

Inhaltsstoffe: Iridoide wie Aucubin und Harpagid; Flavonoide, Gerbstoffe, Saponine

Wirkung

1 **Hitze eliminieren und Blut kühlen**

Wurzel: Blutung während hohem Fieber, Psoriasis, Schuppenflechte, Ekzem, Ausschlag, Lebererkrankungen, äusserlich: Wunde, Verbrennung, Hämorrhoiden schmerzhaft heiss, Geschwür

1 **Hitze eliminieren und Toxine ausleiten**

Ekzem, Ausschlag, Dermatitis, Akne, Hauterkrankungen verschiedenster Art, Lymphdrüsenentzündung, Mastitis, Brustdrüsenentzündung, Abszess, Furunkel, Karbunkel, Erysipel, Wundrose, Pilzerkrankungen der Haut, Candida albicans, Hautparasiten

2 **Yin tonisieren**

Wurzel: Diabetes mellitus, Skrofula, TBC, Tuberkulose der Halslymphknoten, Krankheiten schwächende, Fieber kontinuierlich leicht, Durst, Mundgeschwür, Zungengeschwür, Nervosität, Insomnia, Schlaflosigkeit

2 **Schleim-Hitze auflösen**

Tumore, Lymphdrüsenschwellung, Lymphgeschwür

2 **Hitze eliminieren, die durch Yin-Mangel verursacht wird**

Halsentzündung

3 **Nässe/Feuchtigkeit und Hitze ausleiten**

Struma, Kropf, Nephritis, Nierenentzündung, Arthritis

Vorsicht: Nicht während der Schwangerschaft und Stillzeit anwenden. Bei Herzproblemen und Diabetes.

Scutellaria lateriflora

Helmkraut

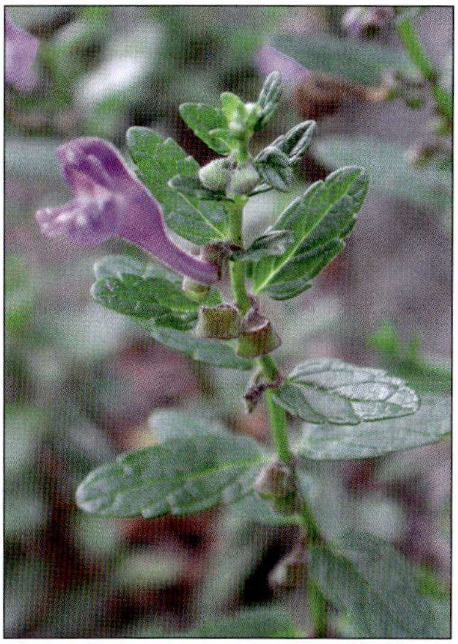

Familie: Lamiaceae, Lippenblütengewächse

Herkunft: Heimisch in Nordamerika, kultiviert in Europa

Pflanzenteile: oberirdische Teile

Temperatur: neutral, kühl

Geschmack: bitter

Funktionskreis: Herz, Leber, Niere

Eigenschaften: antipyretisch / fiebersenkend, sedierend / beruhigend, spasmolytisch / krampflösend, sedierend / beruhigend, antiinflammatorisch / entzündungshemmend, nierenanregend

Inhaltsstoffe: Iridoide; Flavonoide; ätherisches Öl; Gerbstoffe

Wirkung

1 **Shen/Geist beruhigen**

Nervosität, Anspannung nervlich, Nervenkrankheit, Zentralnervensystemstörungen, Reizbarkeit, Insomnia, Schlaflosigkeit, Hysterie, Angst, Panikattacke, Epilepsie, Fieber, Schüttelfrost

2 **Qi regulieren und bewegen**

PMS, Prämenstruelles Syndrom, Brustschmerz, Dysmenorrhö, Menstruationsblutung schmerzhaft, Oligomenorrhö, Menstruationsblutung verspätet, Spannung nervlich bedingt, Reizbarkeit, Kopfschmerzen, Muskelzuckung, Suchtentzug, Barbituraten-Entzug, Tranquillizer-Entzug

Vorsicht: Nicht während der Schwangerschaft anwenden.

Selenicereus grandiflorus

Königin der Nacht

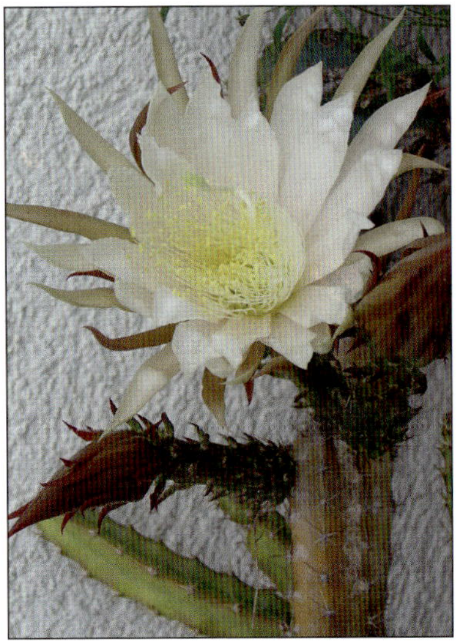

Familie: Cactaceae, Kakteengewächse

Herkunft: Diese Pflanze ist in Mittelamerika heimisch und wird vorallem in Mexico kultiviert

Pflanzenteile: Stengel und Blüte

Temperatur: warm

Geschmack: bitter

Funktionskreis: Herz, Perikard, Niere

Eigenschaften: sedierend / beruhigend, herzstimulierend, diuretisch / harntreibend

Inhaltsstoffe: Flavonoide; Betacyane

Wirkung

1 **Shen/Geist beruhigen**

Gehirnerkrankungen, Verwirrtheit mental, Angst

1 **Yang tonisieren**

Herzschwäche, Herzmuskelschwäche, Herzinsuffizienz, Palpitationen, Herzklopfen, Tachykardie, Herzrasen, Herzrhythmusstörungen, Carditis, Pericarditis, Herzbeutelentzündung, Herzklappenerkrankungen, Herz-Lungen-Erkrankung, Ödeme der Glieder, Wassersucht, Bronchitis chronisch, Dyspnö, Atemnot, Nephropathie, Nierenerkrankungen, Hypertrophie, Hämoptyse, Bluthusten, Blut im Sputum, Sehstörungen, Tinnitus, Exophthalmus, Hervortreten der Augäpfel

2 **Qi regulieren und bewegen**

Erbrechen würgendes, Dysmenorrhö, Menstruationsblutung schmerzhaft, PMS, Prämenstruelles Syndrom, Reizbarkeit, Menstruationsprobleme emotional bedingt

2 **Nässe ausleiten und Diurese fördern**

Zystitis, Blasenentzündung, Reizblase, Prostataerkrankungen, Schleimhautentzündung, Ödeme der Glieder, Aszites, Bauchwassersucht

3 **Wind-Kälte/Hitze-Nässe eliminieren (Rheuma/Bi-Syndrom)**

äusserlich: Gicht, Rheuma

Senna cassia

Sennesblätter

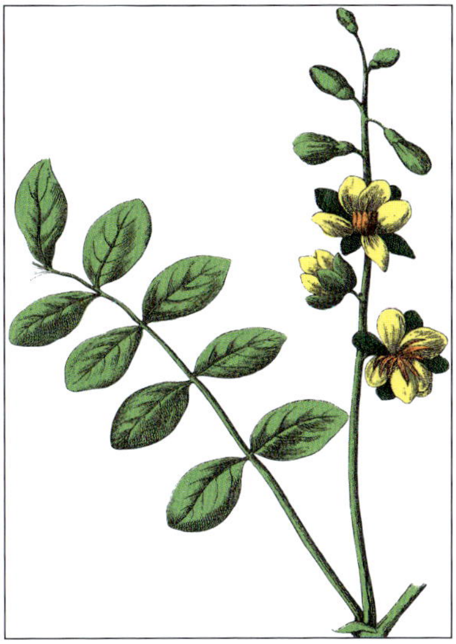

Familie: Caesalpimiaceae, Johannisbrotgewächse

Herkunft: Heimisch in allen topischen und subtropischen Gebieten

Pflanzenteile: Blätter und Früchte

Temperatur: kalt

Geschmack: bitter, süss

Funktionskreis: Gedärme, Leber

Eigenschaften: laxierend / abführend, antiabsorbtiv / wasseraufnahmehemmend

Inhaltsstoffe: Anthracenderivate; Naphthalenderivate

Wirkung

1 **Stuhlgang regulieren/abführen**

Obstipation, Verstopfung chronisch, Verstopfung zeitweise

2 **Qi regulieren und bewegen**

Amenorrhö chronisch, Menstruationsblutung ausbleibend, Spasmen, Pankreasentzündung akut, Cholezystitis, Gallenblasenentzündung, Gastrointestinaltraktblutung, Lebererkrankungen, Ikterus, Gelbsucht

Vorsicht: Nicht während der Schwangerschaft und Stillzeit anwenden. Bei Darmverschluss, akutentzündlichen Erkrankungen des Darmes, Appendizitis.

Serenoa repens
Sägepalme

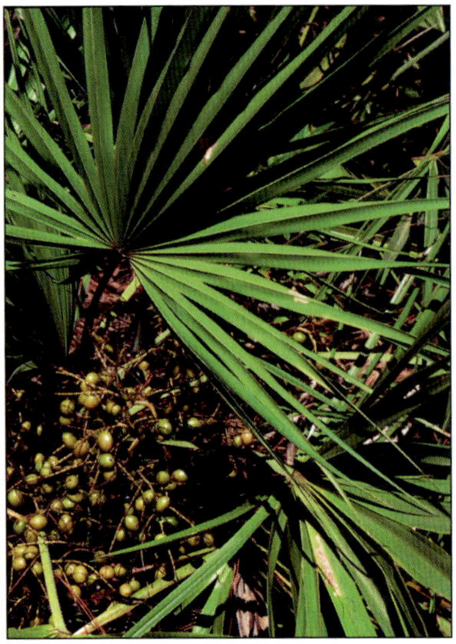

Familie: Arecaceae, Palmengewächse

Herkunft: Heimisch in den küstennahen Regionen Nordamerikas von Süd-Carolina bis Florida und Süd-Kalifornien

Pflanzenteile: Frucht

Temperatur: neutral

Geschmack: süss, etwas sauer

Funktionskreis: Niere, Blase, Milz, Lunge

Eigenschaften: prostatatrop, nährend, schleimhautreizungsmildernd, Androgenbildung anregend, Dihydrotestosteronbildung hemmend, Thyroxinbildung anregend, Progesteron- und Gestagenbildung anregend

Inhaltsstoffe: Steroide; Flavonoide; fettes Öl

Wirkung

1 **Nässe/Feuchtigkeit und Hitze ausleiten**

Prostataerkrankungen, Prostatahyperplasie benigne, Prostataadenom, Prostatahypertrophie, Prostatavergrösserung, Prostatitis, Prostataentzündung, Orchitis, Hodenentzündung, Miktionsstörungen, Reizblase, Zystitis, Blasenentzündung, Atemwegsentzündung, Erkältung, Bronchialkatarrh, Husten, Asthma, Bronchitis, Mastitis, Ausschlag, Ekzem, Dermatitis, Geschwür

2 **Yang tonisieren**

Impotenz, Frigidität, Libido vermindert, Bettnässen

2 **Yin tonisieren**

Schwindsucht, Muskelatrophie, Haarausfall

Silybum marianum
Mariendistel

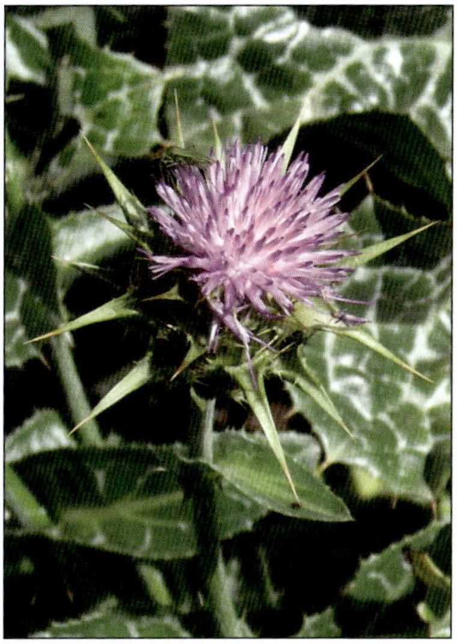

Familie: Asteraceae, Korbblütengewächse

Herkunft: Heimisch in ganz Europa

Pflanzenteile: reife Samen

Temperatur: neutral

Geschmack: bitter

Funktionskreis: Leber, Gallenblase, Milz, Magen

Eigenschaften: adstringierend / zusammenziehend, stoffwechselanregend, blutungsstillend, blutreinigend, galaktagog / milchflussfördernd, Leberheil- und Leberschutzmittel, leberzellregenerierende Wirkung, cholagog / galletreibend

Inhaltsstoffe: In der Fruchtschale der Wirkstoffkomplex Silymarin, ein Gemisch aus mehreren Flavonolignanen mit der Hauptkomponente Silibinin (Silybin). Im Kraut Flavonoide, Sterole, Polyine, Fumarsäure

Wirkung

1 **Yin tonisieren**

Leberzirrhose, Leberzellenschädigung, Leberzellen nährend, Fettleber, Leberschwellung, Leberschmerzen, Leberintoxikation, Bilirubinspiegel vermindert, Knollenblätterpilzvergiftung, Transaminasen-Aktivität geschwächt

1 **Hitze eliminieren und Toxine ausleiten**

Toxine, Leberintoxikation, Leberfunktion vermindert, Ikterus, Gelbsucht, Hepatitis, Leberzirrhose, Gallenflussstau, Gallenkolik, Cholezystitis, Milzleiden, Geschwür, Fieber

1 **Nässe/Feuchtigkeit und Hitze ausleiten**

Cholelithiasis, Gallensteine, Ikterus, Gelbsucht, Hepatitis, Cholezystitis, Gallenblasenentzündung

1 **Qi regulieren und bewegen**

Spannungsgefühl im rechten Oberbauch, Gallenflussstau, Cholagog, Übelkeit, Seitenstechen, Kopfschmerzen, Migräne, Obstipation, Verstopfung, Völlegefühl

2 **Blutungen stillen und regulieren**

Blutung, Hämorrhoiden blutend

2 **Blut bewegen**

Blutklumpen, Menstruationsprobleme, Varizen, Krampfadern

2 **Qi tonisieren**

Dyspeptische Beschwerden, Milzschwellung, Milztumore, Hämorrhoiden, Laktationsmangel, Milchbildungsmangel, Varizen, Krampfadern, Appetitlosigkeit, Flatulenz, Blähungen, Benommenheit, Diarrhö, Durchfall

Sinapis alba

Senf, gelb

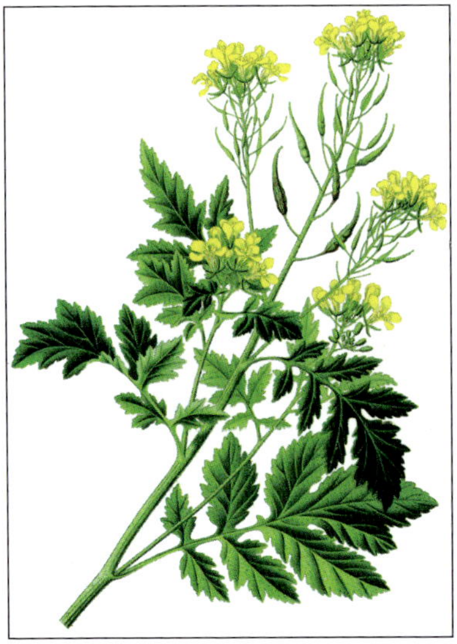

Familie: Brassicaceae, Kreuzblütengewächse

Herkunft: Eingebürgert und verwildert kommt die Pflanze in Europa, Sibirien, Ostasien und Nordamerika vor

Pflanzenteile: Samen

Temperatur: heiss

Geschmack: scharf

Funktionskreis: Lunge, Magen

Eigenschaften: expectorierend / auswurffördernd, carminativ / blähungs- und gärungswidrig, analgetisch / schmerzstillend

Inhaltsstoffe: Glucosinolate wie Sinalbin, beim Pulver der Samen und Anreiben mit warmen Wasser (kein heisses Wasser, Enzyme werden zerstört!) oder Zerkauen das nichtflüchtige Senföl, Phenylpropanderivate: wie Sinapin

Wirkung

1 **Inneres/Li erwärmen**

Verdauungsschwäche, Diarrhö, Durchfall

1 **Schleim-Kälte auflösen**

Lungenschleim, Husten mit Schleim, Bronchialleiden

2 **Wind-Kälte/Hitze-Nässe eliminieren (Rheuma/Bi-Syndrom)**

Rheuma, Weichteilrheuma, Schmerzen, Gelenkschmerzen, Paralyse, Lähmung (äusserliche Anwendung)

Vorsicht: Bei Magen- und Darmgeschwüren. Bei entzündlichen Nierenerkrankungen. Keine Anwendung bei Kindern unter 6 Jahren.

Smilax regelii
Sarsaparille

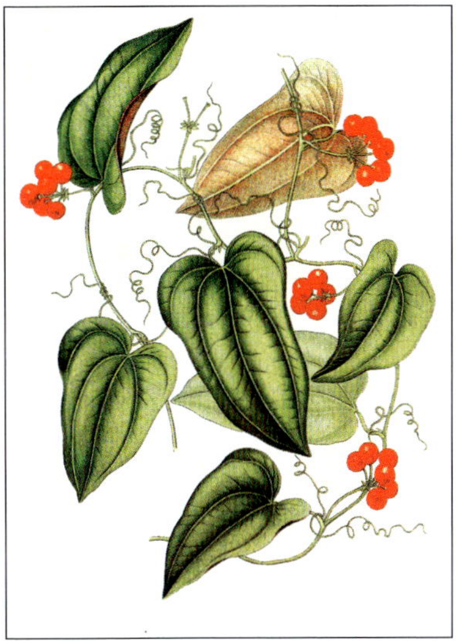

Familie: Liliaceae / Smilacaceae, Liliengewächse / Sesamgewächse

Herkunft: Heimisch in den tropischen und subtropischen Regionen Amerikas Ostasiens und Indiens

Pflanzenteile: Wurzel

Temperatur: kühl

Geschmack: leicht bitter, leicht süss

Funktionskreis: Leber, Niere, Blase

Eigenschaften: diuretisch / harntreibend, diaphoretisch / schweisstreibend, tonisierend, Progesteron- und Gestagenbildung anregend, Androgenbildung anregend, Testosteronbildung anregend

Inhaltsstoffe: Steroidsaponine, Hauptkomponente: Sarsaparillosid, daneben als Spaltprodukt Parillin; Desglucoparillin, Desglucorhamnoparillin, Aglyka Sarsapogenin

Wirkung

1 **Hitze eliminieren und Toxine ausleiten**

Hauterkrankungen, Ausschlag juckend, Ekzem juckend, Dermatitis, Psoriasis, Schuppenflechte, Akne, Schwitzen ausbleibend, Pruritus, Juckreiz, Herpes simplex, Lebererkrankungen chronisch, Nephropathie, Nierenerkrankungen, Gonorrhö, Syphilis, Leukorrhö

2 **Wind-Kälte/Hitze-Nässe eliminieren (Rheuma/Bi-Syndrom)**

Rheuma, Gicht

Solanum dulcamara

Bittersüsser Nachtschatten

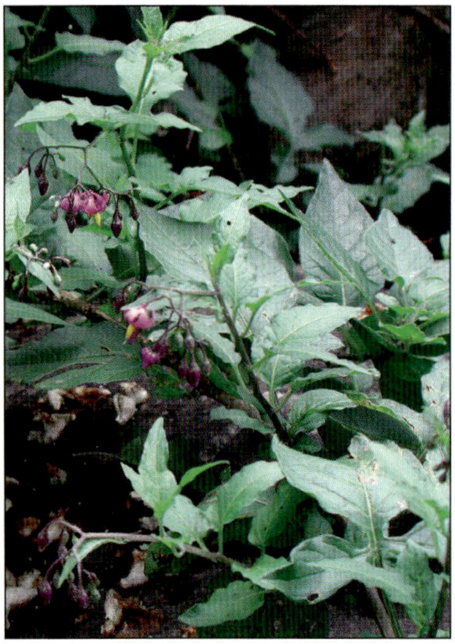

Familie: Solanaceae, Nachtschattengewächse

Herkunft: Europa, Nordafrika, Nord- Westasien, Indien und Nordamerika

Pflanzenteile: Stengel und/oder Blätter

Temperatur: kalt

Geschmack: bitter, süss

Funktionskreis: Leber, Lunge, Magen

Eigenschaften: toxisch, antipyretisch / fiebersenkend, kühlend, blutreinigend, diuretisch / harntreibend, adstringierend / zusammenziehend, spasmolytisch / krampflösend, betäubend, narkotisierend, analgetisch / schmerzstillend, antirheumatisch, antiinflammatorisch / entzündungshemmend, kortisonähnlich, antiallergisch, antimikrobiell, antimykotisch / wirksam gegen Pilzinfektionen, expectorierend / auswurffördernd, sekretolytisch / schleimlösend, gewebeverdichtend, schleimhautreizend

Inhaltsstoffe: Steroidalkaloidglykoside, abhängig von der Herkunft der Droge hauptsächlich mit Glykosiden des Tomatidenols, Soladulcidins oder des Solasodins; Steroidsaponine

Wirkung

1 **Hitze eliminieren und Feuer reduzieren**

Hauterkrankungen, Dermatitis, Ekzem, Ausschlag, Pruritus, Juckreiz, Gerstenkorn, Geschwür, Entzündung, Colitis ulcerosa, Colitis, Enteritis, Darmentzündung, Fieber hohes, Reizbarkeit, Hysterie, Angst, Ikterus, Gelbsucht chronisch, Nasenbluten durch Hitze, Epistaxis

2 **Schleim-Hitze auflösen**

Asthma, Husten, Pertussis, Keuchhusten, Krebs, Übelkeit, Drüsenschwellung, Warzen

2 **Wind-Kälte/Hitze-Nässe eliminieren (Rheuma/Bi-Syndrom)**

rheumatische Entzündungen, Gicht, Neurodermitis, Rheuma

Vorsicht: Wegen der toxischen Eigenschaft sollte Solanum dulcamara nur in prozessierter Form, z.B. spagyrisch, verabreicht werden. Nicht während der Schwangerschaft und Stillzeit anwenden.

Solidago virgaurea
Goldrute

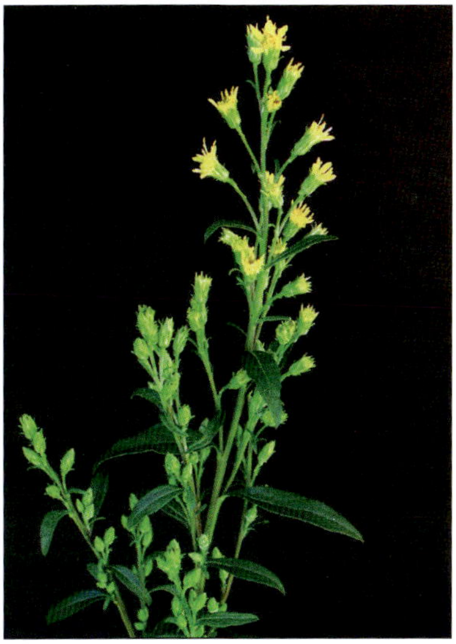

Familie: Asteraceae, Korbblütengewächse

Herkunft: Heimisch in Europa, Asien und Nordamerika

Pflanzenteile: Blüte

Temperatur: kühl

Geschmack: bitter, adstringierend, leicht scharf

Funktionskreis: Niere, Blase, Lunge, Leber

Eigenschaften: adstringierend / zusammenziehend, venentonisierend, obstipierend / durchfallhemmend, antiinflammatorisch / entzündungshemmend, abschwellend, antibakteriell, schwach spasmolytisch / krampflösend, blutreinigend, diuretisch / harntreibend, harnregulierend, granulationsfördernd / wundheilend

Inhaltsstoffe: Triterpensaponine, Flavonoide, Phenolglykoside wie Leiocarposid und Virgaureosid, ätherisches Öl, Dicaffeoylichinasäure

Wirkung

1 Nässe ausleiten und Diurese fördern

Wasserretention, Anurie akut, Oligurie, Urinieren vermindert, Ekzem chronisch, Ausschlag chronisch, Niereninsuffizienz chronisch, Nierenfunktion vermindert, Harnsäurewert erhöht, Cholesterinwert erhöht, Hypertonie, Bluthochdruck, Schweissfüsse, Zystitis, Blasenentzündung, Nephritis, Nierenentzündung, Pyelitis, Pyelonephritis, Nierenbeckenentzündung, Schwangerschaftsnephropathien, Nephrolithiasis, Nierensteine, Nierengries, Prostataadenom, Prostatahyperplasie, Prostatahypertrophie, Prostatavergrösserung, Ödeme, Ödeme in den unteren Extremitäten

1 Nässe/Feuchtigkeit und Hitze ausleiten

Urogenitalentzündung, Urinieren schmerzhaft, Reizblase, Ausschlag nässend, Ekzem nässend

1 Hitze eliminieren und Blut kühlen

Ekzem, Ausschlag, Dermatitis, Psoriasis, Schuppenflechte, Akne, Wundheilung schlecht, Wunde eiternd, Geschwür

2 Schleim-Hitze auflösen

Harnwegsinfekt, Sinusitis, Asthma bronchiale, Pertussis, Keuchhusten, Fluor vaginalis, Leukorrhö, Ausfluss, Colitis, Enteritis, Darmentzündung chronisch, Prostatitis, Prostataentzündung, Morbus Crohn, Hypertonie, Bluthochdruck

2 Qi tonisieren

Diarrhö, Durchfall, Genitalorganschwäche, Nierenparenchymschwäche

2 Wind-Kälte/Hitze-Nässe eliminieren (Rheuma/Bi-Syndrom)

Gicht, Arthritis, harnsaure Diathese

▶

◀

3 **Adstringieren**

Bettnässen, Aszites, Bauchwassersucht, Varizen, Krampfadern, Venenschwäche, Veneninsuffizienz, Kapillarpermeabilität schlecht, Diarrhö, Durchfall

Stachys officinalis
Heilziest

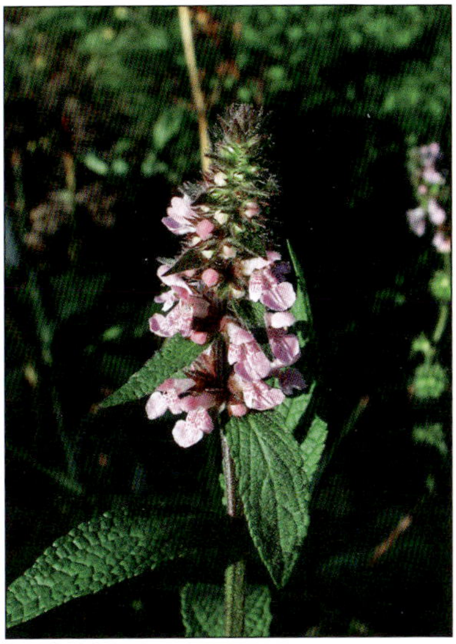

Familie: Lamiaceae, Lippenblütengewächse

Herkunft: Heimisch in Europa, Nordafrika, Westasien auf feuchten Wiesen, Trockenrasen und lichten Wäldern

Pflanzenteile: oberirdische Teile

Temperatur: kalt

Geschmack: süss, bitter

Funktionskreis: Leber, Herz, Lunge

Eigenschaften: sedierend / beruhigend, adstringierend / zusammenziehend, stabilisiert die Wanderseele Hun

Inhaltsstoffe: Gerbstoffe, Diterpenbitterstoffe, die Betaine Betonicin, Stachydrin und Turicin; Flavonoide

Wirkung

1 **Shen/Geist beruhigen**

Nervosität, Kopfschmerzen chronisch, Angst, Hysterie, Insomnia, Schlaflosigkeit, Wanderseele Hun unstabil

1 **Inneren Wind unterdrücken**

Hypertonie, Bluthochdruck, Kopfschmerzen, Migräne, Augenzuckung, Tic, Apoplexie- Prophylaxe, Schlaganfall-Prophylaxe, Epilepsie, neurologische Störungen, Wadenkrämpfe nächtlich, Schwindel drehend, Schwindel schwankend, Gesichtsneuralgie, Fazialisparese, Gesichtslähmung

1 **Hitze eliminieren, die durch Yin-Mangel verursacht wird**

Hitzewallungen, Tinnitus, Hörsturz, Insomnia, Schlaflosigkeit, Alpträume, Nervosität, Reizbarkeit, Unruhe nervlich bedingt

2 **Schleim-Hitze auflösen**

Nephrolithiasis, Nierensteine, Bronchitis mit zähem gelben Schleim, Wundheilung schlecht, Ulkus cruris, Beine offene, Abszess, Furunkel, Schlaganfall-Prophylaxe

2 **Wind-Hitze eliminieren**

Infekt mit Fieber, Grippe, Angina tonsillaris, Tonsillitis, Mandelentzündung, Laryngitis, Gesichtsneuralgie, Fazialisparese, Gesichtslähmung

3 **Qi regulieren und bewegen**

Obstipation, Verstopfung, Dysmenorrhö, Menstruationsblutung schmerzhaft, Amenorrhö, Menstruationsblutung ausbleibend

Vorsicht: Nicht während der Schwangerschaft anwenden.

Stellaria media
Vogelmiere

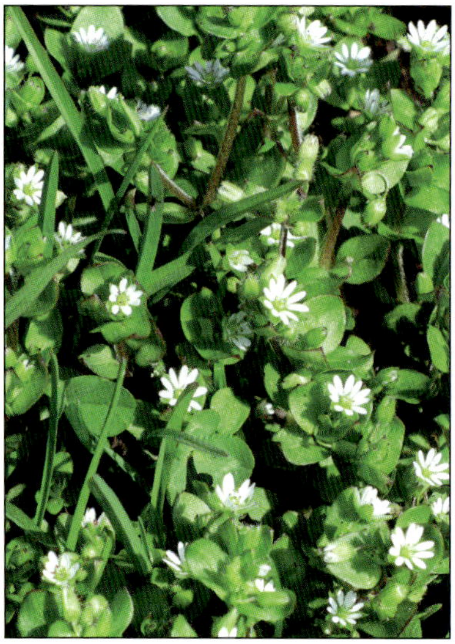

Familie: Caryophyllaceae, Nelkengewächse

Herkunft: Heimisch weltweit als Unkraut

Pflanzenteile: oberirdische Teile

Temperatur: kühl

Geschmack: leicht süss

Funktionskreis: Lunge, Magen, Gedärme, Leber, Herz, Niere

Eigenschaften: hepatotoxisch / lebertoxisch, spasmolytisch / krampflösend, sekretolytisch / schleimlösend, entgiftend, diuretisch / harntreibend, diaphoretisch / schweisstreibend, antiin flammatorisch / entzündungshemmend, sedierend / beruhigend, analgetisch / schmerzstillend, cholagog / galletreibend

Inhaltsstoffe: Mineralbestandteile, vor allem Kalium, Vitamin C, geringe Mengen Rutin

Wirkung

1 **Schleim-Hitze auflösen**

Lungentrockenheit, Lungenschleim zäh, Halsentzündung, Fieber, Magengeschwür, Duodenalulkus, Akne, Furunkel, Karbunkel, äusserlich: Pruritus, Juckreiz, Psoriasis, Schuppenflechte, Lupus erythematodes, Wunde infiziert, Konjunktivitis, Bindehautentzündung, Hepatitis, Gicht, Gelenkentzündung

1 **Hitze eliminieren und Feuer reduzieren**

Fieber, Herpes simplex, Hepatitis, Konjunktivitis, Bindehautentzündung, Lupus erythematodes, Psoriasis, Schuppenflechte, Halsentzündung, Angina tonsillaris, Tonsillitis, Mandelentzündung

1 **Yin tonisieren**

tonisiert Lungen-Yin, tonisiert Nieren-Yin, tonisiert Herz-Yin, tonisiert Magen-Yin, Husten trocken, Erschöpfung, Müdigkeit, Palpitationen, Nachmittagsfieber, subfebrile Temperatur, Durst, Stuhltrockenheit, Obstipation, Verstopfung

2 **Blut tonisieren**

Anämie, Blutmangel, Blässe, Müdigkeit, Abgeschlagenheit, Energiemangel, Erschöpfung, Augentrockenheit, Gerstenkorn, Hauterkrankungen, Pickel, Ausschlag, Ekzem, Dermatitis, Psoriasis, Schuppenflechte, Juckreiz, Laktationsmangel, Milchbildungsmangel

2 **Wind-Kälte/Hitze-Nässe eliminieren (Rheuma/Bi-Syndrom)**

Rheuma, Gicht, Gelenkschmerzen

Vorsicht: Bei Kälte- und Nässe-Symptomen.

Symphytum officinale

Beinwell

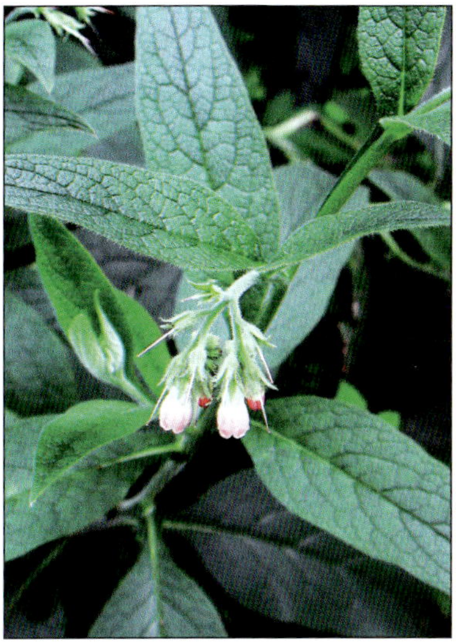

Familie: Boraginaceae, Borretschgewächse

Herkunft: Heimisch in Europa, gemässigten Gebieten Asiens und in den USA

Pflanzenteile: Wurzel

Temperatur: kühl

Geschmack: süss, bitter

Funktionskreis: Lunge, Magen, Niere

Eigenschaften: hepatotoxisch / lebertoxisch, antiinflammatorisch / entzündungshemmend, granulationsfördernd / wundheilend, kallusbildungsfördernd, schleimhautreizungsmildernd, sekretolytisch / schleimlösend, expectorierend / auswurffördernd, anregend, adstringierend / zusammenziehend, fördert die Zellneubildung, abschwellend, wundreinigend, lokal reizlindernd, analgetisch / schmerzstillend

Inhaltsstoffe: Allantoin, Schleimstoffe, Gerbstoffe, Triterpensaponine, giftige Pyrrolizidinalkaloide

Wirkung

1 **Yin tonisieren**

Lungenerkrankungen chronisch, Husten trocken, Pneumonie, Lungenentzündung, Pertussis, Keuchhusten, Stuhltrockenheit, Obstipation, Verstopfung, Mundtrockenheit, Durst, Magengeschwür, Ulkus ventriculi, Ulkus duodeni, Krankheiten schwächende, Knochenbrüche, Knochenerkrankungen, Osteoporose, Knochenschwund, Osteomalazie, Knochenerweichung, Extremitäten schwach, Muskelverletzung, äusserlich: Bindegewebeschwäche, Kallusbildung vermindert, Knochenbrüche, Wundheilung schlecht, Eiterung, Geschwür, Abszess, Akne, Bänderriss, Varizen, Krampfadern, Quetschung, Verbrennung, Verstauchung, Schwellung, Bluterguss, Hämatom, Schnittwunde, Hautschürfung, Tendinitis, Sehnenentzündung, Periostitis, Knochenhautentzündung

2 **Schleim-Hitze auflösen**

Lungenschleim, Hals rauer, Husten, Asthma

2 **Hitze eliminieren, die durch Yin-Mangel verursacht wird**

subfebrile Temperaturen infolge Yin-Mangel, Fieber, Entzündung, Halsentzündung, Laryngitis, Bronchitis, TBC, Tuberkulose

Vorsicht: Wegen der toxischen Eigenschaft sollte Symphytum officinale in prozessierter Form, z.B. spagyrisch, verabreicht werden. Nicht während der Schwangerschaft und Stillzeit anwenden.

Syzygium aromaticum
Gewürznelke

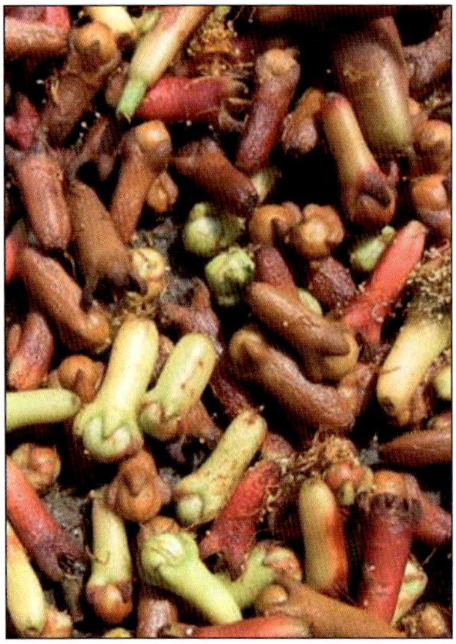

Familie: Myrtaceae, Myrtengewächse

Herkunft: Heimisch auf den Molukken (Indonesien), kultiviert in Madagaskar, Brasilien und anderen tropischen Gebieten in Südostasien und Ostafrika

Pflanzenteile: Blütenknospen

Temperatur: warm

Geschmack: aromatisch, scharf

Funktionskreis: Niere, Milz, Magen

Eigenschaften: stimulierend, verdauungsfördernd, carminativ / blähungs- und gärungswidrig, sekretolytisch / schleimlösend, gegen Übelkeit

Inhaltsstoffe: Ellagitannine wie Geraniin und Isogeraniin; Flavonoide, in der frischen Pflanze ätherisches Öl mit unangenehmem Geruch

Wirkung

1 **Inneres/Li erwärmen**

Verdauungsschwäche, Durchfall, Atonie der Verdauungsorgane, Dysenterie, Erkältung, Kältegefühl, Diarrhö

1 **Yang tonisieren**

tonisiert Nieren-Yang, Impotenz, Libido vermindert, Beinschwäche, Reizblase chronisch, Flatulenz, Blähungen

2 **Qi regulieren und bewegen**

Übelkeit, rebellierendes Qi, Schluckauf, Erbrechen, Schüchternheit, Scheu, Kontaktschwierigkeit mit anderen Menschen, Berührungsangst

2 **Schleim-Kälte auflösen**

Leukorrhö, Fluor vaginalis, Ausfluss, Erkältung

2 **Inneren Wind unterdrücken**

Zahnschmerzen, Schmerzen

Tanacetum parthenium
Mutterkraut

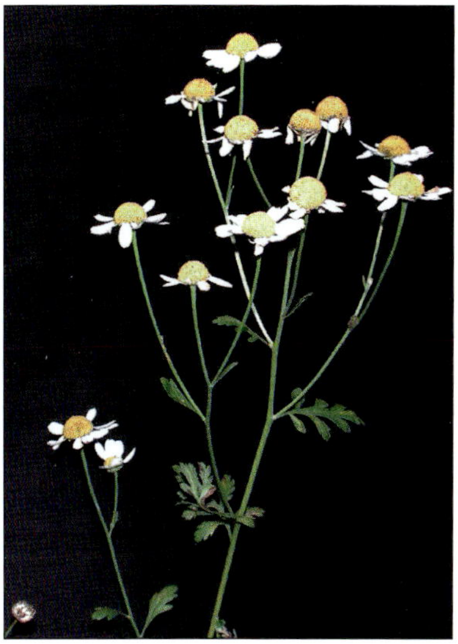

Familie: Asteraceae, Korbblütengewächse

Herkunft: Heimisch in Europa, östliches Mittelmeergebiet, Kleinasien, Nordamerika

Pflanzenteile: Kraut mit Blüten

Temperatur: kühl

Geschmack: bitter

Funktionskreis: Leber, Gallenblase, Lunge

Eigenschaften: antipyretisch / fiebersenkend, carminativ / blähungs- und gärungswidrig, antimigränos, laxierend / abführend, spasmolytisch / krampflösend, cholagog / galletreibend, Hun-Seele festigend

Inhaltsstoffe: Ätherisches Öl mit Campher, Chrysanthylacetat u. a.; Sesquiterpenlactone wie Parthenolid; Flavonoide

Wirkung

1 **Hitze eliminieren, die durch Yin-Mangel verursacht wird**

aufsteigendes Leber-Yang, Kopfschmerzen, Migräne, Schläfenkopfschmerzen, Augenkopfschmerzen, Insomnia, Schlaflosigkeit, Tinnitus hochfrequent, Schwerhörigkeit

1 **Wind-Hitze eliminieren**

Erkältung mit Fieber, Grippe, Fieber, Kopfschmerzen, Migräne, Angina tonsillaris, Tonsillitis, Mandelentzündung, Schmerzen neuralgische, Trigeminusneuralgie, Fazialisparese

1 **Hitze eliminieren und Feuer reduzieren**

Migräne, Schwindel drehend, Schwindel schwankend, Tinnitus, Konjunktivitis, Bindehautentzündung, Gesichtsrötung, Hypertonie, Bluthochdruck, Meningitis, Hirnhautentzündung, Herz-Feuer kühlend, Hysterie, Angst, Entzündung, Hauterkrankungen, Furunkel, Abszess, Akne, Geschwür eiternd, Wunde infiziert

2 **Qi regulieren und bewegen**

Leber-Qi Stagnation, Gallenkolik, PMS, Prämenstruelles Syndrom, Menstruationsblutung mit klumpigem dunklem Blut, Dysmenorrhö, Menstruationsblutung schmerzhaft, Amenorrhö, Menstruationsblutung ausbleibend, Magenkrämpfe, Nahrungsretention im Magen, Flatulenz, Blähungen, Obstipation, Verstopfung, Besorgnis, Reizbarkeit, Spannung innere, Zorn, Wutausbruch, Unruhe, Schwäche nervlich bedingt, Angst, Hun-Seele gestört

2 **Inneren Wind unterdrücken**

Schwindel drehend, Schwindel schwankend, Fusskrämpfe, Beinkrämpfe, Migräne, Tinnitus, Ohrensausen, Gesichtsneuralgie, Zungenlähmung, Sehstörungen, Veitstanz, Trigeminusneuralgie, Fazialisparese

Vorsicht: Nicht während der Schwangerschaft, Stillzeit und bei Kindern unter 12 Jahren anwenden. Bei Allergie gegen Korbblütengewächse. Bei Einnahme von blutverdünnenden Medikamenten.

Taraxacum officinale
Löwenzahn

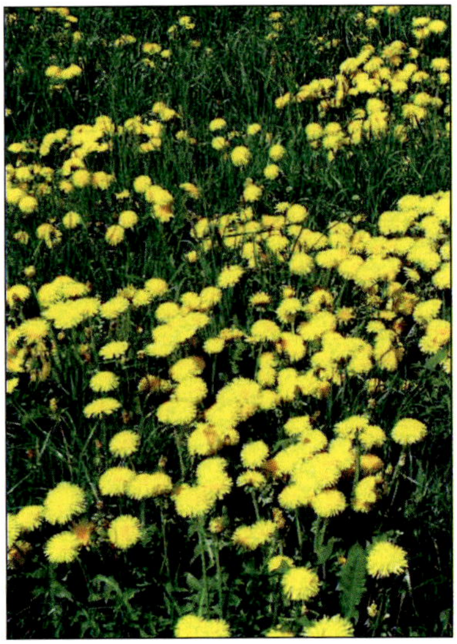

Familie: Asteraceae, Korbblütengewächse

Herkunft: Heimisch in Europa, Nordwestafrika, Skandinavien, Nord- und Südamerika, im Nahen Osten

Pflanzenteile: ganze Pflanze

Temperatur: kühl, kalt

Geschmack: bitter

Funktionskreis: Leber, Gallenblase, Magen, Gedärme, Niere, Blase, Milz

Eigenschaften: stoffwechselanregend, cholagog / galletreibend, diuretisch / harntreibend, Magenmittel, laxierend / abführend, tonisierend, Insulinbildung anregend, cholagog / galletreibend, choleretisch / lebergallefördernd, blutreinigend, entgiftend, Hun-Seele festigend

Inhaltsstoffe: Sesquiterpenlacton-Bitterstoffe wie Taraxinsäureglykosid; Triterpene wie Taraxasterol; Carotinoide, Flavonoide, Mineralstoffe mit hohem Anteil an Kaliumsalzen

Wirkung

1 **Nässe/Feuchtigkeit und Hitze ausleiten**

Hepatitis, Ikterus, Gelbsucht, Gallensteine, Cholelithiasis, Nephrolithiasis, Nierensteine, Zystitis, Blasenentzündung, Cholesterinwert erhöht, Mastitis, Brustdrüsenentzündung, Appendizitis, Blinddarmentzündung, Laryngitis, Mumps

1 **Hitze eliminieren und Toxine ausleiten**

Toxine, Karbunkel, Furunkel, Abszess, Akne, Ausschlag, Ekzem, Dermatitis, Psoriasis, Schuppenflechte, Hepatitis, Leberzirrhose, Augenentzündung, Konjunktivitis, Bindehautentzündung, Mundgeschmack bitter, Kopfschmerzen, Tinnitus, Arthritis, Rheuma, Krebstherapie-Begleitung, Stoffwechseltoxine im Bindegewebe, Alkoholabusus, Drogenmissbrauch, Medikamentbelastung, Chemikalienbelastung, Chemotherapie-Begleitung

2 **Hitze eliminieren und Feuer reduzieren**

Hypertonie, Bluthochdruck, Gastritis, Magenschleimhautentzündung, Magenschmerzen, Gastralgie, Ulkus, Konjunktivitis, Bindehautentzündung, Gesichtsrötung, Fieber

2 **Qi regulieren und bewegen**

Leber-Qi Stagnation, bewegt Gallenblasen-Qi, bewegt Magen-Qi, bewegt Darm-Qi, Gallenflussstau, Appetitlosigkeit, PMS, Prämenstruelles Syndrom, Brustspannen, Brustverhärtung, Brustschwellung, Menstruationsblutung unregelmässig, Obstipation, Verstopfung, Dysmenorrhö, Menstruationsblutung schmerzhaft, Fettunverträglichkeit, Verhärtung, Schwellung, Depressionen, Melancholie, Reizbarkeit, Wutausbruch, Zorn, Aggression, Hun-Seele gestört, Schlafstörungen

3 **Schleim-Hitze auflösen**

Arteriosklerose, Blutfettwert erhöht, Harnsäurewert erhöht, Knotenbildung, Schwellung, Verhärtung, Tumore gutartig, Krebs, Brustkrebs

3 **Nässe ausleiten und Diurese fördern**

Ödeme, Wasserretention, Aszites, Bauchwassersucht, Oligurie, Urinieren vermindert, Hydrops

3 **Blut bewegen**

Pfortaderstau, Blutgerinnsel, Blut dickflüssig

3 **Qi tonisieren**

tonisiert Milz-Qi, tonisiert Magen-Qi, Rekonvaleszenz, Schwäche, Infekt chronisch, Blutzuckerschwankung, Appetitlosigkeit, Gastritis hypoacide

Vorsicht: Bei Hypotonie. Bei Verschluss der Gallenwege, Gallenblasenemphysem, Ileus.

Thuja occidentalis
Lebensbaum

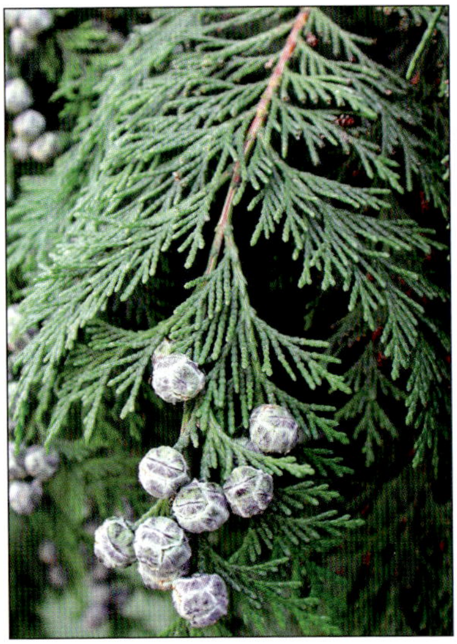

Familie: Cupressaceae, Zypressengewächse

Herkunft: Heimisch im östlichen Nordamerika, in Europa

Pflanzenteile: beblätterte Zweige

Temperatur: warm, neutral, kühl

Geschmack: scharf, aromatisch, bitter

Funktionskreis: Lunge, Herz, Blase, Uterus

Eigenschaften: toxisch, adstringierend / zusammenziehend, blutungsstillend, antipyretisch / fiebersenkend, emmenagog / menstruationsfördernd, antibakteriell, antimykotisch / wirksam gegen Pilzinfektionen, antiviral

Inhaltsstoffe: Ätherisches Öl vor allem mit Thujon, Sesquiterpene wie Occidentalol; Tropolone wie Thujaplicin; Podophyllotoxine, Flavonoide, wasserlösliche Polysaccharide

Wirkung

1 **Hitze eliminieren und Toxine ausleiten**

Infekt bakteriell, Infekt mykotisch, Infekt viral, Atemwegsinfekt, Herpes simplex, Warzen, Rheuma, Trigeminusneuralgie, Angina tonsillaris, Tonsillitis, Mandelentzündung, Gicht, Pruritus, Pruritus, Juckreiz, Psoriasis, Schuppenflechte, Blepharitis, Augenlidentzündung, Konjunktivitis, Bindehautentzündung, Otitis media, Mittelohrentzündung, Pertussis, Keuchhusten, Tracheitis, Luftröhrenentzündung, Zystitis, Enuresis

2 **Blutungen stillen und regulieren**

Blut-Hitze-Syndrom, Blutsturz, Hämaturie, Blut im Urin, Epistaxis, Nasenbluten

2 **Blut bewegen**

Amenorrhö (mit wärmenden Kräutern kombinieren), Menstruationsblutung ausbleibend

2 **Shen/Geist beruhigen**

tonisiert Herz-Blut, Nervosität, Angst, Palpitationen, Herzklopfen, Insomnia, Schlaflosigkeit

2 **Schleim-Hitze auflösen**

Sinusitis, Tubenkatarrh, Bronchitis, Prostatitis, Prostataentzündung, Zystitis, Blasenentzündung, Leukorrhö, Ausfluss, Fluor vaginalis

3 **Qi tonisieren**

Herzschwäche, Harninkontinenz, Urinieren häufig, Blasenschwäche, Obstipation, Verstopfung durch Qi-Mangel

Vorsicht: Wegen der toxischen Eigenschaft wird Thuja occidentalis nur in prozessierter Form, z.B. spagyrisch, verabreicht. Nicht während der Schwangerschaft anwenden.

Thymus vulgaris
Thymian

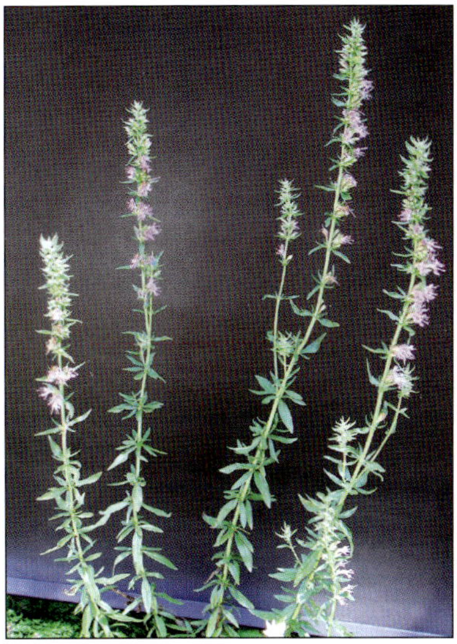

Familie: Lamiaceae, Lippenblütengewächse

Herkunft: Heimisch in den Mittelmeerländern, in Nordafrika und Teilen Asiens, kultiviert Weltweit

Pflanzenteile: Kraut und Blüten

Temperatur: warm, neutral, kühl

Geschmack: aromatisch, scharf, leicht bitter

Funktionskreis: Lunge, Niere, Herz, Milz, Magen, Gedärme, Uterus

Eigenschaften: expectorierend / auswurffördernd, antitussiv / hustenstillend, bronchospasmolytisch / Krämpfe in den Bronchien lösend, carminativ / blähungs- und gärungswidrig, stimulierend, emmenagog / menstruationsfördernd, antiseptisch / desinifzierend / keimtötend, expektorierend / auswurffördernd, antibakteriell, äusserlich: hyperämisierend / durchblutungsfördernd

Inhaltsstoffe: Ätherisches Öl mit Thymol, Cymen und Carvacrol als Hauptbestandteile, Lamiaceen- Gerbstoffe, Triterpene, Flavonoide

Wirkung

1 **Wind-Kälte eliminieren**

Immunschwäche, Erkältung, Grippe, Husten, Hustenkrampf mit dünnem weissen Auswurf, Halsentzündung, Asthma bronchiale, Infekt Beginn, Myalgie, Muskelschmerzen, Kälteaversion, Schüttelfrost, Niesen, Rhinitis, Nasenschleimhautentzündung, Sinusitis

2 **Inneres/Li erwärmen**

Verdauungsschwäche, Übelkeit, Flatulenz, Blähungen, Diarrhö, Durchfall, Stuhl wässrig, Stuhl lose, Abdominalschmerzen, Bauchschmerzen, Colitis, Enteritis, Darmentzündung

2 **Schleim-Kälte auflösen**

Bronchialschleim, Bronchitis, Pertussis, Keuchhusten, Fluor vaginalis, Leukorrhö, Ausfluss, Amenorrhö, Menstruationsblutung ausbleibend, Hypermenorrhö, Menstruationsblutung schwach, Dysmenorrhö, Menstruationsblutung schmerzhaft

2 **Qi tonisieren**

tonisiert Lungen-Qi, tonisiert Wei-Qi, Husten, Dyspnö, Atemnot, Müdigkeit, Abgeschlagenheit, Energiemangel, Erschöpfung, Blässe, Abwehrschwäche, Immunschwäche, Infektanfälligkeit, Traurigkeit, Besorgnis, Ich-Wahrnehmung geschwächt, Anorexie, Magersucht, Senilität, Zittern, Verdauungsschwäche, Appetitlosigkeit, Stoffwechselschwäche, Libido vermindert, kalter Uterus

3 **Shen/Geist beruhigen**

Angst, Alpträume, Nervosität, Insomnia, Schlaflosigkeit nervlich bedingt, Erschöpfung geistig, Depressionen, Melancholie

Vorsicht: Nicht während der Schwangerschaft anwenden. Bei Hyperthyreose. Bei Herz-Feuer.

Tilia platyphyllos
Linde

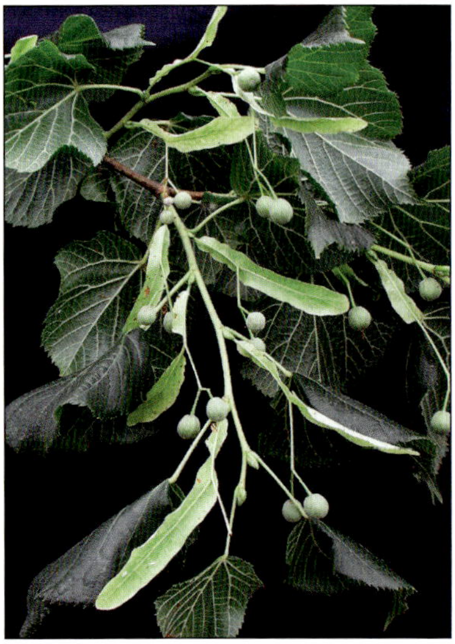

Familie: Tiliaceae, Lindengewächse

Herkunft: Heimisch in der nördlichen gemässigten Zone

Pflanzenteile: Blüte

Temperatur: neutral, kühl

Geschmack: leicht scharf, leicht süss

Funktionskreis: Lunge, Herz, Perikard, Leber, Milz, Niere

Eigenschaften: diaphoretisch / schweisstreibend, diaphoretisch / schweisstreibend, antipyretisch / fiebersenkend, diuretisch / harntreibend, spasmolytisch / krampflösend, antiviral, reizlindernd

Inhaltsstoffe: Flavonoide; Schleimstoffe; ätherisches Öl; Kaffeesäurederivate; Gerbstoffe

Wirkung

1 Wind-Hitze eliminieren

Fieber, Erkältung, Grippe, Grippe ohne Schweissneigung, Husten, Reizhusten, Bronchitis, Atemwegsentzündung chronisch, Angina tonsillaris, Tonsillitis, Mandelentzündung, Halsentzündung, Infektionskrankheit, Masern, Scharlach, Windpocken

2 Inneren Wind unterdrücken

Tremor, Bewegungsstörungen, Tic, Schwindel, Apoplexie, Schlaganfall, Hypertonie, Krämpfe, Migräne, Epilepsie, Hypertonie, Bluthochdruck, Tinnitus, Schmerzen

2 Shen/Geist beruhigen

Insomnia, Schlaflosigkeit, Hyperaktivität, Unruhe innere, Angst, Panikattacke, Perikard-Hitze, Palpitationen, Reizbarkeit

3 Qi tonisieren

tonisiert Milz-Qi, Diarrhö, Durchfall, Verdauungsschwäche, Flatulenz, Blähungen, Dyspeptische Beschwerden, Varizen, Krampfadern, Venenschwäche, Veneninsuffizienz, Ödeme, Wasserretention, Dyspnö, Atemnot, Phlebitis, Venenentzündung

3 Schleim-Kälte auflösen

Harnsäurewert erhöht, Nephrolithiasis, Nierensteine, Blutfettwert erhöht, Cholesterinwert erhöht, Arteriosklerose, rheumatische Erkrankungen

Trifolium pratense

Wiesenklee, roter

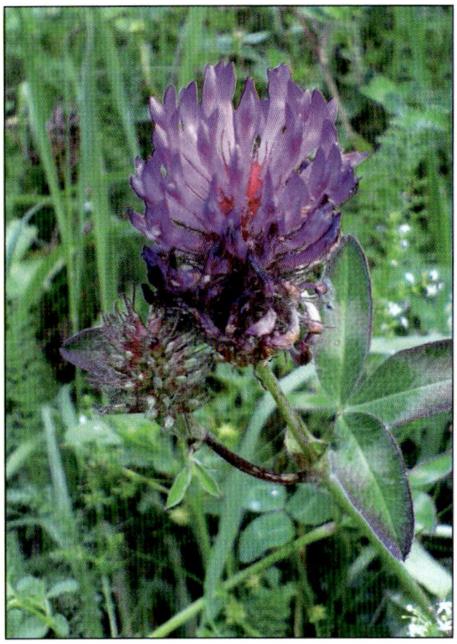

Familie: Fabaceae, Schmetterlingsblütengewächse

Herkunft: Heimisch in Europa, Mittelasien, Vorderindien und Nordafrika

Pflanzenteile: Blüten

Temperatur: kühl

Geschmack: süss, salzig

Funktionskreis: Leber, Herz, Lunge, Niere, Blase, Magen

Eigenschaften: spasmolytisch / krampflösend, sekretolytisch / schleimlösend, nährend, befeuchtend, entspannend, adstringierend / zusammenziehend, erweichend, antitumoral, Östrogenbildung anregend (Östriol, Östrol, Östradiol, in den Ovarien gebildet)

Inhaltsstoffe: Isoflavonoide, ätherisches Öl mit Methylsalicylat, Methylanthranilat, Eugenol

Wirkung

1 **Yin tonisieren**

Wechseljahrbeschwerden, Klimakterium, Menopausensyndrom, Hitzewallungen, Schwitzen, Nervosität, Depressionen, depressive Verstimmung, Obstipation, Verstopfung, Unterleibentzündung chronisch, Prostatitis, Prostataentzündung, Krebs hormonell bedingt, Brustkrebs, Gebärmutterkrebs, Eierstockkrebs, Prostatakrebs, Mastopathie, Lymphknotenverhärtung, Osteoporose-Prophylaxe, Knochenschwund-Prophylaxe, Drogenmissbrauch, Alterung frühzeitig hormonell bedingt, Amenorrhö, Menstruationsblutung ausbleibend, Husten trocken, Mundtrockenheit, Halstrockenheit, Haut trocken, Gewichtsverlust, äusserlich: Konjunktivitis, Bindehautentzündung, Ulzera

1 **Hitze eliminieren und Toxine ausleiten**

Ausschlag, Ekzem, Dermatitis, Psoriasis, Schuppenflechte, Schleimhautentzündung, Pertussis, Keuchhusten, Atemwegserkrankungen, Fieber, Krebs, Drogenmissbrauch, Schwermetallbelastung

2 **Qi tonisieren**

Appetitlosigkeit, Rekonvaleszenz

2 **Wind-Kälte/Hitze-Nässe eliminieren (Rheuma/Bi-Syndrom)**

Arthritis, Gicht, Gelenkschmerzen, Gelenkentzündung

3 **Nässe/Feuchtigkeit und Hitze ausleiten**

Fluor vaginalis, Leukorrhö, Ausfluss, Zystitis, Blasenentzündung, Nephrolithiasis, Nierensteine, Harnverhalten, Reizblase, Schwellung

3 **Sommerhitze eliminieren**

äusserlich: Sonnenbrand

Trigonella foenum-graecum
Bockshornklee

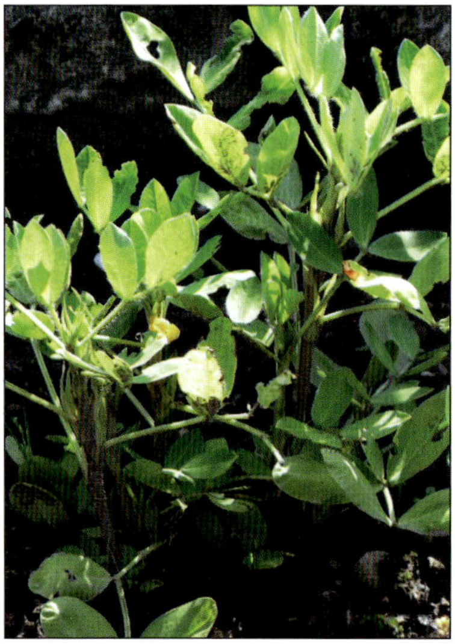

Familie: Fabaceae, Schmetterlingsblütengewächse

Herkunft: Heimisch im gesamten Mittelmeerraum, Vorderindien, China und im Süden Äthiopiens

Pflanzenteile: Samen

Temperatur: warm

Geschmack: bitter, leicht scharf, leicht aromatisch, leicht süss

Funktionskreis: Niere, Magen, Lunge, Leber, Gedärme, Milz

Eigenschaften: nährend, blutbildend, carminativ / blähungs- und gärungswidrig, stimulierend, schleimhautreizungsmildernd, sekretolytisch / schleimlösend, antiinflammatorisch / entzündungshemmend

Inhaltsstoffe: Schleimstoffe (25-45%), Eiweissstoffe, fettes Öl, Steroidsaponine wie das bitter schmeckende Foenugraecin; Flavonoide, Trigonellin (Nicotinsäuremethylbetain), ätherisches Öl mit Sotolon als Geruchsträger

Wirkung

1 **Yang tonisieren**

Magenschmerzen, Gastralgie, Verdauungsschwäche, Diabetes mellitus, Durchfall chronisch, Diarrhö, Schwäche, Neurasthenie, Nervenschwäche, Müdigkeit, Abgeschlagenheit, Energiemangel, Erschöpfung, Kältegefühl, Impotenz, Libido vermindert, Rückenschmerzen Bewegung verbessert, Organsenkungen, Analprolaps, Rekonvaleszenz

1 **Blut tonisieren**

Anämie, Blutmangel, Laktationsmangel, Milchbildungsmangel, Hände rissig, Lippe rissig

2 **Schleim auflösen/transformieren**

Katarrh mit Schleim, Hypertonie, Bluthochdruck, Furunkel, Abszess, Geschwür, Lymphadenitis, Lymphdrüsenschwellung

2 **Hitze eliminieren und Nässe trocknen**

Osteomyelitis, Knochenmarkentzündung, TBC, Tuberkulose, Husten, Bronchitis, Halsschmerzen, Skrofula, Fieber, Zystitis, Blasenentzündung, äusserlich: Furunkel, Ulkus cruris, Beine offene

3 **Wind-Kälte/Hitze-Nässe eliminieren (Rheuma/Bi-Syndrom)**

Rheuma, Gicht

Vorsicht: Nicht während der Schwangerschaft anwenden.

Turnera diffusa
Damiana

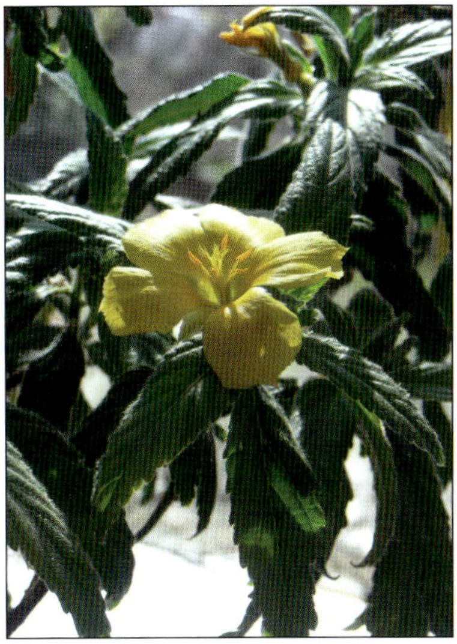

Familie: Turneraceae, Safranmalvengewächse

Herkunft: Heimisch im Gebiet des Golfes von Mexico, in der Karibik und im südlichen Afrika

Pflanzenteile: Blätter

Temperatur: warm

Geschmack: bitter, aromatisch, scharf

Funktionskreis: Niere, Milz, Blase, Lunge, Milz, Magen, Gedärme

Eigenschaften: sedierend / beruhigend, aphrodisierend / fördert den Geschlechtstrieb, spasmolytisch / krampflösend, diuretisch / harntreibend, antipyretisch / fiebersenkend, laxierend / abführend, Thyroxinbildung anregend, Androgenbildung anregend, Testosteronbildung anregend

Inhaltsstoffe: ätherisches Öl; Gerbstoffe; Harze ; cyanogene Glykoside

Wirkung

1 Yang tonisieren

Niereninsuffizienz, Nierenfunktion vermindert, Müdigkeit, Abgeschlagenheit, Energiemangel, Erschöpfung, Depressionen, Gedächtnisschwäche, Vergesslichkeit, Libido vermindert, Frigidität, Impotenz, Orgasmusstörungen, Ejaculatio praecox, Zystitis chronisch, Blasenentzündung, Nephritis, Nierenentzündung chronisch, Magenschmerzen, Gastralgie, Appetitlosigkeit, Verdauungsschwäche, Diabetes mellitus, Obstipation, Verstopfung atonisch, Atemnot, Dyspnö, Husten, Krampfhusten, Asthma bronchiale

Tussilago farfara
Huflattich

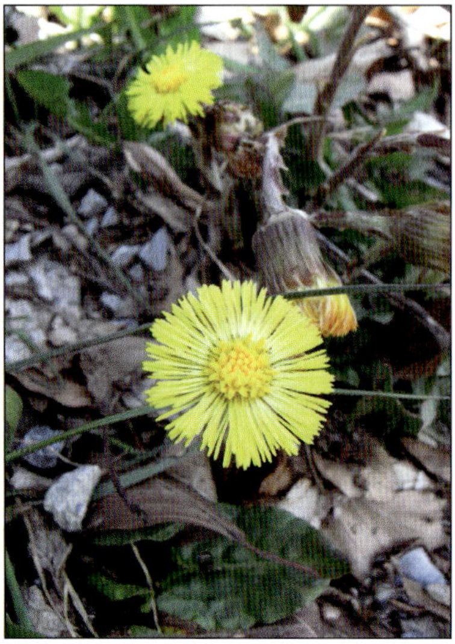

Familie: Asteraceae, Korbblütengewächse

Herkunft: Heimisch in ganz Europa, Mittel-, Nord- und Westasien, den Bergen Nordafrikas und in Nordamerika

Pflanzenteile: oberirdische Teile

Temperatur: neutral

Geschmack: bitter, süss

Funktionskreis: Lunge, Milz, Magen, Gedärme

Eigenschaften: hepatotoxisch / lebertoxisch wenn Pyrrolizidinalkaloide enthalten sind, antitussiv / hustenstillend, sekretolytisch / schleimlösend, erweichend, expectorierend / auswurffördernd, schleimhautreizungsmildernd, antiinflammatorisch / entzündungshemmend, antibakteriell, adstringierend / zusammenziehend, tonisierend, blutungsstillend, diaphoretisch / schweisstreibend, stoffwechselanregend

Inhaltsstoffe: Schleimstoffe (saure Polysaccharide), Gerbstoffe, Flavonoide, kann Pyrrolizidinalkaloide enthalten, darunter das toxische Senecionin und Senkirkin

Wirkung

1 Schleim-Hitze auflösen

Erkältung, Fieber, Heiserkeit, Bronchitis, Husten, Reizhusten, Hustenreiz, Raucherhusten, Husten trocken, Keuchen, Asthma, Kurzatmigkeit

2 Hitze eliminieren und Toxine ausleiten

Pleuritis, Brustfellentzündung, Rippenfellentzündung, Kehlkopfentzündung, Halsentzündung, Augenentzündung, Ohrentzündung, Gastritis, Magenschleimhautentzündung, Colitis, Enteritis, Darmentzündung, Wunde entzündet, Wundheilung schlecht, Unterschenkelgeschwür, Phlebitis, Venenentzündung, Pickel, Furunkel, Ausschlag, Ekzem, Dermatitis, Erysipel, Wundrose

3 Qi tonisieren

Frühjahrsmüdigkeit, Appetitlosigkeit, Obstipation, Verstopfung, Diarrhö, Durchfall, Neurasthenie, Nervenschwäche

Vorsicht: Wegen der möglichen toxischen Eigenschaft soll Tussilago farfara in pyrrolzidinfreier Zuchtform oder prozessierter Form, z.B. spagyrisch, verabreicht werden. Nicht während der Schwangerschaft und Stillzeit anwenden.

Urtica urens

Brennessel, kleine

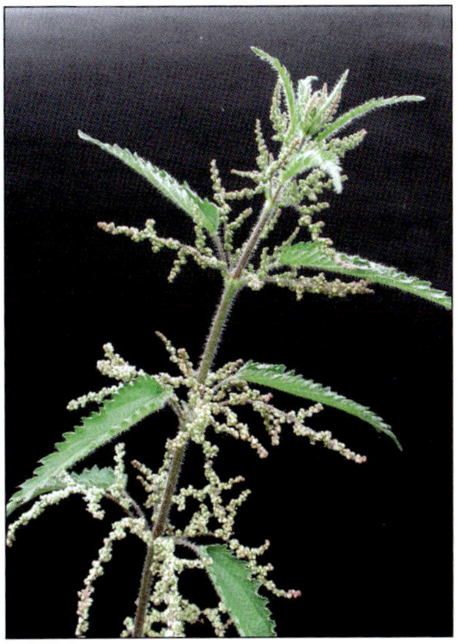

Familie: Urticaceae, Brennesselgewächse

Herkunft: Heimisch in den gemässigten Regionen der ganzen Welt

Pflanzenteile: oberirdische Teile

Temperatur: warm, neutral, kühl

Geschmack: scharf

Funktionskreis: Blase, Lunge, Gedärme, Uterus, Niere, Leber, Milz, Chong Mai

Eigenschaften: adstringierend / zusammenziehend, blutungsstillend, diuretisch / harntreibend, galaktagog / milchflussfördernd, sekretolytisch / schleimlösend, expectorierend / auswurffördernd, tonisierend, nährend, zerteilend, reinigend, blutbildend trocknend, Androgenbildung anregend, Testosteronbildung anregend, Thyroxinbildung anregend, Insulinbildung anregend

Inhaltsstoffe: in den Brennhaaren der frischen Pflanze: Histamin, Serotonin, Leukotriene, Acetylcholin, Ameisensäure; Flavonoide, Rutin, Isoquercitrin, Astragalin, Kämpferol, Kieselsäure, ätherisches Öl, Kalium-Ionen; Nitrate

Wirkung

1 **Blut tonisieren**

tonisiert Herz-Blut, Anämie aus Vitamin B 12-Mangel, Perniziöse Anämie, Blutmangel konstitutionell, Laktationsmangel, Milchbildungsmangel

1 **Adstringieren**

Hypermenorrhö, Menstruationsblutung stark, Blutung nach der Geburt, Wochenbettblutung, Zwischenblutung, Uterusblutung im Klimakterium, Menorrhagie, Menstruationsblutung stark und lang, Menstruationsblutung lange anhaltend, Myomblutung, Zystenblutung, Hämaturie, Blut im Urin, Nierenblutung, Darmblutung, Hämorrhoiden blutend, Epistaxis, Nasenbluten, Zahnfleischbluten, Magenblutung, Hämatemesis, Bluterbrechen, Lungenblutung, Augen blutunterlaufen

1 **Qi tonisieren**

tonisiert Nieren-Qi, tonisiert Wei-Qi, Flatulenz, Blähungen, Völlegefühl, Infertilität, Abwehrschwäche, Infektanfälligkeit, Immunschwäche, Schwangerschaft, Stillzeit, Rekonvaleszenz, Schwäche, Burnout, Geriatrikum, Stuhl weich, Hyperglykämie, Blutzuckerwerte erhöht, Diabetes mellitus, Schwitzen profus

1 **Yang tonisieren**

tonisiert Nieren-Yang, Diarrhö, Durchfall, Libido vermindert, Impotenz, Hypothyreose, Schilddrüsenunterfunktion

▶

◄

1 **Yin tonisieren**

Ergrauen frühzeitig, Haarausfall, Osteoporose, Knochenschwund, Nachtschweiss, TBC, Lungentuberkulose, Menopausensyndrom, Wechseljahrbeschwerden, Klimakterium

2 **Schleim auflösen/transformieren**

Asthma, Nasenverschleimung, Nasennebenhöhlenverschleimung, Bronchialschleim, Lungenschleim, Magenschleim, Schleim im Verdauungstrakt, Uterusschleim, Infertilität durch Schleim, Arteriosklerose, Endometriose, Fluor vaginalis, Leukorrhö, Ausfluss, Prostataadenom, Prostatahyperplasie, Prostatahypertrophie, Prostatavergrösserung

2 **Qi regulieren und bewegen**

Amenorrhö, Menstruationsblutung ausbleibend, Dysmenorrhö, Menstruationsblutung schmerzhaft, PMS, Prämenstruelles Syndrom, Verspannung, Chong Mai-Qi-Stagnation

2 **Hitze eliminieren und Toxine ausleiten**

Lippengeschwür, Mundgeschwür, Pharyngitis, Rachenentzündung, Halsentzündung, Angina tonsillaris, Tonsillitis, Mandelentzündung, Furunkel, Karbunkel, Akne, Urtikaria, Nesselfieber, Exanthem, Hauterkrankungen allergisch, Ausschlag, Ekzem, Dermatitis, Hauterkrankungen chronisch, äusserlich: Abszess, Wunde

2 **Wind-Kälte/Hitze-Nässe eliminieren (Rheuma/Bi-Syndrom)**

Gicht, harnsaure Diathese, Arthritis, Rheuma, Ischias, Arthrose, Gelenkschmerzen (auch äusserlich frisch anwenden)

2 **Nässe ausleiten und Diurese fördern**

Prostataadenom, Prostatahyperplasie, Prostatahypertrophie, Prostatavergrösserung, Ödeme, Nephrolithiasis, Nierensteine, Nierengries, Harnverhalten, Harnwegserkrankungen, Nephritis, Nierenentzündung, Zystitis, Blasenentzündung

Vorsicht: Bei Ödemen infolge Herzinsuffizienz.

Vaccinium myrtillus

Heidelbeere

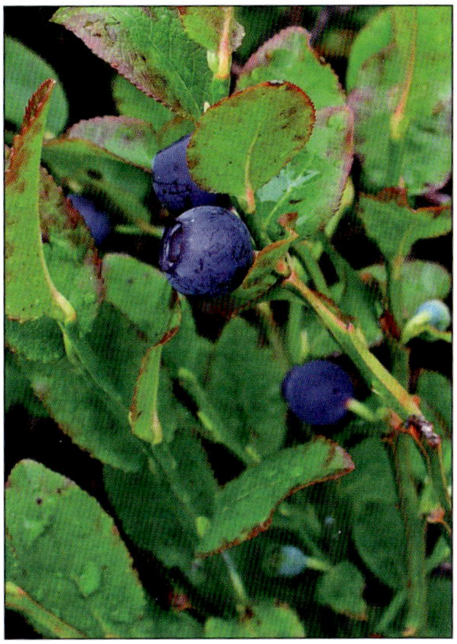

Familie: Ericaceae, Heidekrautgewächse

Herkunft: Heimisch in Mittel- und Nordeuropa sowie in Asien und Nordamerika

Pflanzenteile: Blätter, getrocknete Früchte

Temperatur: kühl

Geschmack: süss, sauer, adstringierend

Funktionskreis: Leber, Niere, Magen, Gedärme

Eigenschaften: bluttonisierend, nährend, diuretisch / harntreibend, adstringierend / zusammenziehend

Inhaltsstoffe: Früchte: Catechingerbstoffe, darunter oligomere Proanthocyanidine, Anthocyanoside, Flavonoide, Iridoide
Blätter: in geringer Menge auch Chinolizidinalkaloide; Chrom und Mangan

Wirkung

1 **Blut tonisieren**

Anämie (Früchte frisch; Saft), Blutmangel (Früchte frisch; Saft)

1 **Yin tonisieren**

Gewichtsverlust (Früchte), Durst (Früchte), Zystitis, Blasenentzündung (Früchte), Nephritis, Nierenentzündung (Früchte), Diabetes mellitus (Blätter), Hypoglykämie, Unterzuckerung (Blätter), Magendarmtrakterkrankungen (Blätter), Atemwegserkrankungen (Blätter),

2 **Nässe ausleiten und Diurese fördern**

Nephropathie, Nierenerkrankungen (Blätter), Zystitis, Blasenentzündung (Blätter), Hauterkrankungen (Blätter)

2 **Adstringieren**

Diarrhö (getrocknete Früchte), Durchfall (getrocknete Früchte), Varizen, Krampfadern (Blätter)

2 **Wind-Kälte/Hitze-Nässe eliminieren (Rheuma/Bi-Syndrom)**

Rheuma (Blätter), Gicht (Blätter)

Vaccinium vitis-ideae

Preiselbeere

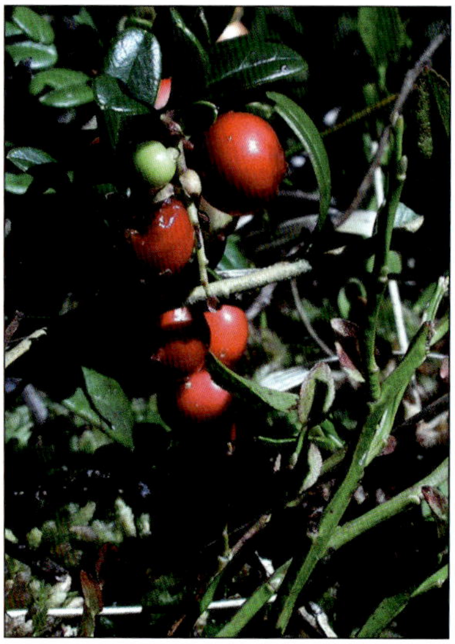

Familie: Ericaceae, Heidekrautgewächse

Herkunft: Europa

Pflanzenteile: Frucht, Saft

Temperatur: kühl

Geschmack: sauer, süss, adstringierend

Funktionskreis: Blase, Niere

Eigenschaften: diuretisch / harntreibend, antiinflammatorisch / entzündungshemmend, säurebildend, antiviral

Inhaltsstoffe: Gerbstoffe, Gerbsäure, Vitamin C

Wirkung

1 **Adstringieren**

Zystitis, Blasenentzündung chronisch, Bettnässen, Blasenkrämpfe, Diarrhö, Durchfall, Pyelitis, Pyelonephritis, Nierenbeckenentzündung,

Valeriana officinalis

Baldrian

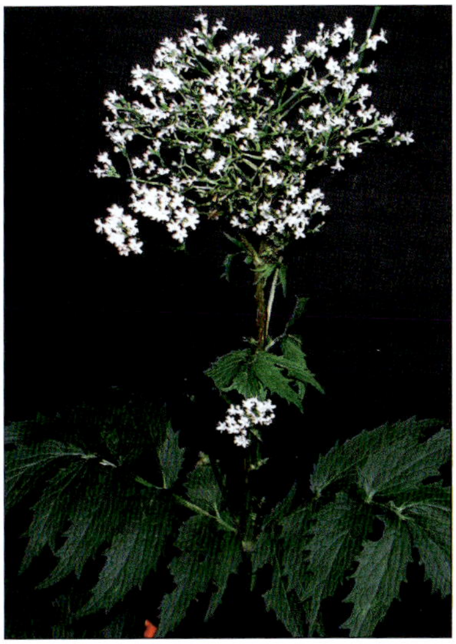

Familie: Valerianaceae, Baldriangewächse

Herkunft: Heimisch in Europa und den gemässigten Regionen Asiens, kultiviert in Europa, USA und Japan

Pflanzenteile: unterirdische Teile, Rhizom mit Wurzeln

Temperatur: kühl

Geschmack: bitter, süss

Funktionskreis: Herz, Leber, Magen, Gedärme, Milz, Lunge

Eigenschaften: sedierend / beruhigend, antipyretisch / fiebersenkend, spasmolytisch / krampflösend, carminativ / blähungs- und gärungswidrig, stimulierend, analgetisch / schmerzstillend

Inhaltsstoffe: Ätherisches Öl mit Borneylisovalerianat und freier Isovaleriansäure (beide verantwortlich für den typischen Baldriangeruch, der beim Trocknen der Droge auftritt); Valerensäuren (Sesquiterpene); Valepotriate (Iridoide) wie Valtrat (wegen der Instabilität dieser Verbindungen sind in Extrakten und Tinkturen nur deren Abbauprodukte, so genannte Baldrinale, enthalten (s. hierzu auch Centranthus ruber S. 260); geringe Mengen Pyridinalkaloide, Phenolcarbonsäuren

Wirkung

1 Shen/Geist beruhigen

Nervosität, Unruhe mit Hitzegefühl, Insomnia, Schlaflosigkeit, Müdigkeit, Abgeschlagenheit, Energiemangel, Erschöpfung, Neurasthenie, Nervenschwäche, Überanstrengung geistig, Konzentrationsstörungen, Reizbarkeit, Stress, Hysterie, Panikattacke, Herzschmerzen nervlich bedingt, Ohnmacht, Menstruationsblutung mit Erregbarkeit, Gravidität, Schwangerschaft, Menopausensyndrom, Wechseljahrbeschwerden, Klimakterium, Hitzewallungen, Angst, Anspannung, Colon irritabile, Ulkus, Depressionen, Niedergeschlagenheit, Trauma, Schock, Unfallfolgen, Gedächtnisschwäche, Vergesslichkeit

1 Inneren Wind unterdrücken

Hypertonie, Bluthochdruck, Schwindel, Spasmen, Kopfschmerzen, Migräne, Neuralgie, Magenkrämpfe nervlich bedingt, Darmkrämpfe, Römheld Syndrom, Uteruskrampf, Epilepsie, Muskelverspannung, Muskelhartspann, Muskelkrämpfe, Asthma bronchiale Leber attackiert Lunge, Rheuma, Arthritis, Dysmenorrhö, Menstruationsblutung schmerzhaft, Herpes zoster, Gürtelrose

2 Hitze eliminieren, die durch Yin-Mangel verursacht wird

Hyperthyreose, Schilddrüsenüberfunktion, Palpitationen, Angina pectoris, Angst, Unruhe innere, Erregbarkeit, Nervosität, Neurasthenie, Nervenschwäche, Verwirrtheit, Hysterie, Nachtschweiss, Menopausensyndrom, Wechseljahrbeschwerden, Klimakterium, Kurzatmigkeit, Gastritis, Magenschleimhautentzündung, Ulkus

Verbascum densiflorum

Königskerze, grosse

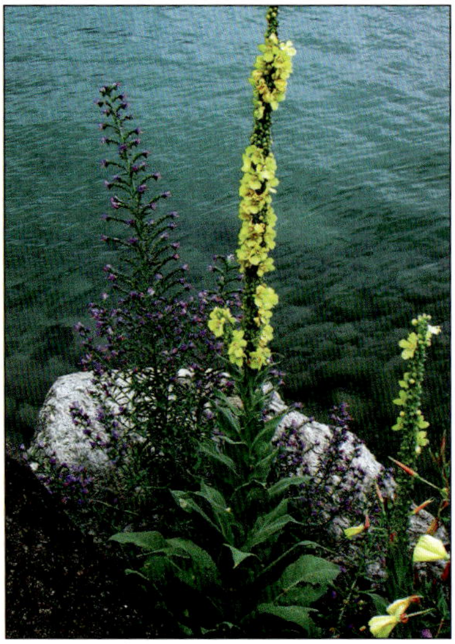

Familie: Scrophulariaceae, Braunwurzgewächse

Herkunft: Heimisch in Europa, Nordamerika und den gemässigten Gebieten Asiens

Pflanzenteile: oberirdische Teile

Temperatur: kühl

Geschmack: bitter, adstringierend

Funktionskreis: Lunge, Herz, Leber, Milz

Eigenschaften: sekretolytisch / schleimlösend, expectorierend / auswurffördernd, schleimhautreizungsmildernd, reizlindernd, spasmolytisch / krampflösend, antitussiv / hustenstillend, adstringierend / zusammenziehend, analgetisch / schmerzstillend, anregend

Inhaltsstoffe: Schleimstoffe, Triterpensaponine wie Verbascosaponin, Iridoide (Aucubin und Catalpol), Flavonoide, Phenylpropanoide (Verbascosid), Phenylpropanoide (Verbascosid), Phenolcarbonsäuren

Wirkung

1 Schleim-Hitze auflösen

Husten, Heiserkeit, Bronchitis, Lungenschleim, Husten bellend, Entzündung, Augenentzündung, Wundheilung, Diarrhö, Durchfall mit Krämpfen, Gaumenblutung, Gastrointestinaltraktblutung, Lungentuberkulose, Bronchitis mit zähem Schleim, Pertussis, Keuchhusten, Pseudokrupp, Tinnitus, Urinieren schmerzhaft

1 Shen/Geist beruhigen

unkontrolliertes Lachen, Hysterie, Artikulationsschwierigkeit, Gedächtnisschwäche, Einschlafstörungen durch Gedanken kreisende, Seelenschmerzen, Insomnia, Schlaflosigkeit

1 Inneren Wind unterdrücken

Neuralgie, Fazialisneuralgie, Trigeminusneuralgie, Gesichtsneuralgie, Neuralgie von Schulter zum Arm

2 Wind-Hitze eliminieren

Erkältung, Husten vor allem nachts, Reizhusten, Heiserkeit, Pharyngitis, Laryngitis, Otitis media im Anfangsstadium, Mittelohrentzündung, grippaler Infekt, Fieber, Infekt viral, Hörstörungen nach Erkältung, Gesichtsschmerzen bei Sinusitis, Schnupfen mit Tränenfluss

2 Sommerhitze eliminieren

Sommerdiarrhö, Sommerdurchfall

3 Qi tonisieren

Müdigkeit nach dem Essen, Tagesschläfrigkeit, Hämorrhoiden, Gedächtnisschwäche, Vergesslichkeit, Konzentrationsstörungen, Bettnässen, Enuresis

Verbena officinalis

Eisenkraut

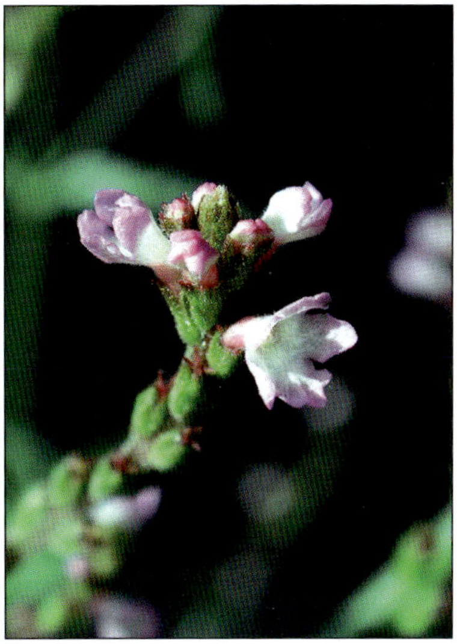

Familie: Verbenaceae, Eisenkrautgewächse

Herkunft: Heimisch im Mittelmeerraum, kultiviert auf der ganzen Welt, hauptsächlich in Osteuropa

Pflanzenteile: oberirdische Teile

Temperatur: neutral

Geschmack: bitter

Funktionskreis: Lunge, Leber, Herz, Niere

Eigenschaften: diaphoretisch / schweisstreibend, diuretisch / harntreibend, stoffwechselanregend, emetisch / brechreizfördernd, gegen periodisch auftretende Krankheiten, sekretolytisch / schleimlösend, expectorierend / auswurffördernd, galaktagog / milchflussfördernd unterstützt die Hun Seele; bringt Chong Mai Energie nach oben

Inhaltsstoffe: Iridoidglykoside wie Verbenalin und Dihydrocornin; Kaffeesäurederivate wie Verbascosid, Isoverbascosid, Martynosid u. a.; Flavonoide, ätherischen Öl nur in Spuren

Wirkung

1 **Wind-Hitze eliminieren**

Fieber, Erkältung, Grippe, Halsentzündung, Pneumonie, Lungenentzündung, Pleuritis, Rippenfellentzündung, Brustfellentzündung, Angina tonsillaris, Tonsillitis, Mandelentzündung, Pertussis, Keuchhusten, Husten zäh, Wind-Hitze-Rheuma

1 **Hitze eliminieren und Toxine ausleiten**

Hauterkrankungen, Neurodermitis, Ausschlag, Dermatitis, Ekzem durch Emotionen, Wundheilung schlecht (innerlich und äusserlich), Furunkel, Karbunkel, Ikterus, Gelbsucht, Hepatitis, leitet pathogene Energie aus der Tiefe an die Oberfläche

2 **Qi regulieren und bewegen**

Leber-Qi Stagnation, Chong Mai-Qi-Stagnation, Halsenge, Brustenge, Lebererkrankungen, Gallenflussstau, Zirrhose, Mundgeruch, PMS, Prämenstruelles Syndrom, Menstruationsblutung unregelmässig, Dysmenorrhö, Menstruationsblutung schmerzhaft, Kopfschmerzen, Migräne, Sehstörungen, Tinnitus, Depressionen nervlich bedingt, Laktationsmangel, Milchbildungsmangel, Wehen schwach, Reizbarkeit nervlich bedingt, Stressempfindlichkeit, Unruhe, Pubertätsstörungen aller Art, Ich-Wahrnehmung geschwächt, Unzufriedenheit

2 **Inneren Wind unterdrücken**

Schwindel, Epilepsie, Trigeminusneuralgie, neuralgischer Gesichtsschmerz, Spasmen, Krämpfe, Wehen schwach, Pruritus, Juckreiz nervlich bedingt, Ausschlag durch Stress, Ekzem durch Stress, Nervenkrankheit, Magenkrämpfe

▶

◄

3 **Shen/Geist beruhigen**

Insomnia, Schlaflosigkeit, Nervosität, Depressionen, Überempfindlichkeit, Schock (4 Wochen einnehmen), Palpitationen, Herzklopfen, Angst, Labilität psychisch, Unruhe innere, Anorexie, Magersucht

Vorsicht: Nicht während der Schwangerschaft anwenden (wirkt wehenfördernd und uterusstimulierend).

Viburnum prunifolium
Schneeball, kirschblättriger

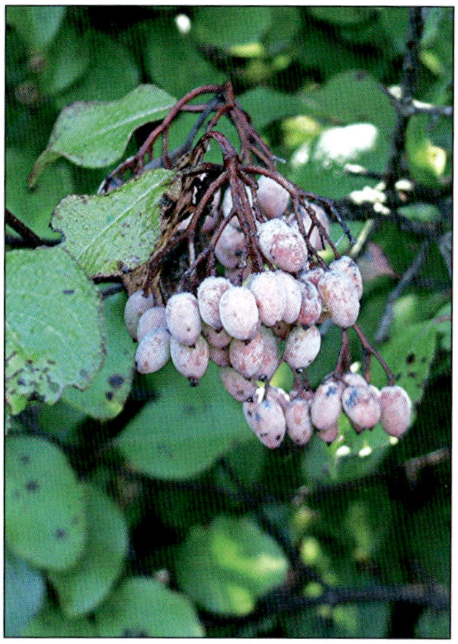

Familie: Caprifoliaceae, Geißblattgewächse

Herkunft: Diese Pflanze ist im östlichen und mittleren Nordamerika heimisch

Pflanzenteile: Rinde

Temperatur: neutral

Geschmack: leicht adstringierend, leicht sauer, leicht bitter

Funktionskreis: Leber, Uterus, Lunge, Herz

Eigenschaften: toxisch, spasmolytisch / krampflösend, sedierend / beruhigend, analgetisch / schmerzstillend, adstringierend / zusammenziehend, Progesteronbildung und Gestagenbildung anregend

Inhaltsstoffe: Flavonoide; Hydroxycumarine; Hydrochinonglykoside; Triterpene; Sterol

Wirkung

1 **Inneren Wind unterdrücken**

Zuckungen, Tic, Hysterie, Spasmen, Schmerzen, Dysmenorrhö, Menstruationsblutung schmerzhaft, Schmerzen nach der Geburt, Erbrechen, Hypertonie während der Schwangerschaft, Bluthochdruck, Erregbarkeit, Gespanntheit

2 **Adstringieren**

Menstruationsblutung abnormal, Menopause Zyklusschwankungen, Blutung nach der Geburt, Schwangerschaftsblutung, Abort

Vorsicht: Wegen der toxischen Eigenschaft sollte Viburnum prunifolium in prozessierter Form, z.B. spagyrisch, verabreicht werden.

Viola odorata

Veilchen, wohlriechendes

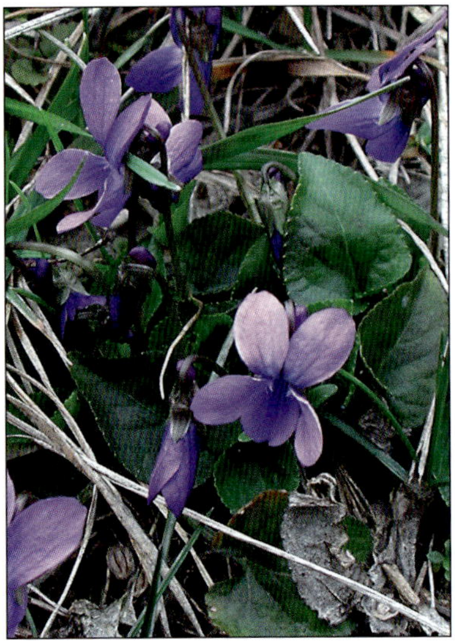

Familie: Violaceae, Veilchengewächse

Herkunft: Heimisch im gemässigten Klima Europas und Asiens, kultiviert in Holland und Frankreich

Pflanzenteile: oberirdische Teile

Temperatur: kühl

Geschmack: süss, bitter

Funktionskreis: Lunge, Leber, Herz, Blase

Eigenschaften: antipyretisch / fiebersenkend, stoffwechselanregend, sekretolytisch / schleimlösend, blutreinigend, cholagog / galletreibend

Inhaltsstoffe: In den Blüten ein stark duftendes ätherisches Öl (Veilchenöl) mit den Sesquiterpenen Zingiberen und Curcumen, Ionen als Geruchsträger. In den übrigen Pflanzenteilen Saponine unbekannter Struktur, ein Methylsalicylat abspaltendes Glykosid, das Alkaloid Violin mit brechenerregender Wirkung

Wirkung

1 Hitze eliminieren und Feuer reduzieren

Fieber, Hauterkrankungen, Ausschlag, Ekzem, Dermatitis, Haut rissig, Milchschorf, Herpes zoster, Gürtelrose, Erysipel, Wundrose, Furunkel, Geschwür, Hypertonie, Bluthochdruck, Angst, Nervosität, Kopfschmerzen mit Hitze, Sicht verschwommen, Augenrötung, Konjunktivitis, Bindehautentzündung, Stomatitis, Mundschleimhautentzündung, Pharyngitis, Rachenentzündung, Pleuritis, Brustfellentzündung, Rippenfellentzündung, Epilepsie bei Kindern, Scharlach, Masern, Polio, Mumps, Malaria, Zystitis akut, Zystitis, Blasenentzündung, Nephritis, Nierenentzündung, Otitis media, Mittelohrentzündung, Alkoholabusus

1 Yin tonisieren

tonisiert Lungen-Yin, tonisiert Herz-Yin, Husten trocken, Husten leicht ständig, Lungentrockenheit, Schleim zäh trocken, Bronchialkatarrh, Asthma bronchiale, Pertussis, Keuchhusten, Dyspnö, Atemnot, Halsentzündung, Pharyngitis, Rachenentzündung, Palpitationen, Hypertonie, Bluthochdruck, Insomnia, Schlaflosigkeit, Hitzegefühl, Rastlosigkeit psychisch, Unruhe, Angst, Reizbarkeit, Hysterie, Unruhe des Herzens menopausal

2 Qi regulieren und bewegen

Gallenflussstau, Seitenstechen, Obstipation, Verstopfung, Reizbarkeit, Melancholie

3 Wind-Kälte/Hitze-Nässe eliminieren (Rheuma/Bi-Syndrom)

Rheuma der kleinen Gelenke, Gicht

Viola tricolor
Stiefmütterchen

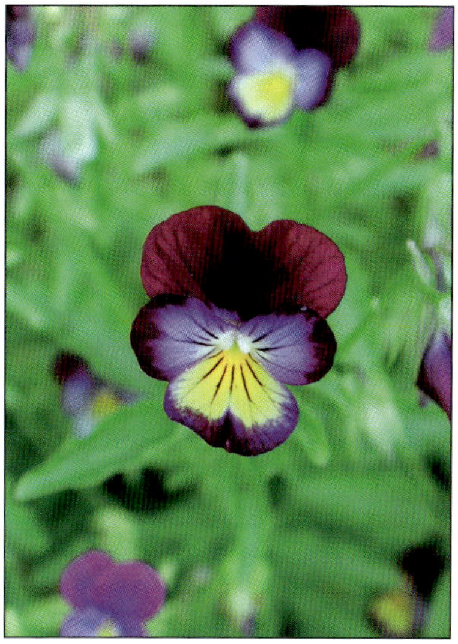

Familie: Violaceae, Veilchengewächse

Herkunft: Heimisch im gemässigten Klima Europas und Asiens, kultiviert in Holland und Frankreich

Pflanzenteile: oberirdische Teile

Temperatur: kühl

Geschmack: sauer, süss, bitter

Funktionskreis: Lunge, Blase, Herz

Eigenschaften: antipyretisch / fiebersenkend, schleimhautreizungsmildernd, spasmolytisch / krampflösend, analgetisch / schmerzstillend, antiinflammatorisch / entzündungshemmend, granulationsfördernd / wundheilend, sekretolytisch / schleimlösend, antibakteriell, blutreinigend, erweichend, diaphoretisch / schweisstreibend, diuretisch / harntreibend, laxierend / abführend

Inhaltsstoffe: lavonoide, Rutin; Phenolcarbonsäuren: Salicylsäure; Schleimstoffe; Gerbstoffe; Hydroxycumarine; Triterpensaponine

Wirkung

1 Hitze eliminieren und Nässe trocknen

Hauterkrankungen, Ausschlag, Dermatitis, Ekzem nässend, Ekzem trocken, Säuglingsexzem, Milchschorf, Windeldermatitis, Psoriasis, Schuppenflechte, Haut unrein, Furunkel, Karbunkel, Akne, Pusteln, Herpes labialis, Drüsenschwellung

1 Hitze eliminieren und Feuer reduzieren

Fieber, Fieberkrampf, Erkrankungen fieberhafte, Hypertonie, Bluthochdruck, Angst, Nervosität, Halstrockenheit, Husten, Bronchitis, Pertussis, Keuchhusten, Zystitis, Blasenentzündung, Gonorrhö, Syphilis unterstützend, Krämpfe bei Kindern, Epilepsie, Herzschmerzen nervlich bedingt, Hysterie, Aphte, Nervenentzündung, Nervosität, Insomnia, Schlaflosigkeit

2 Schleim-Hitze auflösen

Husten, Asthma, Bronchitis, Pertussis, Keuchhusten, Arteriosklerose

3 Wind-Kälte/Hitze-Nässe eliminieren (Rheuma/Bi-Syndrom)

Hauterkrankungen, Ausschlag, Dermatitis, Ekzem nässend, Ekzem trocken, Säuglingsexzem, Milchschorf, Windeldermatitis, Psoriasis, Schuppenflechte, Haut unrein, Furunkel, Karbunkel, Akne, Pusteln, Herpes labialis, Drüsenschwellung

Vitex agnus-castus
Mönchspfeffer

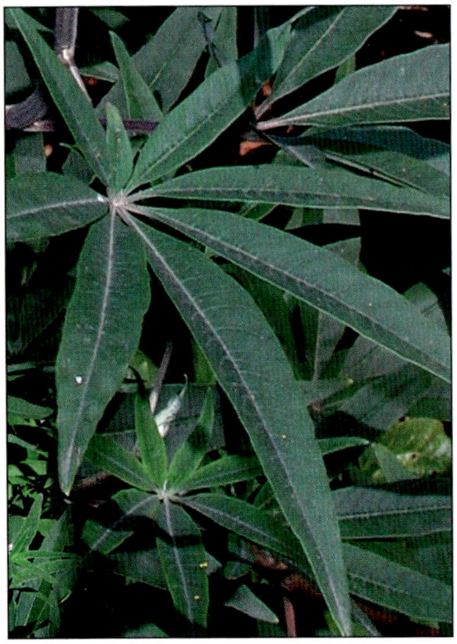

Familie: Verbenaceae, Eisenkrautgewächse

Herkunft: Heimisch im Mittelmeerraum, kultiviert in Albanien und Marokko

Pflanzenteile: reife Früchte

Temperatur: neutral

Geschmack: bitter, leicht scharf

Funktionskreis: Leber, Uterus, Chong Mai, Niere

Eigenschaften: emmenagog / menstruationsfördernd, anaphrodisiak / geschlechtstriebhemmend, Hypothlamus-Hypophys-Corpus luteum wirksam, Prolaktin hemmend, Progesteronbildung und Gestagenbildung anregend, Östrogen- und Gestrogenhaushalt ausgleichend

Inhaltsstoffe: Casticin u. a. lipophile Flavonoide, Iridoidglykoside Agnusid und Aucubin, ätherisches Öl mit Bornylacetat, Cineol und Limonen; Diterpene wie Rotundifuran und Vitexilacton; fettes Öl

Wirkung

1 Qi regulieren und bewegen

Mastodynie, Milchdrüsenschwellung, Brustschwellung vor der Menstruationsblutung, Brustspannen vor der Menstruationsblutung, Mastopathie im Präklimakterium, PMS, Prämenstruelles Syndrom, Stimmungsschwankung, Reizbarkeit, Depressionen, Rückenschmerzen, Migräne zyklusabhängig, Dysmenorrhö, Menstruationsblutung schmerzhaft, Menstruationsblutung unregelmässig, Progesteronproduktion vermindert, Menstruationsprobleme, Hypomenorrhö, Menstruationsblutung schwach, Menorrhagie, Menstruationsblutung stark und lang, Infertilität durch Störungen der Gelbkörperproduktion, Amenorrhö, Menstruationsblutung ausbleibend, Klimakterium, Wechseljahrbeschwerden, Menopausensyndrom, Uterusschmerzen, Mittelschmerzen, Brustknoten gutartig, Appetitzügler, Milchstau, Akne, Infertilität der Frau, Verdauungsschwierigkeit, Völlegefühl, Abdominalschmerzen, Bauchschmerzen, Flatulenz, Blähungen, Borborygmus, Bauchgurgeln, Obstipation, Verstopfung, Einschlafstörungen, Libido vermindert (je nach Dosierung zur Stärkung oder zur Schwächung der Libido), Prostataneurose, Prostatitis, Prostataentzündung

1 Blut bewegen

Dysmenorrhö, Menstruationsblutung schmerzhaft, Amenorrhö, Menstruationsblutung ausbleibend, Menorrhagie, Menstruationsblutung stark und lang, Endometriose, Brustknoten gutartig

1 Yin tonisieren

tonisiert Nieren-Yin, Hypophysentätigkeit regulierend, Östrogen-Progesteron-Verhältnis unausgeglichen, Pubertätsakne, knabenhafter Habitus bei Frauen, Menopausensyndrom, Wechseljahrbeschwerden, Klimakterium, Nachtschweiss, Hitzewallungen, Vaginaltrockenheit, sexuelle Übererregtheit des Mannes, Neigung zu sexueller Ausschweifung, Hyperthyreose, Schilddrüsenüberfunktion, Palpitationen, Unruhe des Geist/Shen, Schlafstörungen, Wachstumsverzögerung, Reifungsverzögerung bei Kindern und Jugendlichen

1 **Yang tonisieren**

tonisiert Nieren-Yang, Hypophysentätigkeit regulierend, Östrogen-Progesteron-Verhältnis unausgeglichen, Impotenz funktionell, Neurasthenie, Nervenschwäche beim Mann, Impotenz des Mannes (niedrig dosieren, hohe Dosierung verusacht erhöhte Impotenz), Libido vermindert bei der Frau, sexuell uninteressiert, Infertilität der Frau, Eisprung verfrüht, Völlegefühl, Flatulenz, Blähungen, Abdominalspasmen, Bauchkrämpfe

2 **Nässe/Feuchtigkeit auflösen/transformieren**

Milzschwellung, Flatulenz, Blähungen, Völlegefühl, Lymphadenitis, Lymphdrüsenschwellung, Lymphatismus mit hypertrophen Mandeln vor allem bei jungen Frauen, Lymphflussstau postoperativ, Mastopathie, Prostataneurose, Prostatitis, Prostataentzündung, Orchitis, Hodenentzündung, Ovarienschwellung, Ovarienreizung, Ödeme, Wasserretention

Vorsicht: Nicht während der Schwangerschaft anwenden.

Vitis vinifera
Weinrebe

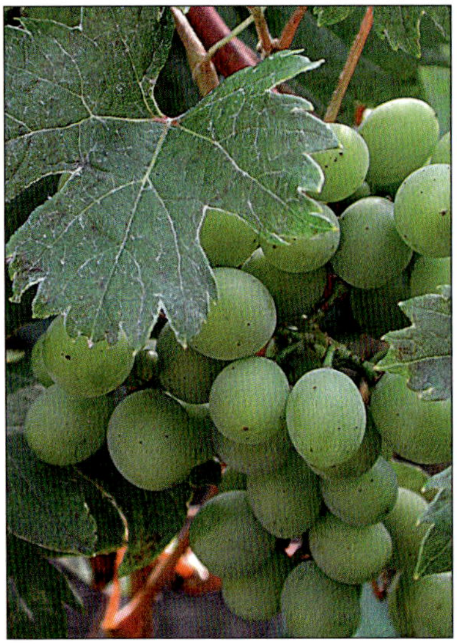

Familie: Vitaceae, Weingewächse

Herkunft: Heimisch im südlichen Europa und Westasien, kultiviertt in den gemässigten Regionen

Pflanzenteile: Blätter

Temperatur: neutral

Geschmack: adstrigierend

Funktionskreis: Milz, Niere

Eigenschaften: adstringierend / zusammenziehend, venentonisierend

Inhaltsstoffe: Flavonoide wie Quercitrin, Isoquercitrin, Rutin; Gerbstoffe wie Gallocatechin, Catechin; verschiedene Säuren; Zucker

Wirkung

1 **Adstringieren**

Veneninsuffizienz chronisch Stadien 1und 2, Ödeme in den unteren Extremitäten, Blutung, Hämorrhoiden, Varizen, Krampfadern (rotes Weinlaub), Erbrechen, Nachtschweiss, äusserlich: Frostbeule, Hände rissig, Haut rissig, Fersenrisse, Geschwür, Ausschlag, Ekzem, Dermatitis, Wunde eiternd, Haut unrein

2 **Wind-Kälte/Hitze-Nässe eliminieren (Rheuma/Bi-Syndrom)**

Gicht, Rheuma

Zanthoxylum americanum
Gelbholz, eschenblättrig

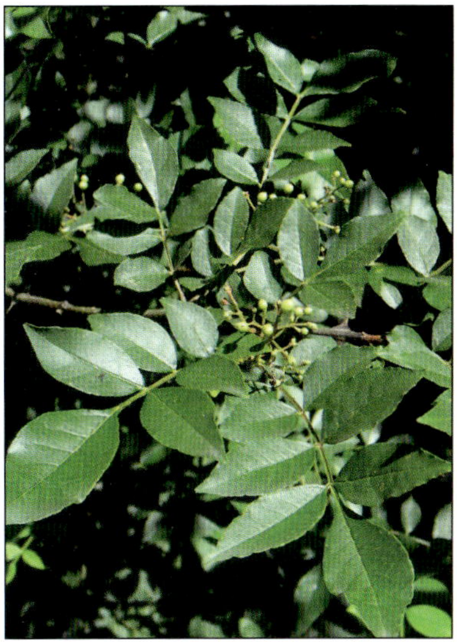

Familie: Rutaceae, Rautengewächse

Herkunft: Nordamerika

Pflanzenteile: Rinde

Temperatur: heiss

Geschmack: scharf, aromatisch, bitter

Funktionskreis: Herz, Milz, Magen, Gedärme

Eigenschaften: stimulierend, analgetisch / schmerzstillend, stoffwechselanregend, vermizid / wurmabtötend, antirheumatisch, carminativ / blähungs- und gärungswidrig, kreislaufanregend, dermatologisch wirksam

Inhaltsstoffe: Pyranocumarine; Isochinolinalkaloide; ätherisches Öl; Harze

Wirkung

1 **Qi regulieren und bewegen**

Durchblutungsstörungen, Herzinsuffizienz, CFS, Chronic Fatigue Syndrom, Renaud-Syndrom, Neuropathie an Haut Muskeln Gelenken und Extremitäten

1 **Blut bewegen**

Blutzirkulation vermindert, Durchblutungsstörungen, Herzinsuffizienz, Hauterkrankungen chronisch

2 **Inneres/Li erwärmen**

Dyspeptische Beschwerden, Darmkrämpfe, Flatulenz, Blähungen, Magenschmerzen, Gastralgie, Dyspeptische Beschwerden, Erbrechen, Diarrhö, Durchfall

2 **Wind-Kälte/Hitze-Nässe eliminieren (Rheuma/Bi-Syndrom)**

Rheuma, Ödeme, Myalgie, Muskelschmerzen, Arthritis, Neuralgie

Vorsicht: Nicht während der Schwangerschaft anwenden

Zea mays
Maishaar

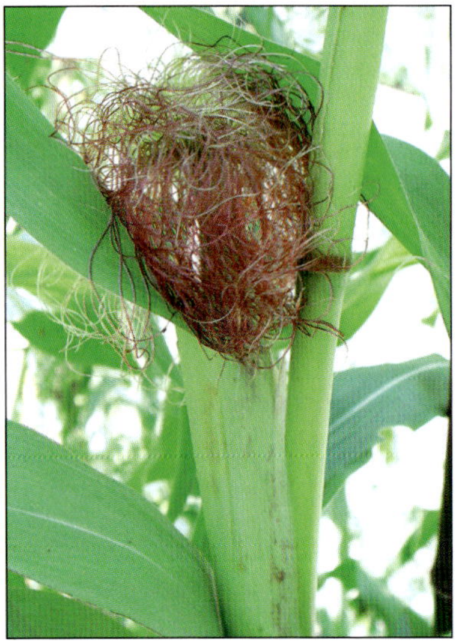

Familie: Poaceae, Süßgräser

Herkunft: Stammt aus Amerika, wird aber in weiten Teilen der Welt angebaut

Pflanzenteile: Griffel, Haar

Temperatur: neutral, kühl

Geschmack: süss

Funktionskreis: Blase, Niere, Leber, Gallenblase

Eigenschaften: diuretisch / harntreibend, steinlösend, cholagog / galletreibend, schleimhautreizungsmildernd

Inhaltsstoffe: ätherisches Öl; Flavonoide; Gerbstoffe; Steroide; Alkaloide

Wirkung

1 **Nässe/Feuchtigkeit und Hitze ausleiten**

Miktionsstörungen, Harnwegsentzündung, Oligurie, Urinieren vermindert, Harntröpfeln, Pyelitis, Pyelonephritis, Nierenbeckenentzündung, Zystitis, Blasenentzündung, Nierengries, Nephrolithiasis, Nierensteine, Ödeme, Nephritis, Nierenentzündung chronisch, Ikterus, Gelbsucht, Hepatitis, Cholezystitis, Gallenblasenentzündung, Gallensteine, Cholelithiasis, Hypertonie, Bluthochdruck, Herzwassersucht

2 **Wind-Kälte/Hitze-Nässe eliminieren (Rheuma/Bi-Syndrom)**

Gicht, Rheuma

Zingiber officinalis

Ingwer

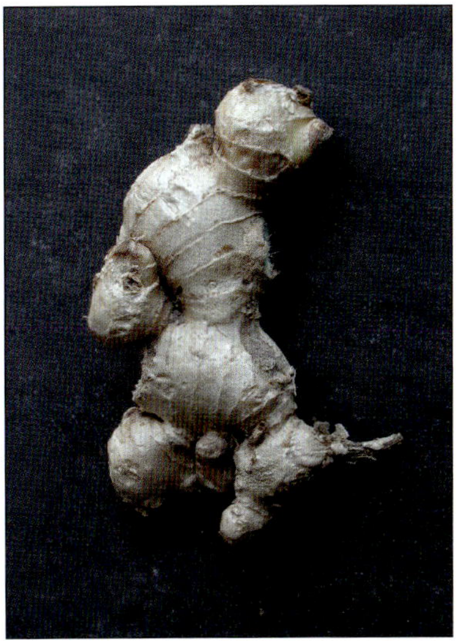

Familie: Zingiberaceae, Ingwergewächse

Herkunft: Heimisch in Südostasien, kultiviert in USA, China, Indien, Karibik, tropischen Gebieten

Pflanzenteile: Wurzel

Temperatur: getrocknet: heiss, frisch: warm

Geschmack: scharf, aromatisch

Funktionskreis: Lunge, Milz, Magen, Herz, Uterus, Gedärme

Eigenschaften: diaphoretisch / schweisstreibend, verdauungsfördernd, carminativ / blähungs- und gärungswidrig, stimulierend, antiemetisch / gegen Erbrechen, spasmolytisch / krampflösend

Inhaltsstoffe: ätherisches Öl, (-)-alpha-Zingiberen und ar-Curcumen, beta-Bisabolen und ar- Curcumen, Neral und Geranial, D-Campher, beta-Phellandren, Geranial, Neral und Linalool, (E)-alpha-Farnesen, als Geruchsträger wichtig Zingiberol, Gingerole, Shoagole, Stärke

Wirkung

1 **Wind-Kälte eliminieren**

Erkältung, Grippe

1 **Qi regulieren und bewegen**

Blutzirkulation vermindert, Durchblutungsstörungen, gegenläufiges Qi, Übelkeit, Reiseübelkeit, Seekrankheit, Reiseübelkeit, Erbrechen, Magen nervöser, Appetitlosigkeit, Obstipation, Verstopfung, Dysmenorrhö, Menstruationsblutung schmerzhaft, Amenorrhö, Menstruationsblutung ausbleibend

1 **Inneres/Li erwärmen**

Übelkeit, Erbrechen, Fischvergiftung, Hämorrhagie, Blutung, Uterusblutung mit Blässe und kalten Extremitäten

2 **Schleim-Kälte auflösen**

Husten mit Schleim

2 **Qi tonisieren**

tonisiert Magen-Qi, tonisiert Lungen-Qi, Flatulenz, Blähungen, Magenschwäche, Verdauungsschwäche, Appetitlosigkeit, Kälteschmerzen im Abdomen, Dyspeptische Beschwerden, Diarrhö, Durchfall, Erbrechen, kalte Extremitäten, Zukunftssorgen

Vorsicht: Bei Yin-Mangel und Hypertonie-Patienten nur in kleinen Mengen verwenden.

Indices

Pflanzenindex Latein

Pflanzenindex Deutsch

Index Symptome

Literatur- und Quellenangaben

Aichele, D. 1973. Was blüht denn da?

Bedrik, K. 2000. Westliche Heilpflanzen in der TCM

Braun, H. & Frohne, D. 1994. Heilpflanzenlexikon

Brendler, T., Grünwald, J., Jänicke, C. Heilpflanzen - Herbal Remedies CD 1999

Bührung, U. 2008. Praxis-Lehrbuch der modernen Heilpflanzenkunde

Chevallier, A. 1998. Die BLV Enzyklopädie der Heilpflanzen

Culpepper, N. 1990. Culpepper's Complete Herbal & English Physician Enlarged

Diolosa, C. 1994. Kursmitschriften

Dörfler, H-P. & Roselt, G. 1990. Heilpflanzen

Engelhardt, U. & Hempen, C.-H. 1997. Chinesische Diätetik

Flaws, B. & Wolfe, H.L. 1992. Das Yin und Yang der Ernährung

Flaws, B. 1997. The Tao of Healthy Eating

Fritschi, H-J. 1997. Spagyrik

Geanust, H. 1996. Etymologisches Wörterbuch der botanischen Pflanzennamen

Geng Junying et al. 1993. Materia medica der Chinesischen Arzneimitteltherapie, Bd 2

Hertzka, G. & Strehlow, W. 1993. Grosse Hildegard Apotheke

Holmes, P. 1989. The Energetics of Western Herbs, Bd. I + II

Kenner, D. & Requena, Y. 1996. Botanical Medicine

Köhler's Atlas der Medizinalpflanzen 1887

Lad, V. & Frawley, D. 1995. Die Ayurweda Pflanzen-Heilkunde

Lauber, K. & Wagner, G. 1996. Flora Helvetica

Madaus, G. 1979. Lehrbuch der Biologischen Heilmittel

McKenna, J. 1998. Natürliche Alternativen zu Antibiotika

Normann, J. 1998. Das grosse Buch der Gewürze

Ody, P.1996. Naturmedizin Heilkräuter

Pahlow, M. 1993 Das grosse Buch der Heilpflanzen

Pelikan, W. 1988. Heilpflanzenkunde, der Mensch und die Heilpflanzen Bd. I -III

Pitchford, P. 1993. Healing with Whole Foods

Ploberger, F. 2009. Westliche Heilkräuter aus der Sicht der TCM

Ploberger, F. 2005. Westliche und traditionell chinesische Heilkräuter

Podlech, D. 1987. Heilpflanzen

Ramakers, F. 1996 - 1999. Kursskripte zur Phytotherapie West-TCM

Ross, J. 1999. Kursskripte zur Phytotherapie

Ross, J 2003. Combining Western Herbs and Chinese Medicine

Ross, J 2009. Eine klinische Materia Medica - Westliche Heilpflanzen und Chinesische Medizin

Schaffner, W. & Häfelfinger, B. & Ernst, B. 1996. Heilpflanzen Kompendium

Schönfelder, I., P. 2001. Der neue Kosmos-Heilpflanzenführer

Schwarz/Schweppe, Heilen mit Gewürzen

Tierra, M. 1988. Planetary Herbology

Tierra, M. 1990. The Way of Herbs

Tierra, M. 2001. Westliche Heilkräuter in TCM und Ayurveda

Traversier, R. 2005. TCM mit westlichen Pflanzen

Vonarburg, B. 1989. Natürlich gesund mit Heilpflanzen

Vonarburg, B. 1997. Heilen mit Frischpflanzentropfen

Wagner & Wiesenauer, 1995. Phytotherapie

Weiss, R.F. & Fintelmann, V. 2009. Lehrbuch Phytotherapie

Willfort, R. 1995. Gesundheit durch Heilkräuter

Wurzer, W. 1994. Die grosse Enzyklopädie der Heilpflanzen

Bildquellen

iStock (www.istockphoto.com), FotoLia (de.fotolia.com), Peter von Blarer (www.heilpraktikerschule.ch), Miriam Wiegele (www.miriamwiegele.at), Arthur Brühlmeier (www.bruehlmeier.info), Günter Harnisch, Sepp Weinzettl.